術前評価と予測因子からみた
周術期合併症対策

編集 鳥取大学教授 稲垣 喜三

克誠堂出版

執筆者一覧

編集

- 稲垣　喜三　　鳥取大学医学部器官制御外科学講座麻酔・集中治療医学分野教授

執筆者

- 西村　友美　　奈良県立医科大学麻酔科学教室
- 川口　昌彦　　奈良県立医科大学麻酔科学教室
- 祖父江　和哉　名古屋市立大学大学院医学研究科麻酔科学・集中治療医学分野
- 齊藤　渓　　　千葉大学医学部附属病院麻酔・疼痛・緩和医療科
- 磯野　史朗　　千葉大学医学部附属病院麻酔・疼痛・緩和医療科
- 川前　金幸　　山形大学医学部麻酔科学講座
- 原　哲也　　　長崎大学医学部麻酔学教室
- 恒吉　勇男　　宮崎大学医学部麻酔生体管理学教室
- 廣井　一正　　岡山大学大学院医歯薬学総合研究科麻酔・蘇生学講座
- 森松　博史　　岡山大学大学院医歯薬学総合研究科麻酔・蘇生学講座
- 川上　直哉　　岡山大学大学院医歯薬学総合研究科麻酔・蘇生学講座
- 松崎　孝　　　岡山大学大学院医歯薬学総合研究科麻酔・蘇生学講座
- 長江　正晴　　神戸大学医学部附属病院麻酔科
- 江木　盛時　　神戸大学医学部附属病院麻酔科
- 溝渕　知司　　神戸大学大学院医学研究科外科系講座 麻酔科学分野
- 丹羽　英智　　弘前大学大学院医学研究科麻酔科学講座
- 廣田　和美　　弘前大学大学院医学研究科麻酔科学講座
- 五十嵐　達　　慶應義塾大学医学部麻酔学教室
- 香取　信之　　慶應義塾大学医学部麻酔学教室
- 森﨑　浩　　　慶應義塾大学医学部麻酔学教室
- 大槻　明広　　鳥取大学医学部器官制御外科学講座麻酔・集中治療医学分野
- 稲垣　喜三　　鳥取大学医学部器官制御外科学講座麻酔・集中治療医学分野
- 門井　雄司　　群馬大学医学部附属病院手術部
- 齋藤　繁　　　群馬大学大学院医学系研究科麻酔神経科学
- 津崎　晃一　　日本鋼管病院副院長

（執筆順）

序文

　麻酔科医は，麻酔管理を担当する患者の既往歴と現症，血液・生化学検査や生理学的検査，画像所見を参考にして，患者の術前状態を評価する。この術前評価は，麻酔管理中の患者の恒常性を維持するために最適な麻酔法とモニタリング，薬物選択，輸液戦略を選択する麻酔計画を立案するための必須の情報となる。綿密な麻酔計画を立案し麻酔管理に臨んでも，想定外の事態に遭遇し，その対処に苦慮することも多い。その原因は，術前評価から拾い上げられなかった患者の症状や状態への理解不足や，あるいは多種多様な手術術式や手術体位，予期せぬ手術操作などの手術手技に即応できる対応策の準備不足，麻酔計画の想定を超えた手術の進展や侵襲性の増大，などが挙げられる。

　一人の麻酔科医が持ち得る知識には限りがあり，その知識を知恵に変えて臨床麻酔の現場で活用するには経験が必要であることは論を待たない。さらに，麻酔管理の術前評価での患者情報の採取と取捨選択の基準は，担当する麻酔科医の知識と経験に基づいて構築されていることも事実である。麻酔経験の浅い麻酔科医にとって，患者の術前評価についての上級医との議論は将来の財産になりうるが，時には負担にもなる。そこで，経験の浅い麻酔科医を対象とした患者の術前診察の要点と術前評価から予想しうる術中・術後の合併症を系統的に明示した書籍の必要度が高まった。

　本書は，麻酔経験の浅い麻酔科医には，麻酔術前診察で押さえておくべきポイントが理解できること，得られた情報から担当する患者の全体像を把握できること，術前評価から術中・術後に起こりうる頻度の高い合併症について予測できること，そしてその対策を立案し実行できること，を目的に企画された。同時に，麻酔経験の豊富な麻酔科専門医には，これまでの知識の整理に役立つとともにその学問的な裏付けを提供できること，学生や研修医，麻酔科専攻医の教育に役立つこと，患者への麻酔情報の提供に資すること，も目的として企画された。この目的を達成するために，各分野における碩学の先生方に執筆を依頼した。その内容は，上記の目的を達成するのに余りあるものであり，術前評価から術中・術後の合併症を推測し，その予防と対策を考案するのに最適な方策を示している。

　本書が，先生方の座右に置かれ，患者の術前診察や術前評価，麻酔計画立案から麻酔実施の場面において活用され，患者へより質の高い安全な麻酔管理が提供されることに寄与できるならば，編者として望外の喜びとするところである。

2016年4月吉日　大山の寓居にて

鳥取大学医学部器官制御外科学講座麻酔・集中治療医学分野教授
稲垣　喜三

目次

1章 周術期合併症を予測するための術前診察 ... 1
西村　友美, 川口　昌彦

1 問　診 ... 1
① 現病歴…1　② 既往歴…1　③ 生活歴…3　④ 服薬歴…4

2 理学的診察 ... 4
① バイタルサイン…4　② 視診…4　③ 聴診…5　④ 触診…5　⑤ 関節可動域…5

3 術前検査 ... 6
① 術前検査の意義…6　② 血液生化学検査…6　③ 生理検査…7　④ 画像検査…9

2章 中枢神経系の合併症 ... 13
祖父江　和哉

A 合併症を予測するための術前因子 ... 13
1 血液・生化学検査 ... 13
2 画像検査 ... 13
3 生理検査 ... 14
4 特殊検査 ... 15
5 理学的診察と問診 ... 15
6 手術術式 ... 16

B 予測因子から考慮する対策と準備 ... 17
1 薬　物 ... 17
2 器　材 ... 17
3 モニタリング ... 18
4 麻酔法 ... 18

3章 上気道の合併症 ... 21
齊藤　渓, 磯野　史朗

1 一般的な気道管理困難の対策 ... 21
A 合併症を予測するための術前因子 ... 21
① 気道管理困難の既往…21
② マスク換気困難, 気管挿管困難の予測, 緊急時対応の困難度予測…22

B 予測因子から考慮する対策と準備 ... 23
① マスク換気可能と予測される場合…23　② マスク換気不可能と予測される場合…26

2 閉塞性睡眠時無呼吸症候群（OSA） ... 27
A 合併症を予測するための術前因子 ... 28
① 一般的な問診, 診察…28　② 簡易睡眠検査結果に基づく周術期気道管理…28

B 予測因子から考慮する対策と準備 ... 28
① 麻酔導入…28　② 麻酔維持…30　③ 麻酔覚醒～帰室後…30　④ 帰室後…30　⑤ 手術による影響…30
⑥ 他の全身合併症への対策…30

3 顔面奇形 ... 31
A 合併症を予測するための術前因子 ... 32
1 問診・診察…32 2 検査…32
B 予測因子から考慮する対策と準備 ... 32
1 麻酔導入…32 2 手術終了〜抜管…33

4 胸郭外高度気管狭窄 ... 33
A 合併症を予測するための術前因子 ... 34
1 自覚症状…34 2 酸素化能や体位依存性，睡眠時呼吸状態の評価…34 3 画像検査などによる評価…34
B 予測因子から考慮する対策と準備 ... 34
1 全身麻酔を導入した後で気道確保…35 2 麻酔を導入する前に気道確保…36

5 急性喉頭蓋炎 ... 36
A 合併症を予測するための術前因子 ... 36
1 診察所見…36
B 予測因子から考慮する対策と準備 ... 36
1 急速導入は危険が高い…36 2 覚醒下挿管…36 3 局所麻酔下気管切開…37
4 気道確保法の選択にあたって…37

6 動揺歯 ... 37
A 合併症を予測するための術前因子 ... 37
1 問診…37 2 診察…37 3 手術術式…37
B 予測因子から考慮する対策と準備 ... 37
1 術前の説明…37 2 対策…38

4章 呼吸器合併症 ... 39
川前 金幸

A 術中・術後呼吸不全の原因とその頻度 ... 39
1 術中・術後呼吸不全…39 2 術中・術後呼吸不全の発症時期…39 3 各病態の定義と原因…40
4 予測される術前の問題点…41

B 術後呼吸不全から見たリスク因子 ... 41
1 術後呼吸不全の予測のためのスコア化…42 2 再挿管を定義とした呼吸不全…42
3 肺血栓・肺梗塞の予測因子…44 4 術後 ARDS の予測因子…45
5 術後呼吸不全予防のための術前運動機能評価…46

C 術後呼吸不全の頻度の高い手術と術前評価 ... 46
1 開胸手術…46 2 開腹手術…48 3 心臓手術…50 4 整形外科脊椎手術…52

5章 心血管系合併症 ... 55
原 哲也

A 合併症を予測するための術前因子 ... 55
1 血液・生化学検査 ... 55
1 心筋虚血…55 2 心不全…55
2 画像検査 ... 55
1 胸部X線写真…55 2 心エコー図…55
3 生理検査 ... 57
1 12誘導心電図…57

4 特殊検査 ... 59
① ホルター心電図…59　② 負荷心電図…60　③ 負荷心筋イメージング…60　④ ドブタミン負荷心エコー図…60
⑤ コンピュータ断層撮影（CT）…61　⑥ 心臓カテーテル…62

5 理学的診察 ... 62
① 服薬歴・既往歴…62　② 身体所見…63

6 手術術式 ... 63

B 予測因子から考慮する対策と準備 ... 63

1 薬　物 ... 63
① β遮断薬…63　② アンジオテンシン変換酵素（ACE）阻害薬，アンジオテンシンⅡ受容体拮抗薬（ARB）…63
③ カルシウム拮抗薬…64　④ 硝酸薬…64　⑤ 抗血小板薬…64　⑥ 抗凝固薬…64　⑦ インスリン…64　⑧ スタチン…64

2 器　材 ... 64
① 体温維持装置…64　② ペースメーカ…65　③ 大動脈バルーンパンピング…65　④ 経皮的心肺補助装置…65

3 モニタリング ... 65
① 6極心電図…65　② 観血的血圧…65　③ 中心静脈カテーテル…65　④ 肺動脈カテーテル…66　⑤ 経食道心エコー…66

4 体　位 ... 66

5 麻酔法 ... 67
① 全身麻酔…67　② QT延長症候群…67

6章　腎合併症と水代謝異常（溢水・脱水） ... 69
恒吉　勇男

A 合併症を予測するための術前因子 ... 69

1 血液・生化学検査 ... 69
① 血中尿素窒素（BUN）…69　② 血漿クレアチニン（Cr）濃度…69　③ 電解質…70　④ 腎関連ホルモン…70
⑤ アニオンギャップ…71　⑥ 腎性貧血…71

2 画像検査 ... 71
① 胸部X線写真…71　② 腎動脈造影…72　③ 腎盂造影…72　④ 超音波検査…72　⑤ 腎CT検査…72
⑥ 腎シンチグラフィー…72　⑦ 膀胱尿路造影…72　⑧ 膀胱鏡検査…72

3 生理検査 ... 72
① 尿量…72　② 尿比重…72　③ 尿定性検査…72　④ 尿沈渣…73　⑤ 尿浸透圧（Uosm）…73　⑥ 尿蛋白…73

4 特殊検査 ... 73
① 糸球体濾過量（GFR）…73　② クレアチニン・クリアランス（Ccr）…74　③ 推算GRFと推算Ccr…74
④ BUN/Cr比…75　⑤ ナトリウム排泄分画（FENa）…75　⑥ フェノールスルホフタレイン（PSP）試験…75

5 腎機能の予備力とCcr ... 75

6 手術術式 ... 75

B 予測因子から考慮する対策と準備 ... 75

1 薬物の準備と注意点 ... 76

2 器　材 ... 77

3 モニタリング ... 77
① 血圧測定…77　② 血液ガス分析，電解質測定と補正…78

4 体　位 ... 78

5 麻酔管理の要点 ... 78
① 腎機能低下患者の麻酔…78　② 透析患者の麻酔…80

7章 肝合併症および消化管合併症 ... 83

1 術後肝不全 —— 廣井 一正, 森松 博史 ... 83
A 合併症を予測するための術前因子 ... 83
1 血液・生化学検査…83 2 画像検査…83 3 術前併存疾患…84 4 手術術式…84
B 予測因子から考慮する対策と準備 ... 85
1 術前管理…85 2 術中管理…85 3 術後管理…85

2 術後悪心・嘔吐 (PONV) —— 川上 直哉, 森松 博史 ... 88
A 合併症を予測するための術前因子 ... 88
1 成人におけるPONVの危険因子の評価…88 2 小児におけるPOVの危険因子の評価…88
B 予測因子から考慮する対策と準備 ... 88
1 PONVの基本危険因子を減少させる…88 2 PONVの危険度の高い成人患者の予防的治療…89
3 POVの危険度の高い小児患者の予防的治療…90 4 PONVの治療…91

3 術後イレウス —— 松崎 孝, 森松 博史 ... 94
1 イレウスの分類に関して…94 2 病態に関して…94 3 重症化のメカニズムに関して…94 4 頻度, 症状, 関連因子…95
5 身体所見…95 6 要因に関して…95 7 診断に関して…95 8 治療…96 9 食事とリハビリテーション…96

8章 糖代謝異常と脂質代謝異常 ... 99
長江 正晴, 江木 盛時, 溝渕 知司

1 糖代謝異常 (糖尿病) ... 99
1 糖代謝異常 (糖尿病) とは…99 2 糖尿病診断基準…99 3 術前血糖コントロールの評価…99
A 合併症を予測するための術前因子 ... 100
1 血液・生化学検査…100 2 画像検査…101 3 生理検査…101 4 理学的診察…101
5 糖尿病治療薬…102 6 糖尿病合併患者の心臓評価…105
B 予測因子から考慮する対策と準備 ... 105
1 準備するモニタリングと薬物…106 2 麻酔方法および体位…107

2 脂質代謝異常 ... 107
1 脂質代謝異常とは…107
A 合併症を予測するための術前因子 ... 107
1 血液・生化学検査…107 2 画像検査…108 3 生理検査…108 4 理学的診察…108
B 予測因子から考慮する対策と準備 ... 108
1 スタチン内服患者に対する周術期スタチン継続…108 2 準備するモニタリングと薬物…109 3 麻酔方法および体位…109

9章 内分泌異常と体温異常 (高温・低温) ... 111
丹羽 英智, 廣田 和美

1 人体の体温調節 ... 111
2 周術期に体温異常を生じうる病態 ... 111
1 内分泌疾患…111 2 視床下部症候群…111 3 薬物性, その他 (悪性高熱症や炎症など) …111

A 合併症を予測するための術前因子 111
1 血液・生化学検査 112
① アジソン病…112 ② 長期ステロイド投与…112 ③ 褐色細胞腫…112 ④ 甲状腺機能…112
⑤ 糖尿病性神経障害…112 ⑥ 視床下部症候群…113
2 画像検査 113
① 内分泌疾患…113 ② 視床下部症候群…113
3 生理検査 114
① 甲状腺機能亢進症…114 ② 褐色細胞腫…114 ③ 糖尿病性神経障害…114 ④ 視床下部症候群…114
4 理学所見 115
① アジソン病…115 ② 甲状腺機能亢進症…115 ③ 甲状腺機能低下症…115 ④ 褐色細胞腫…115 ⑤ 視床下部症候群…115
5 手術術式 115

B 予測因子から考慮する対策と準備 115
1 モニタリング・準備機材 115
2 体温異常への対処 115
① 低体温…115 ② 高体温…116
3 準備・術前投与薬物 116
① ステロイドカバー…116 ② 甲状腺ストーム治療薬…116 ③ カテコラミン…116 ④ a遮断薬…116
⑤ NSAIDs,アセトアミノフェン…116
4 麻酔薬，麻酔法の選択 116
① 視床下部症候群…116 ② その他の内分泌疾患…116

10章 血液凝固異常 119
五十嵐　達，香取　信之，森﨑　浩

A 合併症を予測するための術前因子 119
1 血液・生化学検査 119
① 血小板数…119 ② 出血時間…120 ③ 活性化部分トロンボプラスチン時間（APTT）…120
④ プロトロンビン時間（PT）…120 ⑤ 活性凝固時間（ACT）…122 ⑥ フィブリノゲン濃度…122
⑦ アンチトロンビン（AT），トロンビン・アンチトロンビン複合体（TAT）…122
⑧ フィブリノゲン/フィブリン分解産物（FDP），Dダイマー…122
2 理学所見 123
① 服薬歴…123 ② 既往歴…126
3 手術術式 129

B 予測因子から考慮する対策と準備 129
1 術前準備 129
① 出血リスク，血栓症リスクの情報共有…129 ② 輸血・凝固因子製剤の確保…129
③ 抗凝固薬，抗血小板薬の休止…130 ④ 麻酔法の選択…130
2 モニタリング 130

11章 四肢，皮膚および粘膜の合併症 ……… 135
大槻　明広, 稲垣　喜三

A 合併症を予測するための術前因子 ……… 135
1 末梢神経障害 ……… 135
1 末梢神経障害の発生要因…135　2 部位別の末梢神経障害とその特徴…137

2 皮膚粘膜障害 ……… 138
1 周術期褥瘡…138　2 モニターに関連した皮膚障害…140
3 医療器具使用に起因した皮膚障害：周術期熱傷（電気メス類，保温マットによるもの）…140
4 消毒薬による接触性皮膚炎・化学熱傷…140　5 脊麻後紅斑…140　6 術後殿部皮膚障害…141

3 その他の術中皮膚粘膜障害 ……… 141

B 予測因子から考慮する対策と準備 ……… 141
1 合併症回避のための準備 ……… 141
2 術中の安全対策 ……… 142
1 部位別の対策…143　2 体位作成時の対策…144

3 術後の観察と合併症が発生した場合の対応 ……… 144

12章 術後認知機能障害 ……… 147
門井　雄司, 齋藤　繁

A 合併症を予測するための術前因子 ……… 148
1 心臓外科手術 ……… 148
1 血液・生化学検査…148　2 画像検査…149　3 特殊検査…150　4 理学的診察…150　5 手術術式…151

2 非心臓外科手術 ……… 152
1 特殊検査…153

B 予測因子から考慮する対策と準備 ……… 153
1 心臓外科手術 ……… 153
1 薬物…153　2 モニタリング…155　3 その他（周術期管理法）…157

2 非心臓外科手術 ……… 159
1 麻酔法…159　2 その他（周術期管理法）…160

13章 合併症発生の疫学 ……… 165
津崎　晃一

1 麻酔関連偶発症例調査の概要 ……… 165
1 麻酔関連偶発症例予備調査…165　2 麻酔関連偶発症例調査（第1次調査）…166
3 麻酔関連偶発症例調査（第2次調査）…166　4 麻酔関連偶発症例調査（第3次および第4次調査）…167

2 麻酔関連偶発症例調査2010の単年度集計結果 ……… 167
1 調査規模と麻酔科管理症例の内容…167　2 偶発症例の内容…167　3 心停止の転帰…170

索　引 ……… 171

1章 周術期合併症を予測するための術前診察

1 問 診

　麻酔科医による術前診察は，周術期管理のスペシャリストとして周術期合併症を予測し適切な術前評価を行うために大きな役割を担っている[1]。外科のカルテには患者の情報がすでに記載されているが，直接患者に面談することで周術期管理上有用な情報を新たに聞き出すことができる。手術までに患者と接する時間が限られている麻酔科医にとって，術前診察は貴重な機会である。

1 現病歴

　手術の対象となっている疾患について，治療経過と現在の状態についての情報をカルテから把握しておく。そのうえで患者からは，現疾患によって日常生活に支障を来しているか，経口摂取が可能か，などを聴取する[2]。なぜならば，麻酔方法に配慮が必要となる場合や，周術期合併症の発生リスクが増加する可能性があるためである。例として，ベッド上安静の期間が長い場合深部静脈血栓症（deep vein thrombosis：DVT）の可能性に留意する，イレウスなどで嘔吐が続いていれば導入方法を考慮する，長期間絶食していて経静脈栄養が続いた場合は麻酔導入時の血圧低下に注意を要する，などがある。

2 既往歴

　周術期管理に必要な情報について事前に問診票を記入してもらうと，患者の状態を把握しやすい（表1）。これを基に要点を絞って問診すると，カルテにはなかった問題が明らかになることもある。一方的な質問にならないよう，患者の様子に合わせて臨機応変な問診を工夫する必要がある[3]。

❶ 合併疾患

　現在の病状，治療法，使用薬の有無などについて問診する（表2～5）。

　術前の全身状態を評価した American Society of Anesthesiologists Physical Status Classification（ASA-PS分類）（表6）が悪いほど偶発症の

表1 術前の問診で聞くべき内容

1. 今までに次の病気をしたことがありますか。
   - 高血圧　・糖尿病　・狭心症　・心筋梗塞
   - 不整脈　・脳出血　・脳梗塞　・喘息
   - 肺塞栓症　・腎臓病　・肝臓病
   - リウマチ　・緑内障　・その他
2. 普段飲んでいる薬はありますか。
3. 現在風邪のような症状はありますか。
   - 発熱　・鼻水　・咳　・痰　・のどの痛み
   - 下痢　・腹痛
4. 薬や食べ物でアレルギーが出たことがありますか。
5. 1カ月以内に予防接種を受けましたか。
6. けがや抜歯などで血が止まりにくいことがありますか。
7. タバコを吸ったことがありますか。
   - 以前吸っていた（いつから禁煙しているか）
   - 現在吸っている（1日何本×何年）
8. アルコールを飲みますか。（頻度・種類・量）
9. 次のような歯はありますか。
   - グラグラした歯　・入れ歯　・差し歯
   - インプラント
10. 口を指3本程度縦に開けられますか。
11. 首を後ろにそらせることができますか。
12. 手術を受けたことがありますか。
    その際麻酔や手術で問題がありましたか。
    - 高熱　・ショック　・吐き気　・しびれ
    - 頭痛　・その他
13. 血縁の方で，神経や筋肉の病気の方はいますか。
14. 血縁の方で，手術や麻酔で異常な反応を起こした方はいますか。
    - 高熱　・けいれん　・ショック　・その他

表2 合併疾患について，問診すべき内容

神経系	意識レベル（Glasgow coma scale：GCS, Japan coma scale：JCS） 脳梗塞，脳出血，てんかん，神経筋疾患，脊髄疾患，認知症などの既往 頭痛，嘔気，けいれん，意識消失発作の有無 麻痺，運動機能障害，感覚障害などの有無
呼吸器系	慢性閉塞性肺疾患（chronic obstructive pulmonary disease：COPD），気管支喘息，気胸，睡眠時無呼吸症候群，間質性肺炎，誤嚥性肺炎などの既往 喫煙歴 日常生活の動作による息切れの有無（Hugh-Jones 分類，表3）
循環器系	高血圧，虚血性心疾患，不整脈，心不全，弁膜症，心筋症などの既往 日常生活の動作による心症状の有無（New York Heart Association：NYHA 分類，表4）や種々の活動における代謝量（Metabolic Equivalents：METs，表5）の確認
腎機能	慢性腎不全であれば，その原因疾患，乏尿性か非乏尿性か，シャントの位置，透析日の確認
肝機能	脂肪肝，アルコール性肝障害，肝炎，肝硬変などの既往
消化器系	嘔気・嘔吐，逆流性食道炎，胃・十二指腸潰瘍，急激な体重変化
代謝・内分泌系	糖尿病があれば，心血管障害・腎症・神経障害・網膜症など合併症の有無や，治療法の確認 内分泌系疾患があれば，現在の症状や内服薬の確認

表3 Hugh-Jones 分類

Ⅰ度	健常者と同様に歩行や階段昇降など日常生活が可能
Ⅱ度	平地での歩行は健常者と同様に可能だが，階段や坂道では息切れする
Ⅲ度	平地でも健常者並みに歩けないが，自分のペースなら 1.6 km は歩ける
Ⅳ度	休み休みでないと 50 m 以上歩けない
Ⅴ度	会話や衣服着脱などの軽い日常動作でも障害されている

日常生活動作における呼吸困難の重症度を表す。

表4 NYHA 分類

Ⅰ度	日常生活で動悸・息切れ・狭心症などの症状が起こらない
Ⅱ度	日常生活で症状が起こる
Ⅲ度	軽度の活動でも症状が起こる
Ⅳ度	安静時でも症状がある

表5 METs

1〜3 METs	●自分の身の回りのことができる ●食事・着衣・トイレが可能 ●室内歩行可能 ●平地を 3.2〜4.8 km/時で歩ける ●拭き掃除や食器洗いなどの軽い家事ができる
4〜10 METs	●2 階まで昇れ，坂も登れる ●平地を急ぎ足で歩ける（6.4 km/時） ●短い距離なら走れる ●床を拭いたり，重い家具を持ったり動かしたりできる ●ゴルフ，ボーリング，ダンス，テニスのダブルス，ボールを投げるなどのスポーツができる
10 METs 以上	●水泳，テニスのシングル，サッカー，バスケットボール，スキーなどの激しいスポーツができる

安静時を 1 METs として，種々の活動を行ったときの代謝量を表す。
4 METs 以上あれば予定手術が可能とされる。
（原田紳介，伊奈川岳，後藤隆久．ACC/AHA 非心臓手術のための周術期心血管系評価・管理ガイドライン 2007：改訂解説．麻酔 2009：58：228-44 より引用）

発生率が増加することが明らかとなっており[4]，周術期管理に重大な影響を及ぼす。そのため合併疾患の重症度によっては，専門医にコンサルトして当該疾患についての評価や術前状態の改善を依頼することも考慮する。そのうえで麻酔が可能かどうかは麻酔科医が最終的に判断する[5]。

❷ 手術・麻酔歴

過去に受けた手術や麻酔で問題がなかったかどうかを聴取する。

手術歴に関しては，手術部位や，術中・術後の合併症がないかを確認する。例えば，頭頸部や頸椎手術の既往があれば気道確保困難の可能性に注意する，乳癌の術後であれば患側上肢の輸液路確保や血圧測定はしない，手術や体位による神経障害が残っていないか，などが挙げられる。

麻酔歴に関しては，麻酔による合併症〔アレルギー，悪性高熱，嗄声，せん妄，術後悪心・嘔吐

表6 ASA-PS分類

PS 1	正常で健康な患者
PS 2	軽度の全身性疾患を持つ患者
PS 3	重症の全身性疾患を持つ患者
PS 4	常に生命を脅かすほど重症の全身性疾患を持つ患者
PS 5	手術をしなければ生存が期待できない瀕死の患者
PS 6	臓器移植のドナーとなる脳死宣告された患者

＊緊急手術であればクラス分類の後にEをつける。

表7 手術当日も継続する薬物

降圧薬	アンジオテンシン変換酵素（angiotensin converting enzyme：ACE）阻害薬とアンジオテンシンⅡ受容体拮抗薬（angiotensin Ⅱ receptor blocker：ARB）以外は継続
抗不整脈薬	
ジギタリス	低カリウム血症時の不整脈に注意 心臓手術では48時間前に中止
冠血管拡張薬	
スタチン	
気管支拡張薬	
ステロイド	手術中にステロイドカバーが必要
抗てんかん薬	
抗精神病薬・抗うつ薬	モノアミンオキシダーゼ（MAO）阻害薬以外は継続
抗パーキンソン病薬	
抗甲状腺薬	

表8 術前に中止する薬物

降圧薬	ACE阻害薬とARBは、麻酔導入時に著明な低血圧を起こすことがあるため手術当日は中止
MAO阻害薬	麻酔中に異常な交感神経の亢進をきたすため、2週間前に中止
経口血糖降下薬	
インスリン	短時間作用型のインスリンに切り替えてコントロールする
サプリメント	2週間前に中止
非ステロイド性抗炎症薬（nonsteroidal anti-inflammatory drugs：NSAIDs）	2日前に中止

表9 抗凝固薬・抗血小板薬の休薬期間

アスピリン	冠動脈ステント留置などハイリスク患者は継続する 差し支えなければ7日前に中止
クロピドグレル	14日前に中止
チクロピジン	10〜14日前に中止
イコサペント酸エチル	7日前に中止
シロスタゾール	2〜3日前に中止
ジピリダモール	2日前に中止
リバーロキサバン	前日に中止
エドキサバン	前日に中止
ダビガトラン	大手術では2日以上前、中・小手術では1日以上前に中止
ワルファリン	4〜7日前に中止 血栓形成のリスクが高い場合はヘパリンの持続静注を行う

（postoperative nausea and vomiting：PONV），局所麻酔による神経障害，硬膜穿刺後頭痛（post-dural puncture headache：PDPH）など〕について聴取する。過去の麻酔記録があれば，麻酔方法，輸液路確保や気道確保に問題がなかったか，術中・術後に異常がなかったかなどを調べることができ，大変有用である。

❸ 家族歴

血縁者に関する問診については，悪性高熱の既往があるか（悪性高熱という疾患は一般的に馴染みがないため，手術中に体温が異常に上昇した血縁者がいるかと問うのもよい），術中・術後に死亡した者がいるか，覚醒遅延などの異常反応があっ

たか，神経筋疾患があるかなどに注意する（表1）。

3 生活歴

喫煙は，周術期管理に大きな影響を与えることがある。術後合併症（死亡，肺炎，気管挿管，人工呼吸，心停止，心筋梗塞，脳卒中，感染症など）のリスクが上昇することが示されている[6]。短期間の禁煙は咳嗽や分泌物の増加がみられ，減煙では術後呼吸器合併症は減少しないとの報告がある[7]。呼吸器合併症について非喫煙者と差がなく

なるには8週間以上の禁煙が必要とされているが、短期間の禁煙でも術後合併症を増すことはなく、術前のどの段階でも禁煙を勧めるべきである。

アルコールについては、摂取量について問診する。アルコール依存症患者では、肝機能障害や栄養障害を起こしている可能性がある。

4 服薬歴

常用している薬物について、カルテやお薬手帳、実際の薬物を見て、確実に把握する。周術期の身体状態を安定させることができる薬物（中止すると合併症のリスクが増加する薬物）は手術当日も継続する（表7）。麻酔薬との相互作用を起こす薬物や、出血傾向となる抗凝固薬・抗血小板薬は、術前に中止する必要がある（表8, 9）。

2 理学的診察

1 バイタルサイン[5]

❶ 身長・体重

輸液量や薬物の投与量など、周術期管理には欠かせないデータである。

ここから算出される体型指数（body mass index：BMI）は肥満の指標となる。成人ではBMIが25以上で肥満とする。BMIが増加すると気道確保困難のリスクが上昇するほか、心血管障害や糖尿病などを合併していることが多い。

❷ 血圧

病院で測定すると、高血圧を指摘されていなくても血圧が高くなることが多い。間をおいて複数回測定するか、普段の血圧を患者に聴取すると参考になる。大動脈弓症候群や大動脈炎症候群などでは左右差が大きくなる。

❸ 脈拍

回数、リズム、大きさに注意する。不整脈があると心拍数と脈拍数で差が出る。

❹ 呼吸数・酸素飽和度

呼吸様式も含めて観察し、気道狭窄や呼吸不全の程度を推察する。

表10 頭頸部・口腔の視診でチェックすべきポイント

頸部	● 短頸、太い首 ● 外傷・手術・放射線治療などの有無 ● 甲状腺や頸部腫瘍の腫脹がないか ● 運動制限（特に後屈制限）がないか 　（関節リウマチ、頸椎疾患、ハローベスト装着など） ● おとがい－甲状軟骨間距離が6cm以上あるか ● おとがい－胸骨切痕間距離が12.5cm以上あるか
口腔	● 開口障害（3cm以下）がないか ● マランパチ分類の確認（図1） ● 巨舌ではないか ● 下の歯で上口唇を噛めるか ● 嗄声（耳鼻咽喉科での受診を考慮）
歯牙	● 動揺歯・義歯・差し歯がないか ● 残存歯がまばらではないか ● 上顎切歯が長くないか
顔貌	● 小顎ではないか ● ひげ ● 総義歯を外すと頬がくぼむ ● 顔面変形がないか

2 視診[2]

❶ 体表

皮膚の状態（黄疸、出血斑、チアノーゼ、乾燥など）、血管確保や局所麻酔の穿刺部位に感染などの異常がないか、栄養状態、点滴・ドレーン・バルーンなどが留置されているかを確認する。

❷ 頭頸部・口腔

気道確保の評価をするうえできわめて重要である（表10, 図1）。気道確保困難を確実に予測することは難しいが、いくつかの診察方法を用いて予測精度を上げて、気道確保困難を防ぐよう努める。

坐位でも頸静脈の怒張があれば、うっ血性心不全などの可能性がある。

❸ 眼球

瞳孔不同がないか、眼球・眼瞼結膜の色調などを確認する。

❹ 四肢

静脈を見て血管確保できるかどうか、関節の可動域を見て手術体位を取れるか確認する。体位をとるのが困難な場合、手術台を工夫するか体位を再考する必要がある。

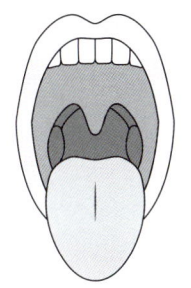
Class Ⅰ
軟口蓋・口峡・口蓋垂・扁桃が見える

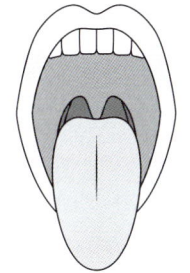
Class Ⅱ
軟口蓋・口峡・口蓋垂まで見える

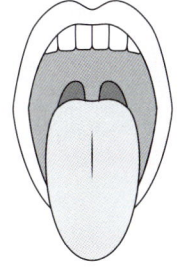
Class Ⅲ
軟口蓋・口蓋垂の基部が見える

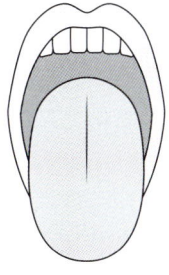
Class Ⅳ
軟口蓋しか見えない

図1 マランパチ分類
坐位にて開口し舌を出してもらい評価する。
Class Ⅲ以上で挿管困難が予想される。

変形や拘縮，神経障害（麻痺・感覚異常），チアノーゼ，ばち指，静脈瘤，筋委縮，浮腫などを確認する。

❺ 体 幹

硬膜外麻酔や脊髄くも膜下麻酔，神経ブロックを行う場合，体位が取れるか，穿刺部位に異常がないか，脊椎変形の程度を確認する。

胸郭の変形・呼吸様式に注意する。

腹水や腫瘍による腹部膨満があると，呼吸不全や胃内容物の停滞・逆流の危険性がある。

③ 聴 診

心雑音が聴取された時は，心不全・弁膜症の可能性を考え，経胸壁心エコー検査を考慮する。

頸動脈の聴診で収縮期雑音がある場合は頸動脈狭窄の可能性がある。

呼吸音は左右対称に聴診する。雑音があれば，吸気時か呼気時か，連続的か断続的か，高音か低音か，などに注意する。

腹部の聴診で腸蠕動音があるかを確認する。腹部大動脈瘤や動脈狭窄がある時は収縮期の血管雑音を聴取することがある。

④ 触 診

四肢の触診では，左右差がないかどうかが重要である。皮膚の乾燥状態，冷感，浮腫，握力，感覚異常などを調べる。下肢の神経障害がある場合は，硬膜外麻酔や脊髄くも膜下麻酔を避けるのが望ましい。

脈拍は数・リズム・大きさ・動脈の性状などに注意する。動脈穿刺を行う予定がある時はアレンテスト（Allen's test）を行う（図2）。

硬膜外麻酔や脊髄くも膜下麻酔が予定されているときは，脊柱の彎曲や変形がないか，穿刺部位の椎間が触れるかどうか確認する。

⑤ 関節可動域[8,9]

関節可動域は，関節自体の可動範囲と関節周囲の神経走行により決定される。しかし麻酔がかかると，筋弛緩作用により無理な体位をとっても気づきにくく，関節の脱臼や神経障害を引き起こす可能性がある。このような合併症を予防するために，術前に関節可動域を確認することは重要である。

❶ 頸 椎

全身麻酔が予定されている場合は，頸椎の可動性，特に後屈可能かどうかを確認することは気道確保困難を予測するうえできわめて重要である。後屈の際は体幹を反らせていないか注意する。一見後屈できるように見えるからである。後屈制限があると気道確保困難（特に挿管困難）が予想される。

慢性関節リウマチで環軸椎亜脱臼がないか，頸椎症があり頸椎の運動で症状が増悪しないか，頸椎や頭頸部の手術既往がないか（手術痕も参考になる）も合わせて調べる。

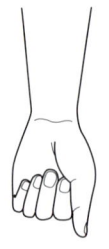 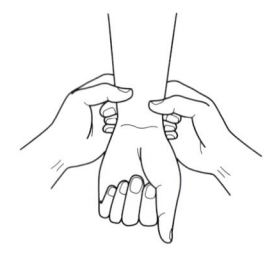 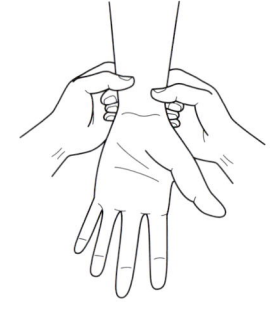 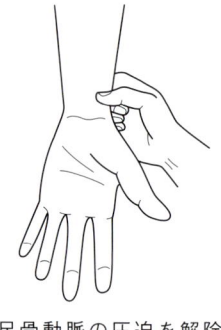

①検査側の手を強く握ってもらう。　②検者は橈骨動脈と尺骨動脈を強く圧迫する。　③動脈を圧迫したままで手を開いてもらい，手掌が蒼白になっていることを確認する。　④尺骨動脈の圧迫を解除する。15秒以内に手掌が赤くなれば橈骨動脈と尺骨動脈の吻合があると考えられる。

図2 アレンテスト
④で赤くならなければ橈骨動脈へのカニュレーションを行わないのが望ましい。

❷肩関節

大抵の手術体位は肩を外転させることが多く，側臥位では屈曲（腕を前方に伸ばす）させることが多いので，可動制限がないかを確認する。90度以上の外転や回外，開いた腕と反対側への頭部旋回は腕神経叢障害のリスクがある。

❸肘関節

伸展や屈曲が可能か確認する。制限があればタオルやパッドなどが必要になる。前腕は過伸展とならないよう中間位で固定するのが基本である。可動域制限があるために上腕外側にある橈骨神経溝や肘内側にある尺骨神経溝を圧迫するような体位固定にならないように注意する。

❹股関節

砕石位や開脚位をとる場合，可動域を確認する必要がある。術前に可能な可動域を超えて体位固定すると，過度の屈曲で坐骨神経障害や大腿神経障害を起こす。人工股関節術後であれば，術式によるが，屈曲内旋あるいは伸展外旋で脱臼する恐れがある。

❺膝関節

手術体位を取る際に腓骨頭が圧迫されないか確認する。腓骨神経麻痺を起こす危険性がある。

3 術前検査

1 術前検査の意義

術前検査は，問診や身体診察で異常が認められ周術期のリスクが高いと考えられる場合や，手術の内容によって必要な場合に，項目を絞って施行するべきである。特に既往歴のない患者へのルーチンの検査は臨床的意義に乏しく，新たな情報が得られることはあまりない。疑陽性の可能性，患者の身体的精神的な負担，医療費の増大などの問題が挙げられる[1]。わが国では，より安全な周術期管理を目的に術前検査一式が行われている。検査結果だけに固執するのではなく，問診や身体所見も合わせて総合的に患者の術前評価を行わなければならないのは言うまでもない。追加検査は，その結果によって周術期管理や手術予定に影響があると考えられる場合に行う[10]。

2 血液生化学検査

❶血液一般検査

赤血球数，ヘモグロビン（Hb），ヘマトクリット（Hct），白血球数，血小板数などがある。手術による多量出血が予測されるとき，肝機能障害，腎機能障害，血液疾患，高齢，化学放射線療法を受けて間もないとき，外傷などで出血が進行しているときなどは特に注意する。脱水があると貧血

が見過ごされることがある。

❷ 凝固検査

出血時間，プロトロンビン時間（prothrombin time：PT），活性化部分トロンボプラスチン時間（partial prothrombin test：APTT）がある。出血傾向や腎機能障害，肝機能障害，抗凝固療法中，手術侵襲が大きい際は注意する。出血傾向のない患者へのルーチンの検査として，特に必要ないとされている[1]。局所麻酔が予定されている場合の有用性については十分なデータがない[10]。

❸ 生化学検査[5,11]

腎機能や肝機能，電解質，内分泌機能などの評価を行う。

腎機能検査で異常が見られた場合，腎疾患以外に脱水，栄養障害などの有無にも注意する。

肝機能検査で異常が見られた場合は，肝炎（ウイルス性，アルコール性，薬剤性，自己免疫性），黄疸，肝硬変，門脈圧亢進症，出血傾向の有無に注意する。腎機能・肝機能障害があると，周術期に用いる薬物の種類や用量の変更を考慮しなければならない。

電解質異常がある場合，患者の術前状態を反映していることがある。低ナトリウム血症では高齢者，下痢，嘔吐，利尿薬投与など，高ナトリウム血症では脱水や尿崩症などで見られる。低カリウム血症では利尿薬によるカリウム喪失，アルカローシスなど，高カリウム血症では腎不全やカリウム保持性利尿薬投与などで見られるが，致死的不整脈をきたす危険性があるため周術期管理に注意を要する。

高血糖が見られた場合，ヘモグロビン A1c（HbA1c）の結果を踏まえたうえで，術前の血糖コントロールや内科へのコンサルトを考慮する。

❹ 血液型

ABO 型と RhD 型および不規則抗体スクリーニングを行う。

❺ 感染症

医療従事者への感染防止，手術器具の消毒，手術室の汚染対策のため，梅毒血清反応，B 型肝炎表面抗原（hepatitis B surface antigen：HBs 抗原），C 型肝炎ウイルス抗体（hepatitis C virus antibody：HCV 抗体），ヒト免疫不全ウイルス抗体（human immunodeficiency virus：HIV 抗体）の検査を行う。救急患者では感染症検査が間に合わないことや，感染症を持ちながら検査で確認できない期間（window period）の問題がある。

❻ 血液ガス分析

低酸素血症，慢性呼吸不全，酸素療法を受けている患者に行うことがある。空気吸入時の動脈血酸素分圧（PaO$_2$）が 60 mmHg 以下となると呼吸不全で，周術期の呼吸管理特に酸素化に注意する。

❼ Dダイマー

Dダイマーは安定化フィブリンの分解産物で，体内での血栓形成を反映するため，陽性であれば静脈血栓塞栓症（venous thromboembolism：VTE）の存在を示唆する指標となる。悪性腫瘍・播種性血管内凝固症候群や加齢，感染症，妊娠，手術後，外傷，炎症などでも上昇するため確定診断には用いられないが，スクリーニングとして有用である。すなわちDダイマーが低値であればVTE は否定的で除外診断でき，異常値であれば後述する画像診断が必要である[12]。

❽ 尿検査

泌尿器系の手術や尿路感染症が疑われるとき以外は，術前評価に必ずしも必須ではない。

③ 生理検査

❶ 12 誘導心電図

異常所見が見られた場合，虚血性心疾患，不整脈，心肥大，電解質異常などに注意する。ただし安静時心電図では異常所見を認めないことがある。American College of Cardiology/American Heart Association（ACC/AHA）ガイドライン[13]では，低リスク手術を行う無症状患者では術前安静時 12 誘導心電図検査は必要ないとしているが，冠動脈疾患や末梢動脈疾患，脳血管疾患患者の中リスク以上の手術では推奨されている。また，心不全や高血圧，糖尿病，腎不全などの既往や，胸痛，動悸，心雑音，四肢の浮腫，失神の既往，労作時息切れ，起坐呼吸など問診や所見で心疾患が疑われ，その結果により周術期管理が変わるときは，患者の身体的精神的負担や医療費も踏まえた

うえで負荷心電図や心エコーなどの追加検査を考慮する。活動能力が4 METs以上であれば，追加の検査は必要ないとされている。

❷ 運動負荷心電図

胸痛の既往がある場合に行うことがある。心予備能や心筋虚血，不整脈を評価できる。運動できる患者には第一選択である。マスター法は一定時間（シングルマスターで1分30秒，ダブルマスターで3分）で，既定の速度で階段昇降運動を行う。トレッドミル法はベルトコンベアの上で歩行運動を行う。エルゴメータ法は患者に合わせた重さのペダルをこぐ運動を行う。それぞれ既定の心拍数に達するか，心電図変化や血圧変化，胸部症状，疲労などの体調変化が出た時点で終了する。

❸ ホルター心電図

動悸や息切れ，失神の既往がある場合，不整脈や心筋虚血の評価に用いる。

❹ 呼吸機能検査

肺機能予備力の測定や術後呼吸器合併症の予測，呼吸機能障害の重症度判定のために行う。術前一般的に行われるスパイロメトリーでは，スパイログラムとフローボリューム曲線が記録される（図3，4）。肺活量（vital capacity：VC）は，最大限の吸気から最大限の呼気までゆっくり呼出した時の容量で，年齢と身長から算出される予測値とを比較した%VCが80%を切ると肺活量の減少すなわち拘束性換気障害の存在を示唆する。肺炎，無気肺，肺線維症，肺切除後にみられるが，筋力低下，腹部膨満，疼痛などで呼吸が妨げられるときにも低下する[5]。

努力性肺活量（forced vital capacity：FVC）は，最大吸気時から一気に最大呼気時まで呼出した時の容量で，1秒間の呼出量が1秒量$FEV_{1.0}$である。1秒率$FEV_{1.0\%}$（$FEV_{1.0}$/FVC）が70%を切ると，呼出障害すなわち閉塞性換気障害を示している。しかし，FVCが減少していると$FEV_{1.0\%}$は見かけ上正常値を示すため，FVCや$FEV_{1.0}$と合わせて評価する必要がある（表11）。

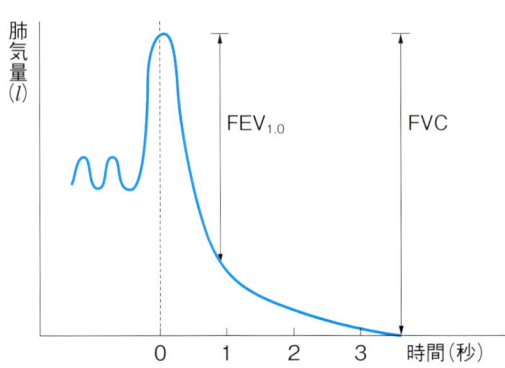

図3 スパイログラム
数回安静呼吸をした後，最大限まで吸気して一気に呼出した時の容量変化を経時的に測定している。

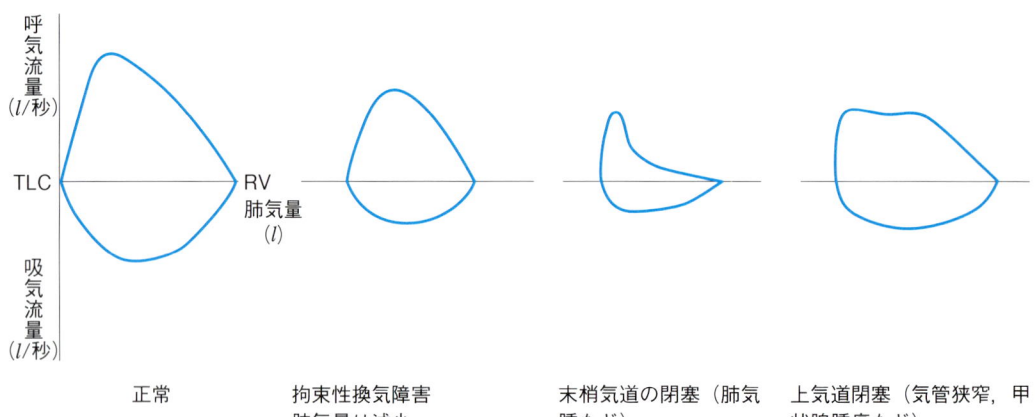

図4 フローボリューム曲線
全肺気量 total lung capacity：TLC
残気量 residual volume：RV

表11 呼吸器疾患によるVC，FEV$_{1.0}$，FEV$_{1.0\%}$の変化

	VC	FEV$_{1.0}$	FEV$_{1.0\%}$
喘息，COPD	正常	減少	減少
肺炎，肺水腫，肺線維症など	減少	減少	正常
筋疾患など呼吸筋の減弱	減少	減少	正常

(村川和重．麻酔術前患者の評価と準備．花岡一雄，真下　節，福田和彦編．臨床麻酔学全書上巻．東京：真興交易医書出版部；2002．p.500-27より引用)

肺切除術や冠動脈バイパス術が予定されている場合には呼吸機能検査の評価は重要であるが，それ以外の手術では術後肺合併症を予測するための呼吸機能検査の意義は明らかでないとされている[14]。ただ術後肺合併症のリスク因子の1つとして慢性閉塞性肺疾患（chronic obstructive pulmonary disease：COPD）が挙げられている。診断基準の1つにFEV$_{1.0\%}$が70％未満とあり，病期分類は％FEV$_{1.0}$（FEV$_{1.0}$実測値/FEV$_{1.0}$予測値×100）で定められている。病歴や身体所見がやはり重要で，それを踏まえたうえで検査結果を評価し，周術期呼吸器合併症のリスクを予測するよう努める。

4 画像検査

❶ 胸部X線写真

ルーチンでの術前X線写真から，周術期リスクを評価するための重要な情報が得られるというエビデンスはない[1]。理学的診察で異常がある，高齢，喫煙，COPD，最近の上気道感染症や肺炎，心疾患などの時は推奨されている[10]。しかし，わが国ではルーチンの検査として行っている（表12）。

❷ 心エコー

心臓特に左室機能評価，弁疾患の評価，心房細動がある時の心房内血栓の確認に有用である。しかし心不全の疑いがないのにルーチンで行うことは推奨されていない[13]。安静時心エコーは虚血の評価には適さない。運動負荷を行えない患者には，ドブタミンを投与して心筋酸素消費量を増加させ，壁運動異常を評価するドブタミン負荷心エコーが用いられる。

❸ 心筋シンチグラフィ

心筋虚血の評価として非常に感度が高い検査である。運動負荷により心筋の酸素需要を増加させる方法と，薬物負荷で血管拡張薬による盗血反応を起こす方法がある。

❹ 下肢静脈エコー

DVT診断に広く用いられる。確定診断には下肢静脈造影が標準である。下肢静脈造影が侵襲的で経済的負担があるのに対し，下肢静脈エコーは非侵襲的かつ簡便で繰り返し検査できることから術前評価に有用である[15]。

❺ 腹部単純X線

ルーチンの検査ではないが，腹部手術や脊椎手術では撮影されている。下部胸椎以下の硬膜外麻酔や脊髄くも膜下麻酔を行うときは，脊椎の状態を確認することができる。麻酔導入に注意しなければならないイレウスでは腸管ガス像が異常を示す。

❻ 顔面・頸部単純X線

気道の評価に有用となることがある。
顔面側面単純X線は，鼻腔から咽頭にかけての

表12 胸部X線写真の読影ポイント

部位	チェックポイント	疾患
肺野	左右差 肺内の異常陰影	無気肺 肺炎 肺気腫 肺線維症 気胸 胸水
肺門	肺動静脈の陰影	肺水腫 肺うっ血 肺塞栓症
気管	気管偏位 左右主気管支の形状	頸部・縦隔腫瘍
横隔膜	心横隔膜角，肋骨横隔膜角 横隔膜挙上	胸水 無気肺
縦隔	左右への偏位 異常陰影	縦隔腫瘍 縦隔気腫 胸部大動脈瘤 気胸・無気肺
心臓	心胸郭係数（cardiothoracic ratio：CTR） 50％以上の心拡大がないか	心肥大 弁疾患 うっ血性心不全
胸郭骨格	脊椎側彎 骨組織や胸壁を異常陰影と誤認しないよう注意	皮下気腫 骨折

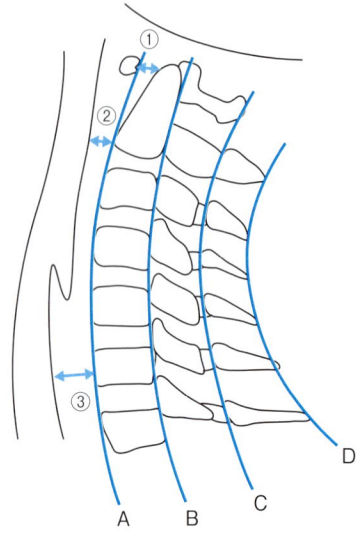

図5 頸部側面X線における頸椎の確認ポイント
A：椎体全面を結ぶ線
B：椎体後面を結ぶ線
C：棘突起基部を結ぶ線
D：棘突起後面を結ぶ線
成人の場合，環椎歯突起間距離①は3mm以下，椎体前面と喉頭後面の厚み（軟部組織）は，第2頸椎の高さ②で7mm以下，第6頸椎の高さ③で22mm以下である。

軟部組織や閉塞の有無を描出できる。顔面骨折ではマスク換気困難や開口障害による挿管困難の可能性が高いため，骨折部位を確認する。

頸部正面X線は，気管の左右方向の偏位がわかる。頸部側面像は，喉頭の形状と気道の前後方向の狭窄の有無を確認できる。頸椎損傷や環軸椎亜脱臼，脊柱管狭窄症，脊髄腫瘍などの頸椎疾患では可動域制限があり，後屈により症状が増悪することが多いため，頸椎のアライメントに乱れがないか頸椎の形状に異常がないかを注意する（図5）[16]。

❼ コンピュータ断層撮影（computed tomography：CT）

X線の透過・吸収の程度の差により撮影する。X線吸収値（Hounsfield単位：HU）を水が0，空気が−1000 HUと規定し，他の組織はこれに対する相対的な数値で表している。X線吸収値が低いほど黒く（空気，脂肪組織など），高いほど白く（骨，軟部組織など）表示される。

頸部CTでは腫瘍や甲状腺・頸部リンパ節などの腫大による気道の狭窄や損傷の有無を確認することで，気道確保に問題ないかを評価することができる。画像を3次元に再構成した3D-CTは，気道の状態をより鮮明に把握することができる[17]。

胸部CTでは，肺野に空洞が見られるときは肺気腫や肺線維症などが考えられ，手術中の人工呼吸管理に注意を要する。無気肺や肺炎，胸水の有無なども確認する。縦隔腫瘍があれば導入後に気道確保が困難になる場合がある。

腹部CTでは腹部臓器や血管の異常，腫瘍の場所や大きさ，腹水や腹腔内出血の有無に注意する。巨大腫瘍や大量の腹水などがあると，麻酔導入時に極端な低血圧を呈することがある。

❽ 磁気共鳴イメージング（magnetic resonance image：MRI）

患者にラジオパルス波を送ると出るMR信号から作成される画像である。T1強調画像とT2強調画像の組み合わせで組織や病変を診断する。喉頭の形状，脊椎・脊髄疾患による脊髄圧迫の程度，血管や腫瘍のより鮮明な描出が可能である。

文献

1) Wijeysundera DN, Sweitzer BJ. Preoperative evaluation. In：Miller RD, editor. Miller's anesthesia. Vol 1. 8th ed. Philadelphia：Saunders；2014. p.1085-155.
2) 弓削孟文．術前評価とインフォームドコンセント．小川節郎，新宮 興，武田純三ほか編．麻酔科学スタンダードI臨床総論．東京：克誠堂出版；2003. p.3-23.
3) 中田一夫，奥谷 龍．術前評価で問診すべきこと：手術の成功は麻酔術前診察で決まる！．LiSA 2010；17：550-6.
4) 入田和男，川島康男，津崎晃一ほか．「麻酔関連偶発症例調査2000」について：ASA-PS別集計—（社）日本麻酔科学会手術室安全対策専門部会報告—．麻酔 2002；51：71-85.
5) 村川和重．麻酔術前患者の評価と準備．花岡一雄，真下 節，福田和彦編．臨床麻酔学全書上巻．東京：真興交易医書出版部；2002. p.500-27.
6) 飯田宏樹．周術期禁煙と麻酔．日臨麻会誌 2013；33：709-18.
7) Bluman LG, Mosca L, Newman N, et al. Preoperative smoking habits and postoperative pulmonary complications. CHEST 1998；113：883-9.
8) American Society of Anesthesiologists Task

Force. Practice Advisory for the Prevention of Perioperative Peripheral Neuropathies. Anesthesiology 2011；114：741-54.
9) 鈴木広隆, 川村隆枝. 体位別に考える関節可動域・表在神経の走行を考えた無理のない体位固定. 実践手術看護 2007；1：5-14.
10) American Society of Anesthesiologists Task Force. Practice Advisory for Preanesthesia Evaluation. Anesthesiology 2012；116：522-38.
11) 稲田英一. 術前評価と麻酔計画. 弓削孟文監修, 古家仁, 稲田英一, 後藤隆久編. 標準麻酔科学第6版. 東京：2011. 81-91.
12) 北口勝康. 症状, 検査, 診断. 瀬尾憲正, 古家 仁編. 周術期深部静脈血栓/肺血栓塞栓症. 東京：克誠堂出版；2013. p.21-34.
13) 原田紳介, 伊奈川岳, 後藤隆久. ACC/AHA 非心臓手術のための周術期心血管系評価・管理ガイドライン 2007：改訂解説. 麻酔 2009；58：228-44.
14) Smetana GW, Lawrence VA, Cornell JE. Preoperative Pulmonary Risk Stratification for Noncardiothoracic Surgery：Systematic Review for the American College of Physicians. Ann Intern Med 2006；144：581-95.
15) Keeling DM, Mackie IJ, Moody A, et al. The diagnosis of vein thrombosis in symptomatic outpatients and the potential for clinical assessment and D-dimer assays to reduce the need for diagnostic imaging. Br J Haematol 2004；124：15-25.
16) 木下博之. 頸椎. 岩崎 寛編. 麻酔科診療プラクティス2 麻酔科専門医に必要な画像診断. 東京：文光堂；2001. p.130-6.
17) 川名 信. 麻酔科領域における3D-CTの応用―咽頭・喉頭を中心として―. 臨床麻酔 2000；24：225-33.

（西村友美, 川口昌彦）

2章 中枢神経系の合併症

はじめに

日本臨床腫瘍研究グループ（Japan Clinical Oncology Group：JCOG）の術後合併症規準には，神経系合併症として「脳卒中」「反回神経麻痺」「上腕知覚異常」「phantom pain」「閉鎖・大腿神経障害」などが挙げられている。そのほか，虚血性脳障害・脊髄障害，低髄圧症，感染症，術前から存在する中枢神経疾患の悪化などがある。中枢神経系合併症として大きな問題となるのは，脳卒中（脳梗塞，脳出血，くも膜下出血）であり，大部分が脳梗塞である。

A 合併症を予測するための術前因子

1 血液・生化学検査

脳卒中のリスク因子[1]（表1）に関連する検査に注目し，状態が安定していることを確認する必要がある。糖尿病に関連して，血糖，ヘモグロビンA1c，尿検査，併せて脂質代謝関連検査や腎機能検査を確認しておく。慢性腎臓病については，クレアチニン，eGFR（推算糸球体濾過量），尿蛋白質を確認する。慢性心不全は，画像による心機能の評価に加えて，BNP（脳性ナトリウム利尿ペプチド）あるいはNT-proBNP（N末端プロ脳性ナトリウム利尿ペプチド）を見ておくのもよい。

アルコール依存症では，アルコール性肝炎の有無を調べる必要がある。検査項目としては，AST，ALT，PT-INR，アスカリホスファターゼなどを確認し，肝臓の機能を十分に評価する。さらに栄養状態に関する検査（血清アルブミン，総リンパ球数など）を行う。一般的に，高齢者における術前の血清アルブミンの低下は，予後を悪化させる可能性がある[2]。

2 画像検査

脳卒中のリスク因子[1]（表1）には，術前の脳梗塞の既往が含まれる。慢性脳梗塞のMRIにおける注目点は，脳梗塞巣，白質病変，血管周囲腔拡大，出血性病変である。これらの病変に適したMRIシーケンスを表2にまとめた。

また，脳卒中のリスク因子には，慢性心不全，弁膜症，虚血性心疾患がある。評価方法には，心臓超音波検査，冠動脈造影検査，冠動脈CT検査，心筋血流イメージング（Tl-201，Tc-99m）などがある。冠動脈CT検査は，CT機器の性能向上により冠動脈の狭窄病変の診断や石灰化の程度が評価できるようになっている。心筋血流イメージングは，虚血性心疾患の診断，リスク層別化，心筋バイアビリティ評価，予後評価に有効である。血管外科手術前における負荷心筋血流イメージング所見陰性例では，周術期の心事故の発生率が低いことが知られている。

術前の脳浮腫は，麻酔中に進行すると頭蓋内圧上昇，脳ヘルニアを引き起こし，神経学的予後を悪化させる可能性がある。脳浮腫は大きく分けて血管性浮腫と細胞性浮腫に分類される（表3）。血液脳関門が破綻する血管性浮腫では，輸液量や輸

13

表1 周術期の脳卒中の術前リスク因子

リスク因子	オッズ比（95%信頼区間）
70歳以上	23.6（9.6-58.1）
脳梗塞・TIAの既往	7.1（4.6-11）
糖尿病	2.2（1.4-3.3）
腎不全・血液透析	5.36（4.68-6.13）
慢性閉塞性肺疾患	1.61（1.44-1.81）
末梢血管疾患	2.20（1.77-2.74）
心房細動	5.5（2.8-10.9）
慢性心不全	3.71（3.26-4.22）
弁疾患	2.51（2.10-2.99）
虚血性心疾患	2.3（1.3-4.1）

その他のリスク因子
- 女性，高血圧，喫煙，上行大動脈硬化，術前の抗血小板薬の中止

（Macellari F, Paciaroni M, Agnelli G, et al. Perioperative stroke risk in nonvascular surgery. Cerebrovasc Dis 2012 ; 34 : 175-81 より改変引用）

表2 慢性脳梗塞の病変検出に適したMRIシーケエンス

病変	MRIシーケエンス
脳梗塞巣	T2強調：高信号 FLAIR：高信号
白質病変	T2強調：高信号 FLAIR：高信号
血管周囲腔拡大	T1強調：低信号 T2強調：高信号 FLAIR：低信号
出血病変	T2*強調：低信号

表3 脳浮腫の分類と所見

	血管性浮腫	細胞性浮腫
損傷部位	脳血管	脳細胞
血液脳関門の破綻	＋	－
形態的変化	細胞外腔拡大	脳細胞膨張
MRIの所見	T2強調↑ DWI→ ADC-MAP↑	T2強調→ DWI↑ ADC-MAP↓
原因	凍結損傷，外傷 炎症，脳虚血後期	低酸素，代謝異常 水中毒，脳虚血初期

DWI：diffusion weighted image, ADC：apparent diffusion coefficient

表4 頭蓋内圧上昇時のMRIの特徴
- トルコ鞍空洞化
- 変形した下垂体
- スリット状の脳室
- くも膜下腔狭小化
- 眼球後部の平坦化
- 視神経乳頭の突出
- 視神経鞘の拡張
- 視神経の垂直方向の蛇行
- 視神経の造影効果

液の種類に注意が必要である。術前の評価にはMRIが有用である。血管性浮腫では，脳内の総水分量は増加し，水の拡散は増強されるため，T2強調では高信号，見かけ上の拡散係数（apparent diffusion coefficient：ADC）は低下する。

頭蓋内圧上昇時のMRIの特徴を表4に示す。特に，トルコ鞍や視神経の形態に注目して評価を行う。視神経周囲の形状変化としては，眼球後部の平坦化，視神経乳頭の突出，視神経の垂直方向の蛇行，視神経鞘の拡張が見られる。視神経鞘の拡張を検出する簡便な検査法として，optic nerve sheath diameter（ONSD）がある（図1）。リニアプローベを上眼瞼にあて視神経を描出し，網膜から3mmの部分で視神経鞘径を測定する。頭蓋内圧20 mmHgのカットオフ値は，ONSD 4.8〜5.9 mm程度とされる[3]。

その他，脱髄疾患（ギラン・バレー症候群，多発性硬化症）や変性疾患（パーキンソン病）などそれぞれの疾患に適した画像検査が行われているので，術後の悪化を評価できるように術前に確認しておく。

3 生理検査

脳卒中のリスク因子として，慢性呼吸性肺疾患があるため，呼吸機能検査は確認しておく。

てんかん患者が周術期にてんかん発作を生じる頻度は，区域麻酔で5.8％[4]，全身麻酔後で3.4％[5]との報告がある。麻酔導入時や覚醒時，さらには術後に発作を起こす可能性があるため，発作時に比較するためにも術前の脳波を見ておく必要がある。てんかん発作型は，国際抗てんかん連盟（The International League Against Epilepsy：ILAE）の国際分類（2010年改定）がグローバルスタン

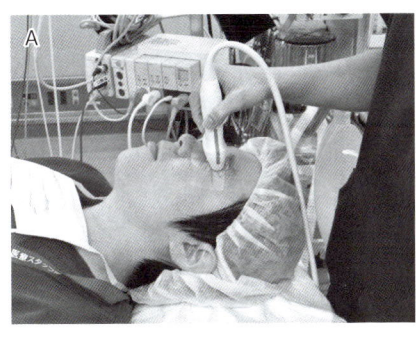
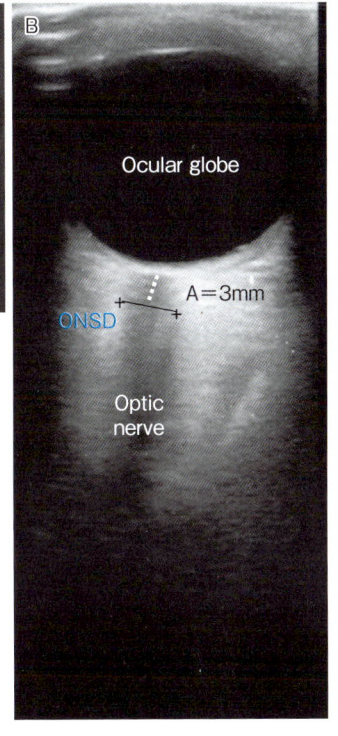

図1 Optic nerve sheath diameter
A) Optic nerve sheath diameter（ONSD）の測定方法。リニアプローベを上眼瞼にあて視神経を描出する。
B) 網膜から3mmの部分で視神経鞘径を測定する。

ダードとされる。大きく分類すると焦点発作と全般発作とに分類されることから，脳波上の異常脳波の出現部位や様式を確認しておく。

聴神経腫瘍切除術の術中モニタリングとして聴性脳幹誘発電位が用いられる。モニタリングにより，腫瘍切除の際の切除範囲の決定や聴力温存に有効である。潜時の延長，振幅の減少，誘発電位の消失が，聴神経の牽引や聴覚路の手術による遮断により生じるため，術前の聴性脳幹誘発電位との比較が必要となる。

4 特殊検査

気管挿管後の嚥下障害の発生率は，3～62%と報告により幅がある[6]。術前に嚥下障害がある患者では，気管挿管後に悪化の可能性があるため，術前の状態を確認しておく。嚥下障害の評価法は，嚥下造影検査（videofluoroscopic examination of swallowing：VF）と嚥下内視鏡検査（videoendoscopic examination of swallowing：VE）がある。VFは，被曝の危険性，透視室に限定，造影剤入りの検査食の使用などの欠点がある。VEは，ベッドサイドででき，通常の食事の際にも検査できる利点はあるが，咽頭と喉頭しか観察できない。患者の状況に合わせて検査を選択する。

5 理学的診察と問診

脳卒中のリスク因子（表1）があるかを確認しておく。特に脳梗塞や一過性脳虚血発作（transient ischemic attack：TIA）の既往は重要であり，術前の症状を知っておくことで術後の悪化に気がつくことができる。また，抗血小板薬の内服の状況を確認する。わが国で使える抗血小板薬には，アスピリン，クロピドグレル，シロスタゾールがある。クロピドグレルは，アテローム血栓症やハイリスク症例に適する。シロスタゾールは，ラクナ梗塞や脳卒中再発予防効果に優れる。

脳卒中のリスクに心房細動がある。非弁膜症性心房細動では，$CHADS_2$スコア（表5）[7]を用いて脳梗塞の発症リスクを評価する。スコアの点数が増すほど，脳梗塞の年間発症率が上昇する。また，抗凝固薬の内服の状況を確認する。心房細動に適応のある抗凝固薬には，ダビガトラン（抗トロン

表5 CHADS₂スコア

	リスク因子	点数
C	心不全, 左室機能不全（congestive heart failure/LV dysfunction）	1
H	高血圧（hypertension）	1
A	75歳以上（age）	1
D	糖尿病（diabetes mellitus）	1
S₂	脳梗塞, TIAの既往（stroke/TIA）	2

TIA：一過性脳虚血発作

表6 Hoen-Yahr 分類

Ⅰ	一側性障害のみ, 機能障害は軽微, またはなし
Ⅱ	両側または身体中心部の障害, ただし, 身体のバランスの障害はなし
Ⅲ	姿勢反射障害の初期兆候。身体機能はやや制限されているが, ある程度の仕事が可能。身体的には独立した生活を遂行でき, 機能障害度は軽微ないし中程度。
Ⅳ	機能障害高度。介助なしでかろうじて起立および歩行できるが, 日常生活は高度に障害。
Ⅴ	介助がない限り寝たきり, または車いす生活

ビン薬), リバーロキサバン（第Ⅹa因子阻害薬), アピキサバン（第Ⅹa因子阻害薬), エドキサバン（第Ⅹa因子阻害薬), ワルファリンがある。

パーキンソン病は, 誤嚥性肺炎, 転倒による外傷, 術後せん妄など予後を悪化させる合併症の発症の危険性が高い。そこで, 術前にパーキンソン病重症度分類（Hoehn-Yahr 分類）（表6）により, 重症度を評価する。また, 内服薬物（L-ドパ, ドパミンアゴニスト, 補助薬）を確認し, 術前の内服の計画を立て, 麻酔終了時に薬物の効果が消失しているオフ状態とならないように注意する。

てんかんの患者の非てんかん手術の周術期に発作を起こさないためには, 術前のてんかんの良好な管理がすべてである。周術期の発作に関連するのは術前の発作の頻度と手術直近の発作である。また, 薬物の種類が増えるほど, 周術期の発作の頻度が増加する[5]。よって, 術前の発作や内服の状況を聴取しておく必要がある。さらには, 発作型を把握しておくべきである。

重症筋無力症は, 術後の病勢増悪による呼吸筋筋力低下や球麻痺が生じる可能性がある。眼筋型であるのか全身型であるのかは重要であり, 特に全身型では麻酔中の筋弛緩薬の使用量や使用方法にかかわる。

6 手術術式

周術期の脳卒中の発生率を表7に示す。手術の種類により発生率は異なり, 非心臓手術で0.08～0.7％, 加齢とともに増加し75歳以上では1％とされる[1]。頭頸部手術で3.2～4.8％, 頸動脈内膜剝離術で5.5～6.1％とほかの非心臓手術より高率である。心臓手術では1～10％と比較的高率である[8]。特に, 複数弁の弁膜症手術や大血管手術では, 発生率が高くなる。

大動脈手術における神経障害は, 大きな問題である。Stanford A型大動脈解離では, 新規の神経障害発症は0～32％と幅がある。最近の欧州における多施設研究では, 術後の新規神経障害発生率は9.5％であった[9]。胸腹部大動脈手術後の神経障害には, 即時型と遅延型がある。遅延型は覚醒時にはなかったものが, 20時間後から数日後に突如生じる神経障害であり, 発症率は2.7％（1991～2001年の調査）との報告がある[10]。胸腹部大動脈手術による対麻痺の発生頻度は10～20％とされる。

頸動脈内膜切除術では, Rothwellら[11]のシステ

表7 手術別の脳卒中発症率

手術	発症率（%）
一般手術	0.08-0.7
整形外科	0.2-0.9
肺手術	0.6-0.9
末梢血管	0.3-3
頭頸部手術	3.2-4.8
頸動脈内膜剥離術	5.5-6.1
冠動脈バイパス術	1.4-3.8
弁膜症手術	4.8-8.8
複数の弁膜症手術	9.7
大動脈修復	8.7

（Macellari F, Paciaroni M, Agnelli G, et al. Perioperative stroke risk in nonvascular surgery. Cerebrovasc Dis 2012；34：175-81，Selim M. Perioperative stroke. N Engl J Med 2007；356：706-13 を参考に作成）

マティックレビューによると，症状がない患者群では30日死亡率1.31%，致死的脳卒中のリスクは0.47%，症状がある患者群では30日死亡率1.81%，致死的脳卒中のリスクは0.91%であった。

B 予測因子から考慮する対策と準備

1 薬物

脳梗塞のリスク因子として心房細動のオッズ比は5.5と高い。よって，術後の心房細動の発生を予防する必要がある。心房細動は，冠動脈バイパス術後で15〜40%，弁膜症の同時手術を行った症例では60〜70%に発症する。また，呼吸器外科手術でも高率に発症することが知られている。薬物療法による予防法としては，過去にカルシウム拮抗薬やジギタリスが用いられてきたが，副作用の発生が多く，また効果も不十分である。β遮断薬のランジオロールは，心臓手術後（特に冠動脈バイパス術）の心房細動を抑制するが[12]，非心臓手術ではその効果については議論のあるところである。アミオダロンは心房細動の予防薬として報告はあるが，副作用も多いため，慎重に使用すべきである。マグネシウムの投与は予防効果がある可能性が指摘されており，マグネシウムを含有した細胞外液を輸液することはよいかもしれない。発作性心房細動の薬物治療は，臨床上有意な器質的心疾患のなく，持続が48時間未満の場合はナトリウムチャネル遮断薬を投与する。心房細動により急速に血行動態が破綻し，緊急性が高い場合は，鎮静下でQRS波同期下に電気的除細動を試みる。

頭蓋内圧上昇症例の場合には，マンニトールを準備しておく。マンニトールは，一定の頭蓋内圧の降下力を認める。予後を改善するかどうかには議論がある。頭部外傷による頭蓋内圧上昇に対するマンニトール投与は，ペントバルビタールと比較した場合には死亡率を改善する効果があるが，高張食塩水との比較では差がない[13]。

てんかん重積状態とは，国際抗てんかん連盟の定義では「発作がある程度の長さ以上続くか，短い発作でも反復し，その間意識の回復がないもの」とされる。術後にてんかん重積状態に陥らせないために重要なことは，術前の良好なコントロールである。重積状態に対する第一選択薬は，ジアゼパムあるいはロラゼパム（日本未発売）の静注である。第二選択薬はフェニトインである。フェノバルビタール静注薬は，オプションとして使用できる。ジアゼパムとフェニトインの組み合わせとフェノバルビタールとの比較では，フェノバルビタールが若干優位とする報告や有意差がないとの報告もある[14]。

2 器材

脳脊髄液ドレナージは，胸腹部大動脈瘤手術の際の脊髄保護に有効である。胸部大動脈の遮断により脳脊髄液圧が上昇し，脊髄灌流圧は低下することにより脊髄虚血の危険性が上昇する。Coselliら[15]は，胸腹部大動脈手術において脳脊髄液ドレナージは対麻痺発生率を低下させることを報告した。対麻痺発生率は，脳脊髄液ドレナージなしでは13.0%，ドレナージありでは2.6%であり，相対危険減少は80%であった。一方で，麻酔科医がドレナージを依頼されることもあり，重篤な合併症を伴うことも理解する。硬膜外血腫，硬膜下血腫，頭痛，髄膜炎，脳脊髄液漏などに注意が必要である。

3 モニタリング

　一般的に使用される麻酔モニターは使用したうえで，症例や疾患，手術に合わせたモニタリングを行う。

　頸動脈狭窄の治療には，頸動脈内膜切除術（carotid endarterectomy：CEA）と頸動脈ステント留置術（carotid artery steting：CAS）がある。CASが選択される場面も増加しているが，無症候性の場合には高度狭窄症例，狭窄が進行する症例，不安定プラークを認める症例に対してCEAが選択されることが多い。米国神経学会は症候性頸動脈狭窄症に対するCEAについて，発症6カ月以内の症候性狭窄で70〜99％狭窄に対してはLevel Aで有効であるとしている。症候性患者に関する長期予後の研究[16]では，致死的あるいは重篤な脳卒中の発生率はCASとCEAとでは有意差はない。また，すべての脳卒中の発生率はCASの方が多い（5年間累積危険度15.2％ vs 9.4％）が，多くは致死的なものではなかった。以上のことから，CEAは現在でも患者の状況により行うべき手術であるが，一方で脳卒中などの中枢神経系合併症を回避する必要がある。モニターとしては，脳波，経頭蓋ドプラー（transcranial doppler sonography：TCD），体性感覚誘発電位（somatosensory evoked potential：SEP），運動誘発電位（motor evoked potential：MEP），近赤分光装置（near infrared spectoroscopy：NIRS），stump pressure（SP）測定などを組み合わせて用いる。Moritzら[17]の報告によれば，TCD変化率，NIRS変化率，SP測定は，脳虚血を比較的正確に検出するが，SEPは正確性に劣る。なお，TCDは測定が困難な症例も多く，実際的ではないかも知れない。

　胸腹部大動脈瘤手術における脊髄虚血のモニターとして，MEPが使用されるが，明確な虚血の診断基準はない。Horiuchiら[18]の報告によれば，対麻痺あるいは不全対麻痺の検出のためにMEPは，比較的感度が高く，受容できる特異度であり，MEP振幅ベースラインからの75％減少がカットオフである。しかしながら，カットオフについてはいまだ確定したものではなく，今後の研究が必要である。

　聴神経腫瘍摘出術においては，顔面神経の温存を目的に顔面神経モニタリング，聴神経の温存を目的に聴性脳幹誘発電位モニタリングが用いられる。聴性脳幹誘発電位モニタリングは比較的容易であり，腫瘍切除範囲の決定や聴力温存に有効である。潜時の延長，振幅の減少，誘発電位の消失が，聴神経の牽引や聴覚路の手術による遮断により生じる。

　脊髄・脊椎手術におけるMEPでは，振幅の70％低下を異常値とする施設が多い。

　重症筋無力症患者では，非脱分極性筋弛緩薬への感受性が高い。使用は禁忌ではないが，神経刺激装置により筋弛緩状態を確認しながら慎重に投与する。

4 麻酔法

　丁寧な循環管理や呼吸管理を心がける。中枢神経の低灌流を避け，酸素化を維持し，動脈血二酸化炭素分圧を正常に維持し，アシデミアを回避する。

　脳梗塞後の手術のタイミングについては，十分なデータがない。脳梗塞後は血管運動反応が障害されており，血液脳関門機能の異常は4週間持続する。軽度の脳梗塞後30日以内に手術を行っても，死亡率や脳卒中発生率は30日以降に手術を行った患者と差はないとの報告[19]もある。以上のことから，脳梗塞発症後最低でも4週間は手術を延期したほうが良いと思われる。

　頸動脈内膜摘出術の麻酔は，区域麻酔，局所麻酔，全身麻酔が選択される。区域麻酔の利点は，術中に神経学的評価が容易であり，特別な神経モニタリングは必要がない。また，術中シャントの必要性が減る，循環が安定するなどの利点もある。しかしながら，区域麻酔と全身麻酔とを比較しても，周術期の脳卒中発生率や死亡率に有意差はなかったとする多くの報告がある。一方で，全身麻酔で脳卒中が有意に増加したとの報告もある。どちらの麻酔が良いのかはいまだ回答はな

く，患者の状況や手術の侵襲によって麻酔法を選択するしかない。

神経モニタリングに与える麻酔薬の影響を表8にまとめる。予定されたモニタリングに影響の少ない麻酔薬を選択する。

重症筋無力症患者は，脱分極性筋弛緩薬に抵抗性を示し，健常人と比較し2.6倍の投与量を要し，効果が延長する可能性がある。非脱分極性筋弛緩薬に対する感受性は亢進しており，気管挿管に必要な投与量は健常人の1/10程度とされるが，神経刺激装置により筋弛緩状態を確認しながら，追加投与は初回投与量の1/10～1/20を投与する。開腹術など十分な筋弛緩が必要な場合は，吸入麻酔薬による筋弛緩効果を期待することもできるが，覚醒が遅延することがある。硬膜外麻酔の併用は，術後の良好な鎮痛をもたらす。局所麻酔薬は，神経筋伝達を抑制して非脱分極性筋弛緩薬の効果を増強する可能性はあるが，臨床使用量ではほぼ問題ではない。局所麻酔薬はエステル型ではなくアミド型を使用する。脊髄くも膜下麻酔は問題ない。スガマデクスに関するデータは少ないが，有用との報告[20]もある。

パーキンソン病患者に対する麻酔は，さまざまな注意を要する。術前は，抗パーキンソン病薬を可能な限り継続する。中止により筋強剛と無動が増悪し，運動制限，呼吸筋筋力低下，嚥下障害などが生じる。長時間手術の場合は，術直後の筋強剛と無動を予防し，合併症を減らすために，必要に応じてL-ドパ注射剤を麻酔中に投与する。なお，パーキンソン病に対する定位脳手術の際は，術中に症状を見るために抗パーキンソン病薬は術直前の内服を行わない。維持の麻酔薬は，プロポフォール，セボフルラン，デスフルランは問題なく使用できる。鎮痛薬は，オピオイドにより筋強剛が増悪する可能性があるので注意する。自律神経症状が強い症例では，血圧の調節に注意を要する。術前MAO-B阻害薬を内服している患者では，しばしばカテコラミンへの反応が低下している。制吐薬で中枢性抗ドパミン作用をもつメトクロプラミドとプロクロルペラジンは，パーキンソン症状悪化の可能性があるので，末梢性抗ドパミン作用のドンペリドンを使用する。

表8 麻酔関連薬物の神経モニタリングへの影響

	感覚誘発電位	運動誘発電位	聴性脳幹誘発電位
イソフルラン	↓	↓	─
セボフルラン	↓	↓	─
デスフルラン	↓	↓	─
亜酸化窒素	↓	↓	─
プロポフォール	↓	軽度↓	─
ミダゾラム	↓	軽度↓	─
ケタミン	→	─	─
オピオイド	→	─ or ↓	─

文献

1) Macellari F, Paciaroni M, Agnelli G, et al. Perioperative stroke risk in nonvascular surgery. Cerebrovasc Dis 2012 ; 34 : 175-81.
2) van Stijn MF, Korkic-Halilovic I, Bakker MS, et al. Preoperative nutrition status and postoperative outcome in elderly general surgery patients : a systematic review. JPEN J Parenter Enteral Nutr 2013 ; 37 : 37-43.
3) Dubourg J, Messerer M, Karakitsos D, et al. Individual patient data systematic review and meta-analysis of optic nerve sheath diameter ultrasonography for detecting raised intracranial pressure : protocol of the ONSD research group. Syst Rev 2013 ; 2 : 62.
4) Kopp SL, Wynd KP, Horlocker TT, et al. Regional blockade in patients with a history of a seizure disorder. Anesth Analg 2009 ; 109 : 272-8.
5) Niesen AD, Jacob AK, Aho LE, et al. Perioperative seizures in patients with a history of a seizure disorder. Anesth Analg 2010 ; 111 : 729-35.
6) Skoretz SA, Flowers HL, Martino R. The incidence of dysphagia following endotracheal intubation : a systematic review. Chest 2010 ; 137 : 665-73.
7) Gage BF, Waterman AD, Shannon W, et al. Validation of clinical classification schemes for predicting stroke : results from the National Registry of Atrial Fibrillation. JAMA 2001 ; 285 : 2864-70.
8) Selim M. Perioperative stroke. N Engl J Med 2007 ; 356 : 706-13.
9) Conzelmann LO, Hoffmann I, Blettner M, et al.

Analysis of risk factors for neurological dysfunction in patients with acute aortic dissection type A : data from the German Registry for Acute Aortic Dissection type A (GERAADA). Eur J Cardiothorac Surg 2012 ; 42 : 557-65.
10) Estrera AL, Miller CC 3rd, Huynh TT, et al. Preoperative and operative predictors of delayed neurologic deficit following repair of thoracoabdominal aortic aneurysm. J Thorac Cardiovasc Surg 2003 ; 126 : 1288-94.
11) Rothwell PM, Slattery J, Warlow CP. A systematic comparison of the risks of stroke and death due to carotid endarterectomy for symptomatic and asymptomatic stenosis. Stroke 1996 ; 27 : 266-9.
12) Li L, Ai Q, Lin L, et al. Efficacy and safety of landiolol for prevention of atrial fibrillation after cardiac surgery : a meta-analysis of randomized controlled trials. Int J Clin Exp Med 2015 ; 8 : 10265-73.
13) Wakai A, McCabe A, Roberts I, et al. Mannitol for acute traumatic brain injury. Cochrane Database Syst Rev 2013 ; 8 : CD001049.
14) Treiman DM, Meyers PD, Walton NY, et al. A comparison of four treatments for generalized convulsive status epilepticus. Veterans Affairs Status Epilepticus Cooperative Study Group. N Engl J Med 1998 ; 339 : 792-8.
15) Coselli JS, LeMaire SA, Köksoy C, et al. Cerebrospinal fluid drainage reduces paraplegia after thoracoabdominal aortic aneurysm repair : results of a randomized clinical trial. J Vasc Surg 2002 ; 35 : 631-9.
16) Bonati LH, Dobson J, Featherstone RL, et al. Long-term outcomes after stenting versus endarterectomy for treatment of symptomatic carotid stenosis : the International Carotid Stenting Study (ICSS) randomised trial. Lancet 2015 ; 385 : 529-38.
17) Moritz S, Kasprzak P, Arlt M, et al. Accuracy of cerebral monitoring in detecting cerebral ischemia during carotid endarterectomy : a comparison of transcranial Doppler sonography, near-infrared spectroscopy, stump pressure, and somatosensory evoked potentials. Anesthesiology 2007 ; 107 : 563-9.
18) Horiuchi T, Kawaguchi M, Inoue S, et al. Assessment of intraoperative motor evoked potentials for predicting postoperative paraplegia in thoracic and thoracoabdominal aortic aneurysm repair. J Anesth 2011 ; 25 : 18-28.
19) Ballotta E, Da Giau G, Baracchini C, et al. Early versus delayed carotid endarterectomy after a nondisabling ischemic stroke : a prospective randomized study. Surgery 2002 ; 131 : 287-93.
20) Unterbuchner C, Fink H, Blobner M. The use of sugammadex in a patient with myasthenia gravis. Anaesthesia 2010 ; 65 : 302-5.

(祖父江和哉)

3章 上気道の合併症

はじめに

気道確保困難は低酸素血症に直結しうる重大な合併症であり，2009～2011年に行われた日本麻酔学会「麻酔関連偶発症例調査」によると麻酔管理が原因で生じた合併症のうちもっとも多く全体の48.2%を占める。また，重篤な低酸素血症まで進展した症例は，いわば困難気道症例全体では「氷山の一角」とされ，水面下には低酸素血症にまで進展することを免れた困難気道症例はさらに多く存在すると思われる。フェイスマスク換気困難が5%[1]，直視型喉頭鏡による喉頭展開困難が5.8%[2]，さらにフェイスマスク換気困難かつ喉頭展開困難が0.4%で発生する[3]と報告されている。つまり，気道管理のトラブルは決してまれではない，かつ患者予後を悪化させうる合併症である。

そのためわれわれ麻酔科医には，術前の適切な気道評価と，それに基づいた周術期気道管理計画を立案する能力が求められる。また，実際に困難気道に直面した際のアルゴリズムの理解や，困難気道に対して用いられるさまざまなデバイスの操作に習熟しておくことは，すべての麻酔科医に求められる必須のスキルといえる。

本項では，JSA気道管理ガイドライン[4]に準拠し，一般的な術前に行う気道評価と周術期の対策を記し，その後の項目で特に注意を必要とする疾患について解説する。

1 一般的な気道管理困難の対策

A 合併症を予測するための術前因子

1 気道管理困難の既往

過去に手術を受けた既往があり麻酔の記録を入手できるのであれば，前回の手術におけるマスク換気困難や気管挿管困難の有無を確認するべきである。また，気道管理にどのような器具を用いたか，その器具を用いた方法は成功したか否かも把握しておく。もちろん研修医が行ったか，それとも麻酔専従医が行ったかで実施する気道確保手技の成否は異なる可能性は存在し，麻酔科専従医でも手技の巧拙の差は多かれ少なかれ存在することは事実であるが，自らの気道管理能力を過信して他の麻酔科医の経験を軽視することは望ましくない。

過去の麻酔記録を参照しても記載がないこともしばしばある。日々の麻酔業務において，導入時の気道管理については麻酔記録内に系統的かつ客観的に記載するべきである。具体的にはコルマック分類といった気管挿管の難易度だけでなくJSA気道管理ガイドラインに定められたマスク換気の難易度（後述）も記載し，もし困難気道であった場合は，実施した気道管理方法，用いたデバイスとその成否，呼吸循環変動の有無などについても詳細に記載することを習慣づけるべきである。さ

```
                    術前気道評価項目

・マランパチⅢorⅣ              ・46歳以上
・頸部放射線後，頸部腫瘍        ・アゴひげの存在
・男性                          ・太い首
・短い甲状頤間距離              ・睡眠時無呼吸の診断
・歯牙の存在                    ・頸椎の不安定性，可動制限
・BMI 30 kg/m² 以上             ・下顎の前方移動制限
```

クラス	危険因子数	クラス内での発生頻度	オッズ比（95％信頼区間）
Ⅰ	0-3	0.18%	1
Ⅱ	4	0.47%	2.56（1.83-3.58）
Ⅲ	5	0.77%	4.18（2.95-5.96）
Ⅳ	6	1.69%	9.23（6.54-13.04）
Ⅴ	7-11	3.31%	18.4（13.1-25.8）

図1 Kheterpal の予測モデル

12個の術前評価項目のうち当てはまる項目数によって，マスク換気困難と喉頭展開困難が同時に発生する頻度が予測される。

〔Kheterpal S, Healy D, Aziz MF, et al ; Multicenter Perioperative Outcomes Group (MPOG) Perioperative Clinical Research Committee. Incidence, predictors, and outcome of difficult mask ventilation combined with difficult laryngoscopy : a report from the multicenter perioperative outcomes group. Anesthesiology 2013；119：1360-9 より引用〕

2 マスク換気困難，気管挿管困難の予測，緊急時対応の困難度予測

❶ JSA 気道管理ガイドライン12項目（Kheterpal）の予測モデル

気道確保困難を100％予測することは不可能であるが，JSA 気道管理ガイドラインでは，マスク換気困難と喉頭鏡による喉頭展開困難が同時に発生する可能性を予測するモデルを提案している[3]。12個の術前評価項目のうち，これらの項目が当てはまった数によってクラス分けされ，そのクラス毎にマスク換気困難と喉頭鏡による喉頭展開困難が同時に発生する可能性が示されている（図1）。このモデルからは困難が予測されなかったとしても，先端巨大症や顔面奇形など明らかな上気道病変のある患者では，当然ながら困難気道の可能性を予測するべきである。

❷ 頸部側面単純 X 線写真による評価

頸部側面単純 X 線像は，気道管理困難を予測するのに有用である（図2）。舌骨と下顎骨（下顎体下縁）間の距離が20 mm 以上である場合は舌骨低位であり，挿管困難の可能性を考慮すべきである。閉塞性睡眠時無呼吸の存在を疑うべき所見で

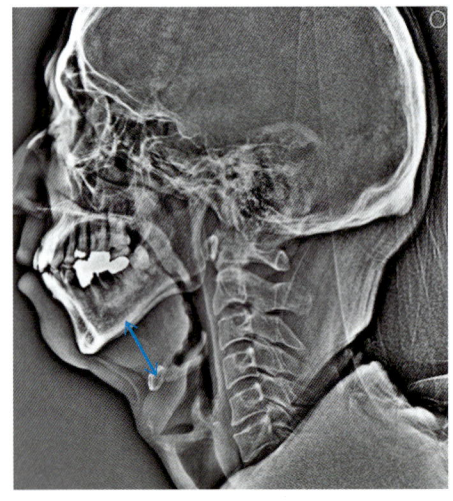

図2 頸部単純 X 線写真（側面像）

過去に挿管困難であったケースや，先端巨大症などの挿管困難が予測される特殊疾患がある場合，頸部単純 X 線写真側面像（セファログラム）が気道評価に有用であることがある。舌骨下顎骨間距離（矢印）が20 mm 以上である場合は舌骨低位であり，気管挿管が難しい可能性がある。

らに，困難気道であった症例では，その際の出来事の詳細な記録は患者と家族にも知らされるべきであり，そして将来の麻酔を担当する麻酔科医と共有されるべきである。

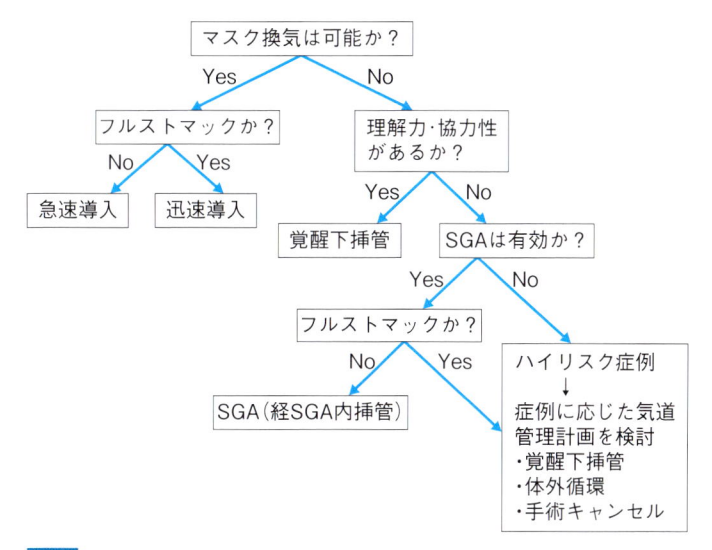

図3 麻酔導入法のフローチャート（千葉大学医学部附属病院）
術前の気道評価から気道管理のリスクを評価して麻酔の導入方法を決定する。
SGA：supraglottic airway device（声門上器具）

もある。ルーチンに行うことは難しいが，過去に挿管困難であったケースや，先端巨大症や顎顔面奇形などの挿管困難が予測される特殊疾患がある場合では積極的に頸部X線撮影を行うべきである。

❸ 緊急時の対応は容易か

術前に気道評価を行う際，緊急時の対応として，声門上器具挿入が容易かどうかや，輪状甲状間膜が容易に触知可能か否かを確認することも大切である。これは気道確保困難が予想される症例のみならず，ルーチンで行うことが望ましい。輪状甲状間膜は，特に女性では触知しづらいことがあり，普段から輪状甲状間膜を確認する習慣をつけることで，緊急時の輪状甲状間膜穿刺や切開をより適切かつ迅速に行えることに繋がると思われる。気道管理困難が予想され，かつ輪状甲状間膜が同定しづらい場合は，頸部エコーで位置を確認しマークを付けるなどの準備も適切である。

B 予測因子から考慮する対策と準備

JSA気道管理ガイドライン12項目で，マスク換気困難かつ喉頭展開困難を予測し，その結果によって麻酔導入方法や準備するべき気道確保器具を検討する。具体的にどのクラスから上を危険と判断するかは個々の患者で，麻酔科医の能力や協力体制，使用できる器具，患者の協力性などさまざまな要素を考慮し，決定するべきである。千葉大学医学部附属病院では，図3のように気道確保の方法を検討している。

気道確保困難が予想された時に最も重要なポイントは，全身麻酔を導入する前，つまり覚醒時に気管挿管を行うべきか否かを判断することである。それにはマスク換気が可能であるかを判断することが最も重要である。前述したマスク換気困難を予測する因子，さらに開口・頭部後屈・下顎挙上（triple airway maneuver）を妨げる因子があるかを評価する。

1 マスク換気可能と予測される場合

マスク換気が可能であろうと判断されれば，麻酔導入後の気道確保を選択する。もちろん術前の気道評価でマスク換気可能と判断していても，実際に麻酔を導入するとマスク換気が困難であることもある。

換気の有効性の評価には，カプノグラムの波形を利用することが推奨されている（表1）。カプノ

表1 換気状態の評価

	麻酔施行者が最大限に努力をして換気を行った場合		
換気状態の表現方法	V1	V2	V3
換気の状態	正常	正常ではない	異常
気道確保の難易度	容易	困難	不可能
重篤な低酸素血症へ進展する可能性	なし	通常はない	あり
重篤な高二酸化炭素血症へ進展する可能性	なし	あり	あり
期待できる一回換気量	5 ml/kg 以上	2〜5 ml/kg	2 ml/kg 以下
カプノグラムの波形	第Ⅲ相まで	第Ⅲ相欠落	なし
典型的なカプノグラムの波形	INSP Ⅰ/Ⅱ/Ⅲ	INSP	INSP

カプノグラム波形から，換気の状態を客観的に評価する。フェイスマスクによる換気だけでなく，あらゆるデバイスによる換気の評価として用いる。INSP：吸気相
(Japanese Society of Anesthesiologists；JSA airway management guideline 2014：to improve the safety of induction of anesthesia. J Anesth 2014；28：482-93 より引用)

グラム波形の第Ⅲ相（プラトー相）を含んだすべての位相が確認できる場合，換気回数が正常であるなら換気状態は正常（V1）と判断される。第Ⅲ相が認められず，第Ⅱ相の波形のみの場合，換気状態は正常ではない（V2）と判断される。V2の場合換気は障害されるが，酸素化への影響は軽度である。波形が認められず基線のみの状態は異常な換気状態（V3）であり，無呼吸あるいは死腔換気量以下の低換気状態であることを示唆し，肺胞内の酸素が枯渇した場合には重篤な低酸素血症に進展する。

❶ グリーンゾーン

日本麻酔学会が提唱している麻酔導入時の気道管理アルゴリズムを図4に示す。JSAの気道管理アルゴリズムは3つの色のゾーンから構成されている。麻酔導入方法や使用予定の気道確保器具の種類に関わらず，全身麻酔はグリーンゾーンから始まる。ここでは患者の安全はフェイスマスクによる換気が正常に行われていることによって担保される。換気状態がV1を維持できている限り，気管挿管に失敗しても，それ自体が患者にもたらす危険性を増加させるわけではない。禁忌でなければ，いかなる方法の気管挿管，声門上器具を選択してもよいが，同一手技者の同一気管挿管方法は2回までとし，それ以上の繰り返しは避けるべきである。フェイスマスク換気状態がV2または

V3である場合，最善の努力をしても事態が改善しない場合には，上級麻酔科医を呼び，緊急気道管理器具の手配をしたうえでイエローゾーンへの移行を考慮する。フェイスマスク換気状態を改善させる具体的な方法を表2に列記する。

これらの努力をしてもフェイスマスク換気がV2またはV3である場合，気管挿管を一度も試していないなら，イエローゾーンに入る前に一度だけ最良と思われる条件下・方法で気管挿管を試してみてもよい。この試みが失敗した場合にはイエローゾーンに進む。筋弛緩が得られていない場合は筋弛緩薬を投与することでフェイスマスク換気が改善する可能性がある。しかし，完全な筋弛緩が得られているにも関わらずフェイスマスク換気がV2またはV3である状態が継続し，重篤な低酸素血症へ進行する危険性がある場合は，イエローゾーンに移行し，筋弛緩と意識を回復させることも有効である。

❷ イエローゾーン

イエローゾーンは準緊急領域である。麻酔科上級医を含めた他の医療従事者の援助を要請し，適切なサイズの声門上器具を含む緊急気道確保器具がすぐに使用できるように準備する。声門上器具は，信頼できる救命的気道確保器具であり，準備ができ次第挿入する。患者を覚醒させることと自発呼吸を再開させることも危機的状況から脱する

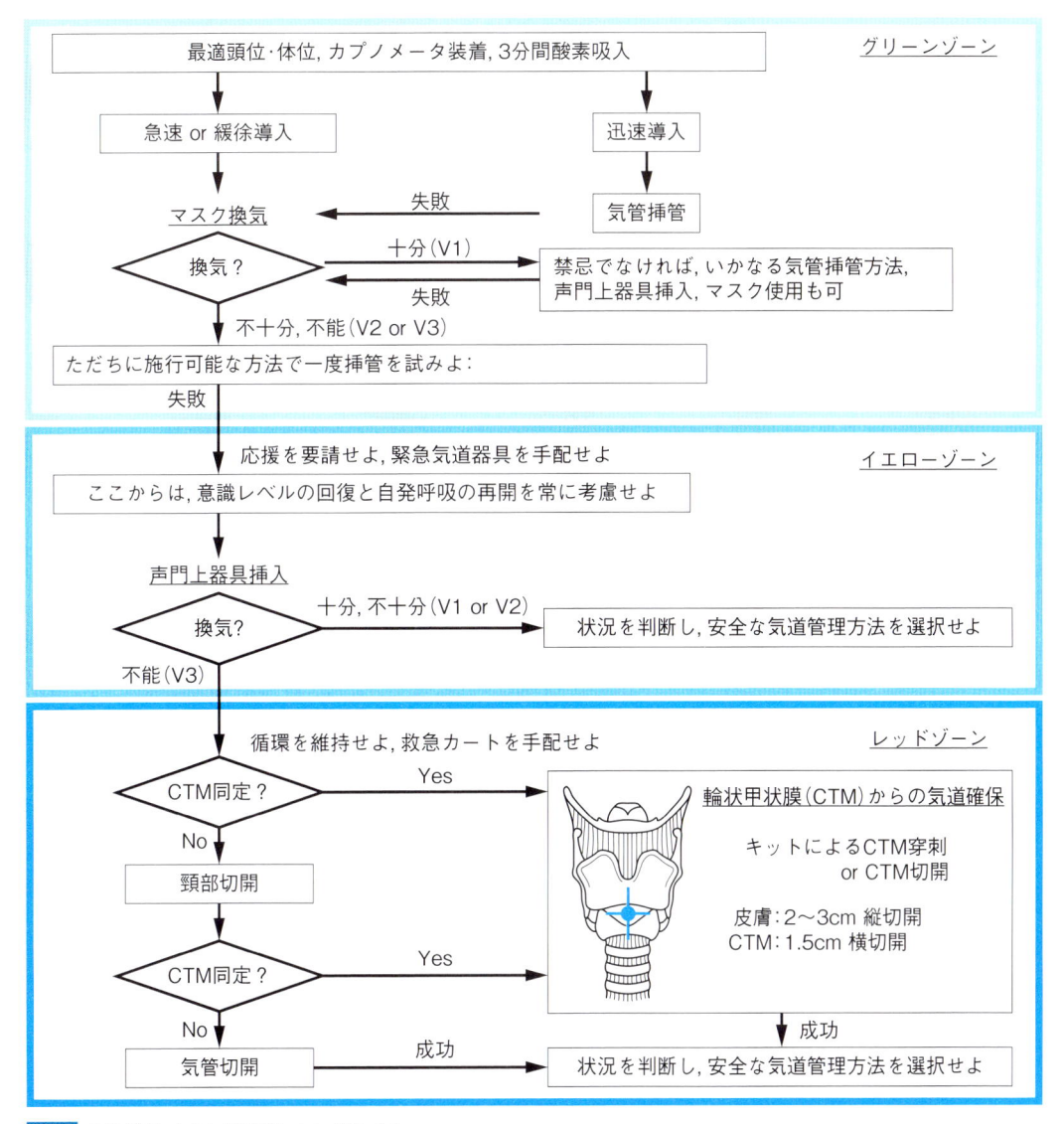

図4 麻酔導入時の気道管理アルゴリズム
比較的シンプルなアルゴリズムであり,覚えやすくかつ分かりやすいことが特徴である。
(Japanese Society of Anesthesiologists ; JSA airway management guideline 2014 : to improve the safety of induction of anesthesia. J Anesth 2014 ; 28 : 482-93 より引用)

ためには有効である。声門上器具は成功率の高いもの,リーク圧の高いものが適している。状態改善のために最善の努力をしたにも関わらず声門上器具による換気状態が不能(V3)であり,重篤な低酸素血症への進行が予測される場合,遅滞なくレッドゾーンに移行するべきである。

❸ レッドゾーン

レッドゾーンは緊急領域である。まず,外科的気道確保器具が要請されるべきである。体表から輪状甲状膜が触知可能であれば市販の輪状甲状膜穿刺キット使用が推奨される。輪状甲状膜が同定できない場合,外科的に輪状甲状膜を切開することで,比較的小口径のカフ付き気管チューブ挿入が可能となる。輪状甲状膜切開は成功率も高く,レッドゾーンの第一選択としてもよい。外科的気道確保の施行とともに,重篤な低酸素血症と高二酸化炭素血症によって生じうる重症不整脈と心停止に備え,緊急薬剤などを備えた緊急カートも要請されるべきである。外科的気道確保手技の妨げにならなければ,例えば,意識と自発呼吸の回復,

表2 フェイスマスク換気を改善させる方法

1. 気道内圧を増加させることができない場合
   - 両手法や他の方法でマスクフィットを改善させる
   - ガスリークを代償するために酸素の定常流量を増加させる

2. 気道内圧を適切に増加できる場合
   - 経口あるいは経鼻エアウェイを挿入する
   - 両手を用いて triple airway mageuver を確実に行う
     （頭部後屈，下顎前方移動，開口）
   - 逆トレンデレンブルグ体位もしくは半座位とする
   - 麻酔器の人工呼吸器を用いて両手マスク換気を行う
     （PEEPを高めに設定し，PCVモードを用いて気道内圧を制限）
   - CPAPもしくはPEEPを負荷する
   - 筋弛緩薬が投与されていなければ投与する
   - 筋弛緩薬がすでに投与されていれば回復させる
   - 他の麻酔科医の援助を要請する

あらかじめフェイスマスク換気が難しいことが予測されている症例では，最初からこれらの項目に留意してマスク換気を行うべきである。
(Japanese Society of Anesthesiologists；JSA airway management guideline 2014：to improve the safety of induction of anesthesia. J Anesth 2014；28：482-93 より引用)

酸素によるフェイスマスク換気，気管挿管の継続的施行，声門上器具による換気などあらゆる可能性を別の麻酔施行者が試してもよい。

術前の気道評価を適切に行ったとしても，予期せぬ困難気道に直面する可能性はある。そのためにはアルゴリズムを十分理解しておくこと，また声門上器具などの各種デバイス使用に習熟しておくこと，さらには緊急時の輪状甲状間膜を介したアプローチも必要時は躊躇なく行えるよう，平時よりマネキンやウェットラボを用いたハンズオンの訓練を行って技術を身につけておきたい。

2 マスク換気不可能と予測される場合

麻酔導入時にあらゆる努力をしてもマスク換気が不可能であろうと予想されれば，原則として覚醒下挿管を考慮する。術前にあらかじめ患者に覚醒下挿管の必要性と手順を十分時間をかけて説明しておくことが，患者の協力を得るために重要である。

❶ 鎮静の安全性

覚醒下挿管の患者の苦痛を軽減するため鎮静を併用することがあるが，その鎮静レベルに応じて上気道開存や誤嚥を予防する気道防御機構は抑制，あるいは廃絶されうる。患者が反応しなくなるほどの深い鎮静は「意識下」挿管としては避けるべきである。自発呼吸が残っていれば絶対に安全であるとは限らず，もしも呼吸運動が残っていても意識レベルが低下し気道が閉塞してしまえば，酸素化を保つのに有効な呼吸とはならない。重要なことは「自発呼吸を残すこと」ではなく，「覚醒可能な意識レベルと自発呼吸を維持すること」である。2016年時点で，千葉大学医学部附属病院における覚醒下挿管で併用する薬物は主にデクスメデトミジンとレミフェンタニルである。プロポフォールやミダゾラム，ドロペリドールは原則使用していない。

❷ 意識下気管挿管の手順

経鼻挿管は，気管支鏡による声門の確認のしやすさは優れるが鼻出血で視野を失うことがある。経口挿管で手術可能な場合は，経口ファイバー挿管で行う。チューブ内を容易に通過する範囲で可能な限り太いファイバーを使用する。チューブの径と気管支ファイバーの径の差が大きいと，気管内チューブが梨状部や声門の段差部分にひっかかり気管内に挿入しにくいことがある。

まず，ネブライザーを用いて局所麻酔（4%リドカイン）の吸入を最低15分以上かけて十分に行う。原則として坐位もしくは半坐位で，麻酔科医は患者に向き合う形で気管支ファイバー挿管を行う。気管支鏡はたるませずにゆっくり進めることを原則とし，視野を失ったら数mm内視鏡を後退して視野を回復し，オリエンテーションを回復す

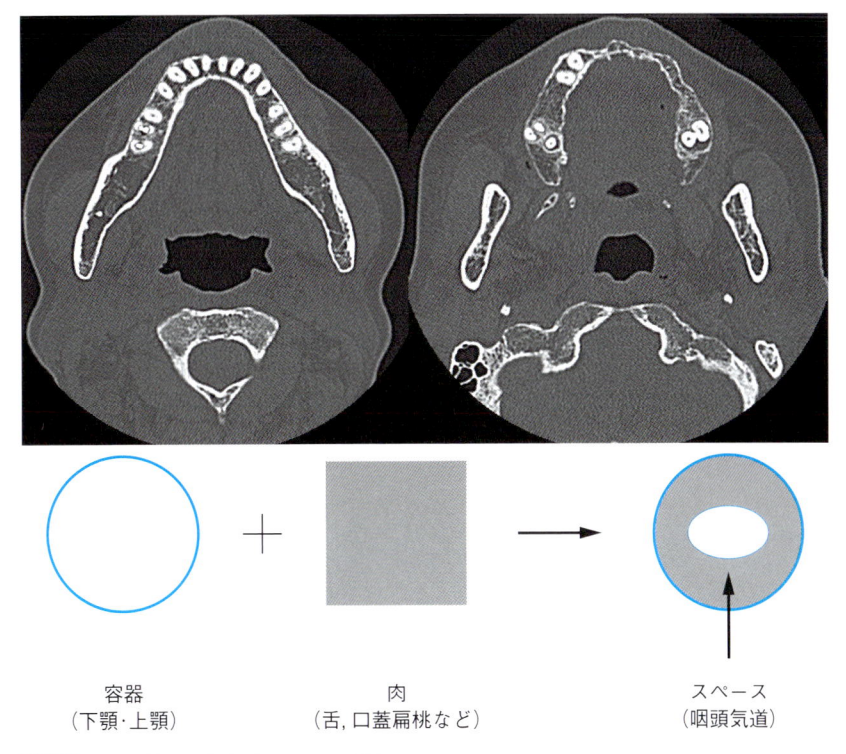

図5 咽頭気道の解剖学的バランス理論

容器（下顎・上顎） ＋ 肉（舌，口蓋扁桃など） → スペース（咽頭気道）

睡眠や全身麻酔時は，咽頭気道を拡大する筋肉の活動が低下するため，咽頭気道の大きさは解剖学的なバランスに依存する．つまり，咽頭周囲の軟部組織"肉"量とそれを収納する骨構造物"容器"の容積とのバランスに大きく依存する．過剰な"肉"（肥満，巨舌，リンパ組織増殖など）や小さな"容器"（小顎）が，解剖学的バランスを崩す要因となる．

る．声門に近づいたら，患者にゆっくり深呼吸してもらい，吸気時にファイバーが声門を通過できるようにする（このためには呼気の終わりごろに気管支鏡を進めるくらいのタイミングがよい）．気管挿管確認後に，プロポフォールにて急速導入する．

2 閉塞性睡眠時無呼吸症候群（OSA）

閉塞性睡眠時無呼吸（obstructive sleep apnea：OSA）は，マスク換気困難に関連する他にも，麻酔覚醒後の気道の開存性にも大きな影響を及ぼす．さらには，術後循環系合併症の独立危険因子でもある．術前評価と麻酔計画の立案→麻酔導入→麻酔覚醒後と，周術期全体の流れの中で睡眠時無呼吸の対策が必要となる．

OSAは，睡眠時に咽頭が閉塞することによって生ずる．咽頭気道は解剖学的には容易に閉塞しやすい性質を持つが，咽頭周囲に存在するオトガイ舌筋などの咽頭筋群を収縮させ気道の開通性を維持している．睡眠あるいは全身麻酔導入によってこの咽頭筋群の活動低下がきっかけとなり，咽頭気道が閉塞するのである．OSA患者の咽頭は，非OSAのヒトに比較して，咽頭筋群の活動低下が同等であっても，より閉塞しやすい．肥満によるOSAの有病率が高まることは広く知られているが，わが国のOSA患者の30〜50％が非肥満である．肥満であっても，小顎であっても咽頭気道が閉塞しやすくなるメカニズムは，図5に示す解剖学的バランスモデルで容易に理解できる．上顎や下顎の大きさに対して，その内部に収納される軟部組織量が相対的に過剰な場合に咽頭気道のスペースがなくなるのである．麻酔科医が行う下顎前方移動や頭部後屈，スニッフィング位などの気

表3	STOP-BANG モデル
S	snoring（大きないびきをかく）
T	tiredness（日中，疲労感がある・眠い）
O	observed apnea（睡眠時の無呼吸を指摘）
P	high Blood Pressure（高血圧）
B	BMI＞35
A	age＞50歳
N	neck circumference＞40 cm
G	gender 男性

STOPの4項目中2つ以上，もしくはSTOP BANGの8項目中3つ以上該当すれば，OSAの存在を疑う。

道確保のテクニックは，この解剖学的バランスを改善することになる。

A 合併症を予測するための術前因子

1 一般的な問診，診察

OSAの確定診断には睡眠時ポリソムノグラムを行う必要があるが，多くの施設では実施不可能である。臨床症状と理学所見などからOSAが疑われる術前患者では，呼吸とSpO₂変化のみで診断する簡易睡眠検査が，外来検査も可能であり術前検査としては有用である。

臨床症状は，STOP-BANG問診で評価するのが簡便である（表3）。STOPの4項目のうち2項目以上，もしくはSTOP-BANGの8項目中3項目以上が当てはまるとOSAの存在を疑うべきである。STOP-BANGの8項目中3項目以上が陽性の場合，無呼吸低呼吸指数（apnea hypopnea index：AHI）が5以上，15以上，30以上と予測する場合の感度はそれぞれ83.6％，92.9％，100％であるとされている[6]。

JSAの術前気道評価12項目の多くは，OSA患者の特徴とも一致する部分が多く，一致する項目が多い場合はOSAも疑うべきである。特に，マランパチ分類は，口腔容積に対する軟部組織量の解剖学的バランスを反映し，軟部組織量の過剰を示唆するマランパチⅢ，Ⅳでは，OSAの存在を疑うべきである。また，過剰な軟部組織は顎下部にいわゆる二重あごを形成するので，特に非肥満ではOSAを疑う有力所見となる。また，頸部X線側面像（セファログラム）では，咽頭周囲の解剖学的アンバランスを示唆する舌骨低位が，OSAを疑う手がかりとなる。

2 簡易睡眠検査結果に基づく周術期気道管理

千葉大学医学部附属病院では，前述した問診や理学所見，前回手術の麻酔記録などからOSAが疑われた症例には簡易睡眠検査を施行する（図6）。AHI，4％ODI（oxygen desaturation index），nadir SpO₂などの指標を評価してOSAの重症度を推定し，それに応じた術後管理を行っている。

簡易睡眠検査の結果，AHI 5未満もしくは4％ODI 5未満であればOSAの存在は否定的であり通常の管理でよい。AHI 5以上30未満もしくは4％ODI 5以上20未満であれば，軽度〜中等度のOSAが存在すると考え，術後1週間夜間酸素投与を行う。また，軽度〜中等度であっても虚血性心疾患を合併していれば術前よりnasal CPAP（nCPAP）を導入することを考慮する。AHI 30以上もしくは4％ODI 20以上であれば，重度のOSAと判断される。このような患者では，術後にnCPAPを確実に使用するために術前早期から積極的にnCPAPを導入して患者の受け入れの改善を図る。ただ現実的には，手術までの時間的な余裕がなかったり，nCPAP治療の受け入れが容易でない場合も多い。高度肥満などの重症OSAが予測される患者については，手術申し込み時に麻酔科が指摘・対策をするよりも，手術が予定された時点で外科側から麻酔科に情報伝達をするような体制づくりが望ましいと考える。

B 予測因子から考慮する対策と準備

1 麻酔導入（図7）

OSAを合併している症例では麻酔導入時に上気道閉塞が起こる危険が高い。麻酔の導入に際しては，体位はファーラー位，頭位はスニッフィン

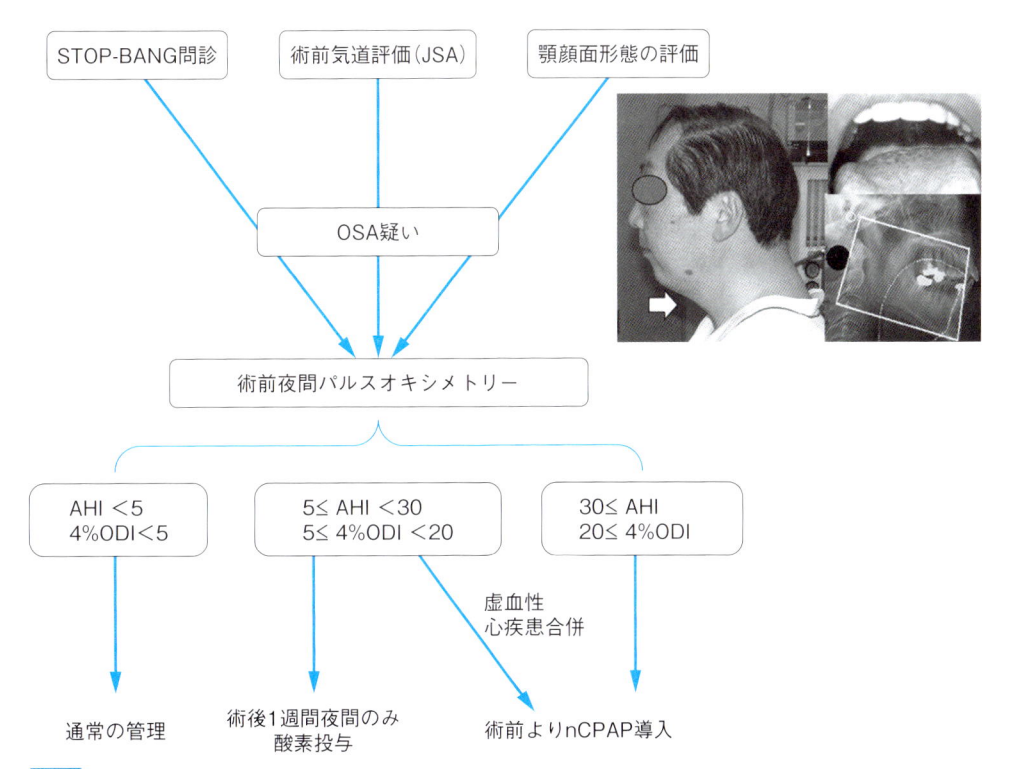

図6 OSAの術前評価と周術期管理（千葉大学医学部附属病院）
問診や術前気道評価などでOSAの合併が疑われれば夜間パルスオキシメトリーによる評価を行い，予測されるOSAの重症度に応じた周術期管理を行う．重症OSA症例では術前からのCPAPの導入を目指す．
ODI：oxygen desaturation index

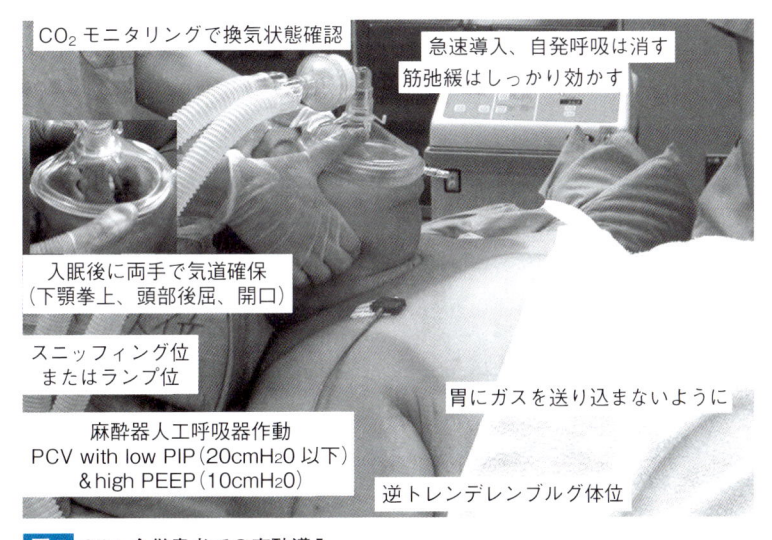

図7 OSA合併患者での麻酔導入
全身麻酔導入時には，これらの点に留意して気道の開存性を確保する．
PCV：pressure control ventilation

グ位とし，純酸素による前酸素化を十分に行う（フェイスマスクを密着させた状態で3分以上，もしくは呼気終末酸素濃度90％以上）．麻酔導入後はtriple airway maneuver（頭部後屈，下顎挙上，開口）を両手法で行い，人工呼吸器を用いてhigh PEEPを付加したPCVモードで換気を行う．マス

ク換気困難であった時に備えて経口エアウェイや声門上器具といったデバイスを準備するべきである。

2 麻酔維持

　麻酔覚醒時の気道閉塞のリスクを軽減するため，術中の麻酔維持には速やかに覚醒が期待できる薬物を選択することが望ましい。血液ガス分配係数の低いデスフルラン，超短時間作用型麻薬鎮痛薬のレミフェンタニルなどの薬剤の特長が生きるであろうが，自分がもっとも習熟している麻酔薬を使用するという考えでもよいと思われる。

　麻薬性鎮痛薬の投与に関しては，OSA患者は麻薬の感受性が亢進していることがあるため，術中・術後の麻薬性鎮痛薬の投与量は慎重に検討する。

　また，OSA患者でも特に肥満患者では機能的残気量が低下しているため，手術中も原則としてPEEPを7～10 mmH$_2$Oで付加し，さらに禁忌がなければ肺リクルートメント手技も繰り返し行う。

3 麻酔覚醒～帰室後

　麻酔覚醒の際には，体位をファーラー位とする。術後管理の大きなポイントは，咽頭筋活動を十分回復させることである。神経刺激器を用いて四連刺激反応比（TOF ratio）を評価し必要であればスガマデクスを投与して術後の筋弛緩作用残存を確実に防ぐ。麻酔薬の残存も咽頭筋群回復を遅延させるので，中途覚醒を避け，その影響を最小限にすべきである。吸入麻酔薬または静脈麻酔薬の投与を終了した後は，患者が自然に覚醒するまでむやみに患者に刺激（患者の頭頸部や胸部の消毒を拭き取る，呼吸回路に触る，痰がないにも関わらず気管内吸引をするなど）を加えず，完全覚醒を待って抜管する。抜管後，気管チューブの刺激がなくなることで意識レベルが低下して気道閉塞を起こす可能性があるため，抜管後の呼吸状態に注意して観察する。

4 帰室後

　帰室後も座位とし，枕を使用しスニッフィング位を維持する方が，酸素化能と上気道維持には有利である。重症OSA患者であればネーザルハイフローやnCPAPをできるだけ速やかに開始し，術後1週間は夜間使用を継続する。ネーザルハイフローは組立て・機器の設定も容易であり，術後の一時的な気道開存の改善に有効である。病棟に帰室した後も図8に示すような気道の開存を確保する処置，呼吸状態のモニターを継続する。

5 手術による影響

　手術部位・術式・手術時間・手術体位などによって，術後の気道の開存性が術前よりも悪くなることがある。例えば，長時間の頸椎後方固定術の症例でOSAを合併しているようであれば，手術終了後すぐに抜管するのは危険なことがあり，そのような場合は手術室で抜管はせずに挿管のまま帰室することを考慮するべきである。なお，抜管後の気道の開存性を評価する方法として，当院ではカフリークテストを行っている。多くの場合，咽頭ではなく喉頭周囲の浮腫などによる気道狭窄を反映する。方法を表4に示す。麻酔導入後，手術終了後にカフリーク圧を測定し，手術終了後のカフリーク圧が20 cmH$_2$O以上に上昇していれば，抜管後の上気道狭窄が発生する可能性が高いと判断している。カフ周囲からの漏れを主観的に評価する方法よりも，この千葉大学で考案したカフリークテストは，半定量的に客観的な指標となり得る。

6 他の全身合併症への対策

　OSA患者は，一般人口と比べて高血圧（約2倍），虚血性心疾患（約2～3倍），脳血管障害（約3～5倍）の合併が多く，逆にこれらの疾患にはOSAを高頻度で認める。術前にはこれらの循環系疾患に関しての精査を必要に応じて行い，また術中の麻酔管理もこれらに対する配慮が必要である。

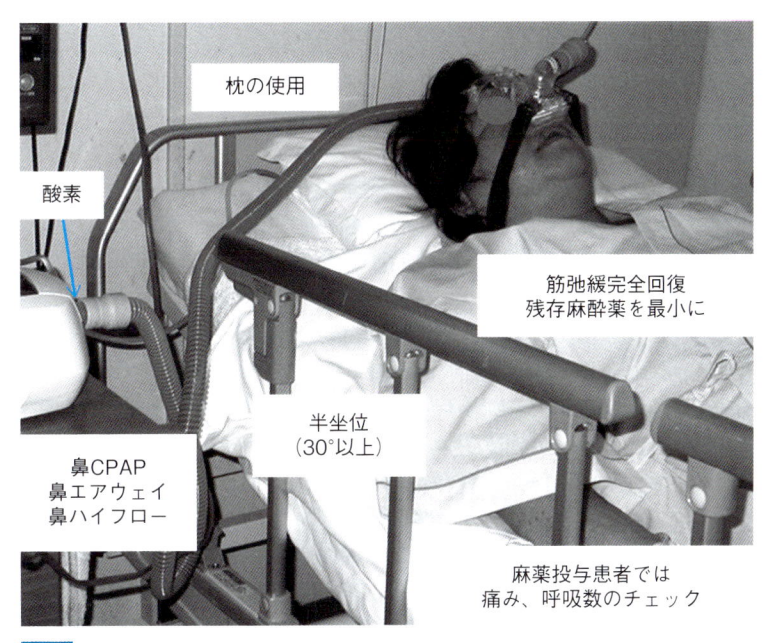

図8 OSA合併患者の術後管理
病棟に帰室した後も，気道の開存を保つための工夫と，呼吸状態のモニターを続けることが重要である。

（写真内ラベル：枕の使用／酸素／筋弛緩完全回復 残存麻酔薬を最小に／半坐位（30°以上）／鼻CPAP 鼻エアウェイ 鼻ハイフロー／麻薬投与患者では痛み，呼吸数のチェック）

表4 カフリーク圧の測定（千葉大学医学部附属病院）

1. 自発呼吸がないことを確認する
2. 口腔内を吸引する
3. 新鮮ガス流量を酸素 6 l/分に設定する
4. 麻酔器の APL 弁を完全に閉鎖する
5. 人工呼吸を止める
6. 回路内圧 10 cmH$_2$O まで上昇したところで気管チューブのカフを脱気する
7. 回路内圧が安定した時の数値を測定する

術後気道閉塞のリスクがある症例では，麻酔導入後と手術終了後の2時点でカフリーク圧を測定し，手術前後での値の変化をみる。

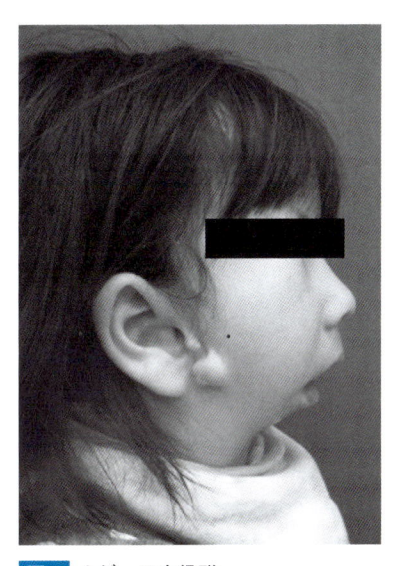

3 顔面奇形

図9 ナジール症候群
下顎低形成を伴う顔面奇形は気管挿管困難かつマスク換気困難の可能性が高い。

　生まれつきの顎顔面の形成不全を呈する疾患として，トレーチャーコリンズ症候群，ピエールロバン症候群，ナジール症候群（図9）などの下顎低形成タイプと，アペール症候群，クルーゾン症候群，などの上顎低形成タイプが挙げられる。一般的に下顎低形成タイプでは気管挿管が困難であるが，上顎低形成タイプでは気管挿管は困難ではないことが多い。いずれのタイプでも気管挿管前のマスク換気困難の可能性が高い。気道評価のポイントは，このマスク換気困難の難易度である。

　これらの疾患の患者ではOSAを呈し，しばしば気管切開が必要となることがあるが，なかには観血的下顎骨仮骨延長術を施行し下顎の容積を増

表5 問診・診察項目

1. 病歴：全麻歴，OSA治療歴（CPAPなどの使用デバイス）
2. 覚醒時呼吸状態：上気道狭窄音や口呼吸の有無
3. OSA関連症状：落ち着きのなさ，夜尿症，いびき音，夜間呼吸状態，仰臥位で眠れるかなど
4. triple airway maneuver（頭部後屈・開口・下顎前方移動）が可能か？
5. 鼻閉塞の有無
6. 口腔内診察：下顎後退の程度，口蓋扁桃肥大，口蓋裂
7. 嚥下，構語などの上気道機能障害の有無
8. 最近の上気道感染有無

困難気道となる可能性のある疾患群であり，気道評価は入念に行うべきである。

やすことで気管切開を回避することもある（術後の下顎成長が悪い場合，OSAが再発する可能性もある）。下顎延長術の麻酔においては，周術期の気道確保が困難であり，気管切開を回避することの妥当性とリスク，麻酔導入時はどのように気道確保すべきか，術後は抜管の可否の判断といった点について慎重に検討する必要がある。

A 合併症を予測するための術前因子

1 問診・診察

病歴，覚醒時の呼吸状態，OSA関連症状の有無，triple airway maneuver（頭部後屈，下顎挙上，開口）が可能かどうか，鼻閉塞の有無，口腔内診察，嚥下など上気道機能障害の有無，最近の上気道感染有無をみる（表5）。

2 検査

❶ 頸部単純X線写真側面像（セファログラム）

上顎と下顎のバランス，舌骨低位の有無，アデノイドの大きさを評価する。

❷ ポリソムノグラフィ

OSAが疑われない症例では簡易式スリープスタディで代用治療効果も評価できる。

B 予測因子から考慮する対策と準備

1 麻酔導入

前述の項目から，構造的な気道の開存性，そしてOSAの重症度を評価して麻酔計画を立てる。麻酔の導入法については施設間でさまざまであり，「これが絶対に正解」という方法があるわけではない。参考までに千葉大学医学部附属病院で行われている気道評価に基づいた麻酔計画と周術期の流れを図10に示す。なお，下顎延長術では原則として経鼻挿管が必要であり，千葉大学医学部附属病院では経鼻ファイバー挿管で行っている。開口が可能な症例では，さらにビデオ喉頭鏡を併用して声門を確認している。

- OSAは軽症または否定的かつマスク換気が容易であると予測されれば，緩徐導入でよい。患者が入眠した後で静脈ラインを留置し，気管挿管を行う。
- 中等症以上のOSAが予想されており，かつマスク換気は難しいながらもどうにか可能であろうと予測されれば，緩徐導入はリスクが高いと考えられる。導入前に静脈ラインを留置して急速導入を行うべきである。千葉大学医学部附属病院では筋弛緩薬を積極的に使用している。
- 中等症以上のOSAが予想されており，かつマスク換気が不可能と予測されれば，成人では意識下挿管，小児ではデクスメデトミジンとケタミンを使用し軽度鎮静下に自発呼吸を温存したまま気管挿管を行う。

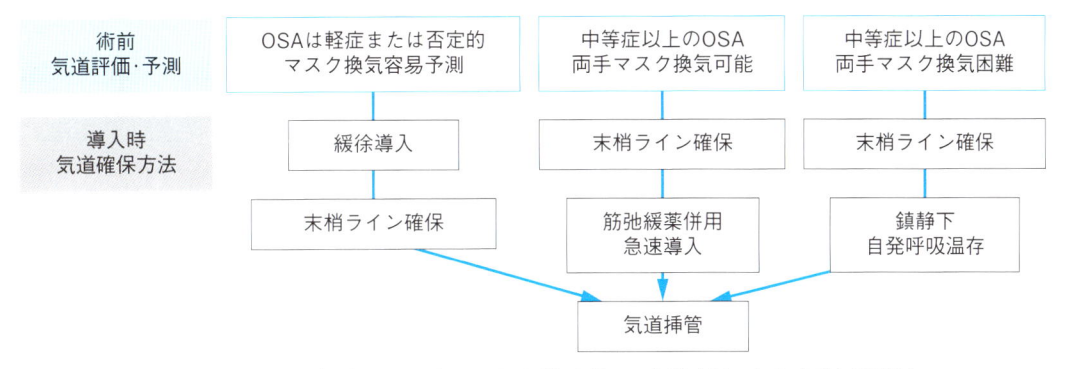

術前 気道評価・予測	OSAは軽症または否定的 マスク換気容易予測	中等症以上のOSA 両手マスク換気可能	中等症以上のOSA 両手マスク換気困難
導入時 気道確保方法	緩徐導入 ↓ 末梢ライン確保	末梢ライン確保 ↓ 筋弛緩薬併用 急速導入	末梢ライン確保 ↓ 鎮静下 自発呼吸温存

気道挿管

原則的に経鼻挿管（経鼻ファイバー＋開口可能症例では声門確認のためビデオ喉頭鏡）

図10 麻酔管理法の検討
術前の気道評価によって気道管理困難のリスクを予測し，それに応じた麻酔計画をたてる。

2 手術終了～抜管

　小児でも成人でも，気道に関係しない手術の場合には，抜管に際しては，筋弛緩薬を完全に回復させたうえで，安定した自発呼吸を出現させ，原則として覚醒後抜管すべきである。深麻酔下の自発呼吸が出現しない状態での抜管は非常に大きなリスクを伴うので原則的には行うべきではない。デクスメデトミジンなどで覚醒可能な鎮静下に抜管する場合であっても，経鼻エアウェイ挿入後に抜管する方が抜管後気道閉塞のリスクを減らすことができる。上気道周囲の手術後では，抜管前に上気道周囲の浮腫評価を行うべきである。カフリークテスト（2．睡眠時無呼吸の項参照）によって測定されるカフリーク圧（cuff leak pressure：CLP）による評価や，気管支ファイバーで直接声門周囲の浮腫を確認する方法が有用である。原則として覚醒後の抜管が望ましい。この場合にも，経鼻エアウェイを挿入後に抜管することが推奨される。千葉大学医学部附属病院では，抜管の判断の難しい症例では再挿管や気管切開の可能性も考え，複数の麻酔科医が立ち会いのもとに手術室で抜管を行うこともある。

4 胸郭外高度気管狭窄

　甲状腺など頸部の腫瘍による圧迫や気管切開後の瘢痕などによって高度に気管が狭窄した患者の周術期気道管理が問題となることがある。気管の2/3が狭窄すると喘鳴や繰り返す肺炎などの気道狭窄症状や，咳などの気道刺激症状が出現し，3/4以上が狭窄すると呼吸困難を訴える。覚醒時には，高度の気道狭窄に対してさまざまな呼吸代償機構が働いている。呼吸パターンは，吸気時間を長くし，換気量を維持するようになる。この際吸気努力も大きくなり，胸腔内には強い陰圧が発生することになるが，肋間筋の活動を高め胸郭を保持するように代償している。頸部周囲の筋群は，呼吸性の活動はないが，筋緊張を維持することで，例えば腫瘍による気管圧迫の外圧を低下させるように働いている。全身麻酔の際に用いられる鎮静薬・筋弛緩薬，あるいは胸部硬膜外麻酔によってこれらの呼吸代償機能が破綻し，一気に換気不能，気道閉塞に陥る危険がある。図11に示すような頸部腫瘍の気管圧迫を軽減するため，坐位にしたり頸部腫瘍を吊り上げるなどの方法も理論的には有効性が期待できる。

　気管狭窄の部位が胸郭外か，胸郭内であるかは，気道管理戦略が大きく異なるため，はっきりと区別すべきである。胸郭内の気管狭窄は，咳反

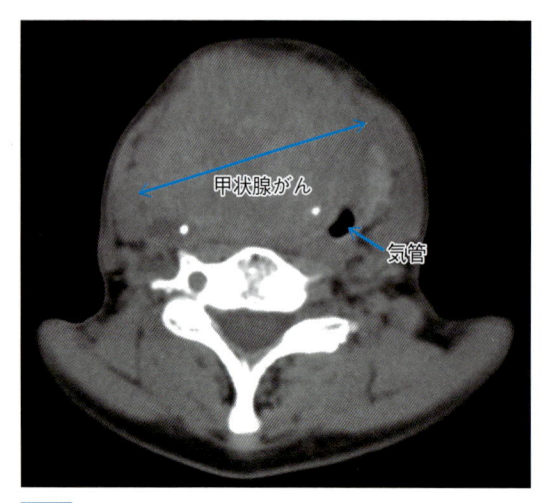

図11 胸腔外高度気道狭窄
前頸部の腫脹を15年間放置していた。3日前から呼吸苦を自覚していたが、息が苦しくて夜眠れなくなり受診した。巨大甲状腺がんによる高度気管狭窄と診断され、緊急気管切開が予定された。画像上気管の圧排と狭窄が非常に高度であること、安静時の呼吸苦・喘鳴の強さ、呼吸苦により夜眠れないことから、全身麻酔の導入は危険と判断し、ネーザルハイフローを使用下に局所麻酔下で気管切開が施行された。

射などの胸腔内陽圧が狭窄を悪化させ、胸腔内圧が陰圧となる吸気時には狭窄部位が拡大する。一方、胸郭外気管狭窄は、吸気時の気道内陰圧によって気道狭窄が悪化する。いずれの場合も、気道内を陽圧にすることは、狭窄部位を拡大させる力となるので、陽圧人工呼吸やPEEP負荷、CPAPが有効な気道管理となる。

A 合併症を予測するための術前因子

気管挿管を覚醒下に行うかそれとも麻酔導入後に行うか、麻酔導入後の気管挿管を選択する場合は、筋弛緩薬を投与しても安全かどうかを適切に判断するためにも、以下に示す術前の気道評価は重要である。

1 自覚症状

呼吸苦は気道の狭窄が相当進行するまで訴えがない症状である。逆に、すでに呼吸苦があるようであれば気管狭窄は高度であると判断するべきである。また、体位によって気道狭窄の程度が違うことも多い。呼吸が楽な体位、呼吸が苦しい体位を把握する。夜間に寝るときの体位、また寝ているときに息が苦しくて眠れない、もしくは頻繁に覚醒するか否かも聴取しておく。

2 酸素化能や体位依存性、睡眠時呼吸状態の評価

強度な気管狭窄による低換気や随伴する肺炎・無気肺によって、SpO_2は低下する。また仰臥位、坐位、側臥位など、体位ごとのSpO_2をチェックする。

睡眠時無呼吸患者評価と同様に簡易睡眠検査を施行し夜間のSpO_2の低下の有無を確認することも、覚醒時血液ガス分析よりも重症度評価に有用である。全身の筋緊張が低下するレム睡眠時の呼吸状態は、全身麻酔薬が投与され筋緊張が低下した場合を予測するのに有用と考える。通常レム睡眠は約90分の睡眠周期の最後に出現し、特に朝に向けてその持続時間が長くなる。簡易睡眠検査で、レム睡眠と思われる時期に一致して、持続的な低酸素血症を認める場合は、全身麻酔導入によって気道閉塞が起こる可能性を考えるべきである。

3 画像検査などによる評価

単純X線写真やCT、MRIなどの画像所見は重要である。具体的には腫瘍の場所と大きさ・性状、気管の狭窄の部位と程度、腫瘍と周辺の血管・気管との位置関係などを評価する。また、気管支鏡所見も必ずチェックし、肉眼での気道の狭窄の程度や腫瘍の肉眼的性状（易出血性か否か）を把握しておく。腫瘍による狭窄が高度になると、スパイロメトリー上は上気道閉塞パターンとなる。

B 予測因子から考慮する対策と準備

麻酔導入における気道確保法については、全身麻酔導入後に気道確保するか、覚醒時に気道トラブルへの対処を完了しておく方法が考えられる。

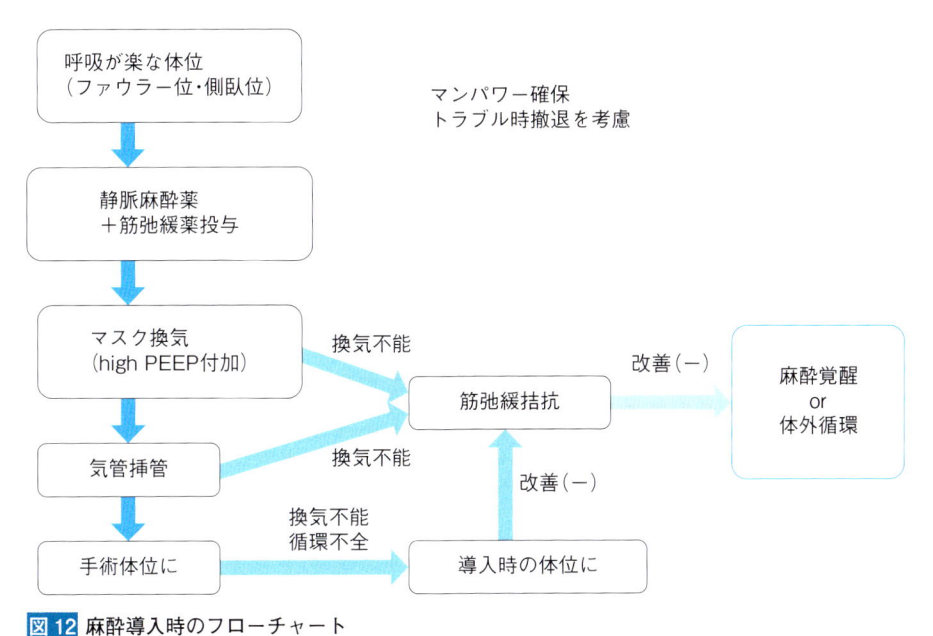

図12 麻酔導入時のフローチャート
術前の予想に反してうまくいかない時の対応もあらかじめ整理したうえで麻酔を導入するべきである。

1 全身麻酔を導入した後で気道確保

❶ 自発呼吸を残すかどうか

スリープスタディの結果，気道確保可能な体位で夜間のSpO_2が低下しないようであれば，気道確保は麻酔を導入した後で行うことは可能と考える。次に，自発呼吸を温存するかどうかが問題となる。困難気道に対しては，ルーチンで自発呼吸を温存する方が安全だろうという印象を持ちがちだが，自発呼吸を温存しても絶対に安全性を担保できるわけではない。その理由としては，挿管操作による咳や体動を防ぐことができるとは限らないこと，呼吸運動が残っていても十分な換気量を確保できず低換気となれば酸素化は悪化しうること，逆に強すぎる呼吸のドライブによって気道内に強い陰圧が発生し気道の狭窄部が閉塞する可能性もある。また，気道の狭窄は陽圧をかけることで改善することも事実である。また当院では原則として吸入麻酔による緩徐導入も行っていない。麻酔導入後，もし解除できない気道閉塞が起こった場合，吸入麻酔からの覚醒は困難となるためである。もし自発呼吸を温存する必要があるなら，CPAPにより気道内を陽圧に維持すべきである。

❷ 急速導入（筋弛緩使用）

全身麻酔導入後も気道開存の確保が可能と判断すれば，急速導入を選択する。仰臥位で呼吸苦があれば，呼吸苦が軽減しかつ気道確保手技（マスク換気・挿管）が可能な体位で麻酔を導入する。頸部腫瘍による圧迫の場合は，坐位で腫瘍が気道よりも背側とし，腫瘍の重さで気道が圧迫されにくくする。静脈麻酔薬と筋弛緩薬を投与して自発呼吸と咳反射・体動を消失させたうえでマスク換気を行う。マスク換気の際は，人工呼吸器を用いるのが望ましい。安定してhigh PEEPを付加できること，バッグを押す手が空くので両手でマスク保持が可能になるなどのメリットがあるためである。気管挿管の際に選択するチューブのサイズは気道狭窄部位の径を考慮して選択する。腫瘍の位置・性状によっては気管挿管自体が難しいこともあるため，必要に応じて気管支鏡やビデオ喉頭鏡などの挿管困難に対応できるデバイスを選択する。

❸ 換気不全への対策

また，術前評価に反して，麻酔導入によって換気不全が起こるという想定はしておき，対策を立てておく（図12）。具体的には体位を変えることで気道の開存が改善する余地があるか，頸部や胸郭を用手的に牽引する方法は有効か，あらかじめ

体外循環をスタンバイする必要性があるか，などを検討するべきである．

2 麻酔を導入する前に気道確保

全身麻酔を導入することで気道閉塞が起こる危険が高く，かつ発生した気道閉塞を改善する手段に乏しいと判断されたら，覚醒下挿管，気管切開，体外循環などの手段をとるべきである．

5 急性喉頭蓋炎

成人の急性喉頭蓋炎は年間10万人に1人の頻度で発症する．糖尿病などの基礎疾患が背景にあることがあり，感染，外傷，放射線療法などを契機に発症することが多い．局所の炎症の進行に伴い，喉頭蓋や喉頭粘膜の浮腫による気道狭窄を来し，しばしば緊急で気管挿管による気道確保が必要となることがある．その場合は気道狭窄がすでに存在しているうえ，繰り返す挿管操作やそれに伴う咳嗽でさらに気道狭窄が増悪する危険があるため，気道管理の計画を慎重に検討するべきである．

A 合併症を予測するための術前因子

1 診察所見

❶ 問診，呼吸状態の評価

自覚症状としての呼吸苦の程度や，仰臥位になれるか，坐位でしかいられないか，を聴取する．また問診中の患者の声も，喉頭蓋炎による炎症の進行にともない「こもったような」，「含み声」などと呼ばれる独特の声になる．

呼吸回数（喉頭狭窄が強くなれば呼吸数は少なくなる），呼吸努力の強さ（胸鎖乳突筋などの呼吸補助筋を使用した呼吸，シーソー呼吸パターンの有無）などをチェックする．狭窄音の有無・程度も聴診して評価する．喉頭狭窄の進行に伴って，

まずは軽度の酸素化能の障害，続いて二酸化炭素の貯留，そして高度の低酸素血症となる．二酸化炭素貯留は，代償機能を超えた気道狭窄であることを意味するので，血液ガス分析での重症度評価に有用である．頭頸部CTでは狭窄の部位・程度，炎症の波及している範囲が分かる．

B 予測因子から考慮する対策と準備

1 急速導入は危険が高い

覚醒時は，喉頭蓋炎による気道狭窄に対する代償反応として，喉頭開大筋の活動性が亢進して気道開存が保たれている状態である．この状態で全身麻酔を導入すると，この代償反応が失われ一気に気道閉塞となる危険がある．呼吸苦や努力様呼吸が見られる場合，代償機能異常の気道狭窄のため高二酸化炭素血症を認める場合は，急速導入は危険であろう．

2 覚醒下挿管

急速導入は危険であり，覚醒下での気管挿管，もしくは局所麻酔下での気管切開を考慮するべきである．覚醒下挿管の具体的な手順については「1．一般的な気道管理困難の対策」の項を参照していただきたい．喉頭蓋炎においては，気道の開存に有利な座位もしくは半坐位で行うこと，入念に局所麻酔の吸入を行って可能な限り咳をさせないこと，最小限の試行回数で成功させることが大切である．また，軽度の鎮静でも気道の開存反応を低下させる危険がある．当院では，原則としてミダゾラムやプロポフォールによる鎮静は行わず，局所麻酔の吸入が終わる約5分前から少量（0.05 μg/kg/時程度）のレミフェンタニルを投与して，気管支ファイバーによる気管挿管を行っている．また，挿管操作中に気道閉塞が発生する可能性もあるため，気管切開のスタンバイ（術者の待機，器具の準備と展開，輪状甲状膜のマーキング）は行うべきであろう．

3 局所麻酔下気管切開

　覚醒下挿管を選択しても挿管操作中の気道閉塞の危険性があるため，喉頭蓋炎による局所の炎症が重篤で気道の開存がすでに悪化している状況では局所麻酔下での気管切開を選択することになる。もっとも局所麻酔下の気管切開を行えば絶対に安全という印象を持ちがちだが，すべての状況で気管切開が最良の方法とは限らない。緊急気道の際に行われる救命のための輪状甲状間膜切開と異なり，筋肉・血管の処理や層の剝離，局所の止血を丁寧に行うと気管切開自体にも意外に時間が要する。さらに覆い布で麻酔科医から顔面・頸部・胸部が見えづらくなるため，気管切開中は呼吸の状態の評価も難しくなる。さらに気管切開は気道開存に不利な仰臥位で行う必要があり，案外時間のかかる気管切開の間，患者の気道の開存・呼吸の状態が悪化する危険があることは念頭に置くべきである。気管切開中も患者の呼吸を注意深く観察し，酸素化や呼吸の状態が増悪するようであれば術者に伝えるべきである。

4 気道確保法の選択にあたって

　患者の呼吸状態はもちろん，担当麻酔科医個々の技量と，他の麻酔科医の応援がある状況かどうか，施設での気管切開に要する予想時間なども考慮して方針を決定するべきである。小児では，覚醒時気管切開の協力が得られないので，成人よりも気道確保方法の選択が困難である。気道管理に精通しない医師が安易に行うべき気道確保ではないことを認識すべきである。

6 動揺歯

A 合併症を予測するための術前因子

　歯牙損傷は，循環器・呼吸器・中枢神経と異なり，美容的な問題が大きいため軽視されがちであ

るが，損傷歯の治療をめぐって医療費を含めて患者とトラブルとなることもある。また，脱落歯が気管に脱落すると気管支鏡による摘出が必要となる。気管挿管の時だけでなく，胃管挿入や体位変更，覚醒・抜管時など，術中いつでも起こりうる。

1 問　診

❶ 歯牙損傷のリスクの高い歯の有無

　動揺歯，ブリッジ，差し歯，インプラント，義歯の有無と，それらがある場合はその場所，外すことができるか，などを聴取する。

❷ 頭頸部の癌の既往

　顎骨に放射線照射をしたことがあると，抜歯を契機に顎骨壊死を起こすことがある。放射線照射から期間がたっていても顎骨壊死のリスクはあるとされている。

2 診　察

　術前診察の際には，歯だけでなく歯肉まで観察し，歯肉炎やそれによる歯肉後退の程度を診察する。脆弱性が疑われる歯については（患者が動揺歯はないと言っていても）患者に指で軽くゆすってもらい，動揺の有無を確認する。

3 手術術式

　咽喉頭手術で使用される開口器や，内視鏡的粘膜下層剝離術（endoscopic submucosal dissection：ESD）で用いられるマウスピースも歯牙損傷を起こす。これらを使用する手術では，気管挿管後に歯牙の動揺が増悪していないことを外科医を含めた複数のスタッフで確認しておくとよい。

B 予測因子から考慮する対策と準備

1 術前の説明

　動揺歯の有無にかかわらず，術前の麻酔説明の際には歯牙損傷・動揺の可能性について十分説明をするべきである。

2 対　策

　歯牙損傷のリスクが高い症例では，あらかじめマウスピースを作成して動揺歯を保護するのが有効である．その他にもあらかじめ動揺歯を絹糸で隣接する健常歯に固定し，さらに絹糸を頬部に止めておくことで，もしも歯牙損傷した際にも気管への迷入を予防することができる．

　気管挿管の際には，MacGrath®（コヴィディエン社）などの歯に当たりにくいデバイスの使用を検討する．また，気管挿管後に挿入する胃管や，症例によっては経食道心エコーなども歯牙損傷の原因となる．注意深く挿入するべきである．

　それでも歯が抜けてしまったら，口腔内に抜け落ちた歯を探して確保する．口腔内になかったら食道か気管に迷入している可能性がある．単純X線写真や気管支鏡を使って探す．また歯の動揺が増悪したり歯が抜けた場合は，歯科医にコンサルトし隣接歯への再接着などの処置の余地があるか診察してもらう．

文献

1) Langeron O, Masso E, Huraux C, et al. Prediction of difficult mask ventilation. Anesthesiology 2000 ; 92 : 1229-36.
2) Shiga T, Wajima Z, Inoue T, et al. Predicting difficult intubation in apparently normal patients : a meta-analysis of bedside screening test performance. Anesthesiology 2005 ; 103 : 429-37.
3) Kheterpal S, Healy D, Aziz MF, et al ; Multicenter Perioperative Outcomes Group (MPOG) Perioperative Clinical Research Committee. Incidence, predictors, and outcome of difficult mask ventilation combined with difficult laryngoscopy : a report from the multicenter perioperative outcomes group. Anesthesiology 2013 ; 119 : 1360-9.
4) Japanese Society of Anesthesiologists ; JSA airway management guideline 2014 : to improve the safety of induction of anesthesia. J Anesth 2014 ; 28 : 482-93.
5) Isono S. Obstructive sleep apnea of obese adults : pathophysiology and perioperative airway management. Anesthesiology 2009 ; 110 : 908-21.
6) Chung F, Yegneswaran B, Liao P, et al. STOP questionnaire : a tool to screen patients for obstructive sleep apnea. Anesthesiology 2008 ; 108 : 812-21.

〈齊藤　渓，磯野史朗〉

4章 呼吸器合併症

はじめに

本章では，周術期管理における呼吸器合併症について，術前評価と予測因子からみた研究を紹介する。まずはじめに呼吸不全の定義について明確にし，呼吸不全がどのような病態として，いつ，どのような病態で発症するのか，発症時期とその原因について述べる。

次に，術後呼吸不全から見た術前リスク因子について，視点を変えて論じる。術後呼吸不全の予測をスコア化して，より正確な評価を試みるものである。特に，術後再挿管となるリスク，肺血栓塞栓症となるリスク，術後急性呼吸促迫症候群（acute respiratory distress syndrome：ARDS）となるリスクについて述べる。また，術後呼吸不全予防のための術前運動機能評価について述べ，術前の運動機能の重要性について紹介する。

そして，術後呼吸不全合併頻度の高い手術として，開胸手術，開腹手術，心臓手術，脊椎手術などを取り上げ，それらの手術の術後呼吸不全を発生するリスク因子について考える。

A 術中・術後呼吸不全の原因とその頻度

1 術中・術後呼吸不全

呼吸不全の定義は，一般医学的に，room air（酸素濃度にして21％）を吸入して動脈血酸素分圧（PaO_2）60 mmHg以下とされている。術後呼吸不全とは，麻酔，手術等の影響を加味されて，手術後に低酸素血症に陥った状態と考えてよい。さらに低酸素血症は $PaCO_2$ の値により，Ⅰ型呼吸不全（$PaCO_2$ が40 mmHg前後：急性呼吸不全）とⅡ型呼吸不全（$PaCO_2$>50 mmHg以上：慢性呼吸不全）に分けて考えられている。術後呼吸不全では，術前 $PaCO_2$ が正常であれば呼吸中枢の異常は伴わないので，急性呼吸不全と考えることができる。術前から慢性呼吸不全を基礎疾患として有し，麻酔手術を契機に急性増悪する症例もあるので注意が必要である。

2 術中・術後呼吸不全の発症時期（図1）

麻酔導入時，マスクによる用手人工呼吸の際の舌根沈下，喉頭痙攣から気管挿管チューブの位置異常，気管支痙攣，そして無気肺等が発生する。麻酔中，中心静脈確保時，鏡視下手術での二酸化炭素注入，その他，手術操作に伴う合併症として気胸，縦隔気腫が合併し，手術終了後も残存することがある。また，術中には，無気肺に加えて心原性肺水腫，気管支痙攣などがある。覚醒時には，気管挿管チューブの抜管に伴う喉頭痙攣，咳嗽，声門浮腫や狭窄など。さらにそれらに極端な吸気努力を伴って起きる陰圧性の肺水腫，麻酔覚醒の遅れによる舌根沈下による気道閉塞，唾液・出血した血液の咽頭部内への垂れ込み残存による気道閉塞等々，麻酔終了前に十分留意し回避すべき合併症である。そして術後呼吸不全として，無気肺，肺炎，ARDS，誤嚥，肺塞栓，肺梗塞などが問題になる。

図1 術中・術後呼吸不全の起きる時期

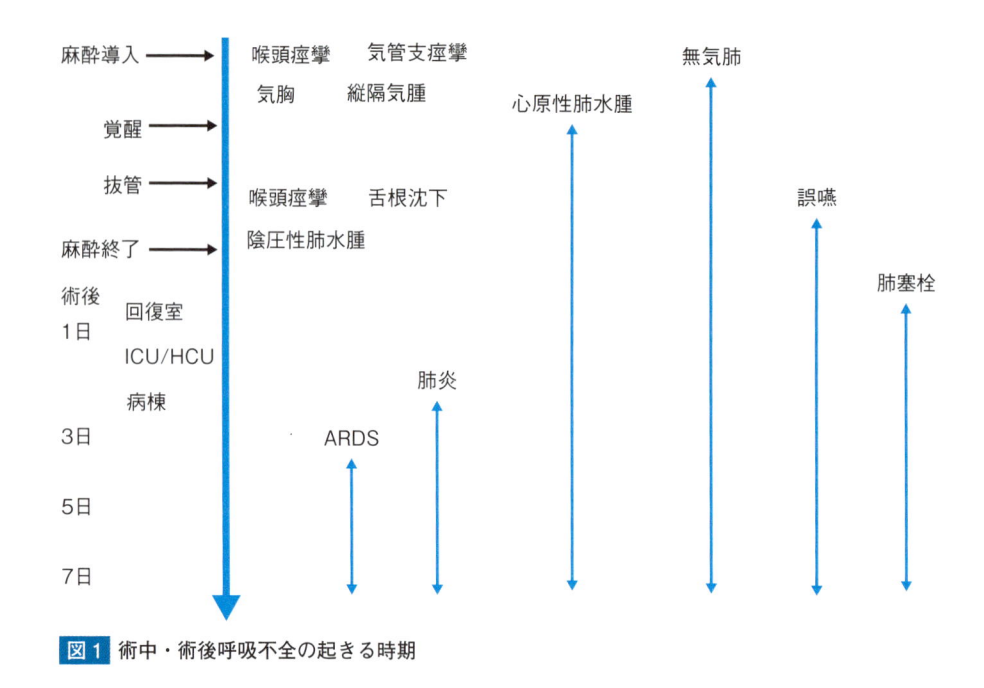

3 各病態の定義と原因[1]

前記周術期呼吸器合併症の中でも，特に問題となる病態として喉頭浮腫，声門浮腫，気管支痙攣，肺炎などの呼吸器感染症，ARDS，肺塞栓，肺梗塞などの合併症があげられる。また，心不全から2次的に起きる呼吸不全，鎮痛鎮静薬や筋弛緩薬の影響による呼吸不全も考慮する必要がある。ここでは主な病態の定義と原因について考える。

❶ 呼吸不全

一般に $PaO_2 < 60$ mmHg（room air）あるいは P/F（PaO_2/FIO_2）< 300，または酸素投与下で $< SpO_2$ 90％の状態を指すことが多く，各種病態においてこれらの状態に陥った際に術後呼吸不全と呼んでいる。

❷ 呼吸器感染症

術後呼吸器感染症では，主に院内感染が多く，起因菌としてMRSA，緑膿菌，インフルエンザ菌，そしてアシネトバクター属があげられている[2]。術後気管挿管下に呼吸管理を要する患者では，人工呼吸器関連肺炎（ventilator associated pneumonia：VAP），あるいは近年人工呼吸器関連事象（ventilator associated event：VAE）と呼ばれ人工呼吸に伴う呼吸器感染症の診断基準が用いられるようになった[3]。術後管理の観点からは，呼吸器感染に対して抗生剤で治療されているものは，定義として術後呼吸器感染症として呼吸不全の一つとみなしている。他の所見として，VAPの定義同様に，新しいあるいは変化した喀痰，新しいあるいは変化した肺の浸潤陰影（X線写真），発熱，白血球数 12,000/ul 以上などの所見があるものを術後呼吸器感染症としている。

❸ 気管支痙攣

治療を必要とする呼気の喘鳴と定義されている。病態としては気管支喘息発作と同様と考えられ，末梢気道の被刺激性の亢進による気道狭窄，気道閉塞，不均等換気，呼気の延長などがみられる。その程度により軽症では肺野の聴診で軽く喘鳴を聴取し，呼気二酸化炭素によるカプノグラムで第3相が右肩上がりを呈する程度のものから，重症で吸気も呼気もまったく呼吸音を聴診できない換気不全の状態までさまざまである。時に気管支痙攣で死亡することすらある[4]のでその対応は適切かつ迅速さが求められる。

❹ 肺塞栓・肺梗塞

確定診断のためには内科診断学的な造影による胸部X-CTなどの画像診断が必須となる。通常は，深部静脈血栓症の有無，Dダイマーの高値，

さらには心エコー所見で右心室の拡大，左心室の狭小化などの所見で疑うことはできる。病態の程度として，まったく気がつかないで過ぎてしまうものから重症心筋梗塞と同じような胸痛，冷感を伴うショック症状を呈して死に至るものまである。肺動脈本幹の大きさの1/3以下の血栓では症状は出現せず，あっても酸素飽和度モニターにみるSpO_2の軽度の低下，一過性の軽度の低酸素，軽度低血圧または頻脈で過ぎてしまうことが多い。一方2/3以上の血栓では肺動脈本幹の血流に大きな影響を与え低血圧，ショック状態，アシドーシスなどが進行し，早期診断早期治療を開始しないと救命できない病態に陥る。

❺ 誤嚥性肺炎

胃内容の逆流と気管吸引後の急性肺障害と定義される。術後誤嚥により肺障害を来すことも少なくない。院内肺炎でいわれる誤嚥性肺炎と基本的には同様の病態が考えられる。麻酔科医にとって，一般に誤嚥性肺炎は①気管支喘息様発作，②物理的気道閉塞，③細菌等による感染，④低pH胃液に対する好中球依存性肺障害が病態としてあげられ，その発症時期は，誤嚥直後から，数時間後，数日後と原因病態により異なる（表1）。いずれも肺炎像をも呈することで詳細な鑑別は困難なことが多い。①気管支喘息様発作は，pHの低い胃液が気管に流入した直後から気管支攣縮を惹起し，気道抵抗が上昇する。この時期が顕在化しないで過ぎてしまうことも少なくないが，典型的な症例では発症することがあり，気管支喘息の治療を同時に開始しなければならない。②物理的気道閉塞は胃内容物による直接的な気管・気管支閉塞によるもので，直後〜数時間後に発症する。気管吸引の際に太めの気管吸引カテーテルで陰圧の強度を上げての吸引，気管支鏡による直接除去などが必要になる場合がある。③細菌等による感染は，胃内容物あるいは咽喉頭分泌物に雑菌が含有され，気管からの垂れ込みによって生じる。数時間〜数日後に発症することもある。また，従来，気管支に潜在していた細菌が手術麻酔を契機に発症することもあるが，この場合，誤嚥性肺炎とは診断が異なる。しかしながら，臨床的には鑑別は

表1 誤嚥の原因と発症時期
① 低pHの胃液による気管支喘息様発作 　直後
② 食物残渣による物理的気道閉塞 　直後〜数時間
③ 肺内外の細菌等による感染 　数時間〜数日
④ 低pH胃液に対する好中球依存性の肺障害 　4〜6時間以降

きわめて困難である。④低pHの胃液に対する好中球依存性の肺障害は胃内容が気管支・肺胞レベルへ垂れ込み，4〜6時間以降に発症すると考えられている。いわゆるメンデルソン症候群といわれているのはこの病態で酸性のきわめて強い，低pHの液体が気道から肺に垂れ込むことで起きる。基本的に好中球依存性の肺水腫を呈すると考えており，好中球からの活性酸素，種々のケミカルメデイエーターが肺損傷を引き起こす。ここまでくると厳重な呼吸管理が必要となる。早期診断早期治療が必要になってくる。術直後，残存筋弛緩，麻酔覚醒の遅れなどが誘因になって発生することが多い。

4 予測される術前の問題点

術後呼吸不全を来す術前病態として，術前から低酸素を呈している慢性呼吸不全患者，つまり慢性気管支炎，気管支喘息，肺気腫，びまん性汎細気管支炎，気管支拡張症などの合併症患者では当然，麻酔手術侵襲によりさらなる低酸素の悪化が予測される。また，睡眠時無呼吸症候群（sleep apnea syndrome：SAS）なども容易に理解できる。閉塞性睡眠時無呼吸は特に，オピオイド感受性が高いことで知られており，術後オピオイドによる呼吸抑制のリスクを高めるものである。

B 術後呼吸不全から見たリスク因子

本項では，術後呼吸不全の病態から術前のリスク因子について考える。

表2 術後呼吸不全の予測のためのスコア化の試み

	β regression coefficients	Score
Age (yr)		
≤50	0	0
51-80	0.331	3
>80	1.619	16
Preoperative SpO_2		
≥96%	0	0
91-95%	0.802	8
≤90%	2.375	24
Respiratory infection in the last month		
No	0	0
Yes	1.698	17
Preoperative anemia (Hb≤10 g/dl)		
No	0	0
Yes	1.105	11
Surgical incision		
Peripheral	0	0
Upper abdominal	1.480	15
Intrathoracic	2.431	24
Duration of surgery (h)		
<2	0	0
2-3	1.593	16
>3	2.268	23
Emergency procedure		
No	0	0
Yes	0.768	8

*Three levels of risk were indicated by the following cutoffs: <26 points, low risk; 26-44 points, moderate risk; and ≥45 points, high risk.
ARISCAT=Assess Respiratory Risk in Surgical Patients in Catalonia; Hb=hemoglobin; SpO_2=arterial oxyhemoglobin saturation by pulse oximetry.
(Mazo V, Sabate S, Canet J, et al. Prospective External Validation of a Predictive Score for Postoperative Pulmonary Complications. Anesthesiology 2014; 121: 219-31 より引用)

1 術後呼吸不全の予測のためのスコア化

最近,術後呼吸不全発症の予測に関して患者の個人情報,既往歴,術前病態,手術術式,手術時間等の項目をリストアップし,スコア化して予測するという試みが行われた[1]。術後呼吸不全の項目と定義は,呼吸器合併症のクライテリアを使用している。それによると,表2のようにまとめられている。年齢では80歳を超えると16点,術前のSpO_2が90%以下では24点,1カ月以内の肺炎の既往があると17点,ヘモグロビン10 g/dl以下の貧血があると11点,手術術式では,開胸手術24点・上腹部手術18点・末梢四肢手術0点,手術時間では,3時間以上で23点・3〜2時間でも16点・2時間以内で0点,緊急手術で8点・定時手術で0点というスコアで,手術終了時に上記7項目を合計して算出する。26点未満は低リスクであるが,26点から45点は中等度,45点以上が高リスクという結果であった。臨床的に使用できるかもしれない。

2 再挿管を定義とした呼吸不全

術後呼吸不全の定義を気管挿管再挿管として,レトロスペクティブに検討した研究[5]がある。MGHのBrueckmannらは,手術患者を対象に再挿管のリスク因子について術前の評価からスコア化を試みた。各項目の情報は電子麻酔記録,医療費のデータ,電子カルテを使用して収集した。

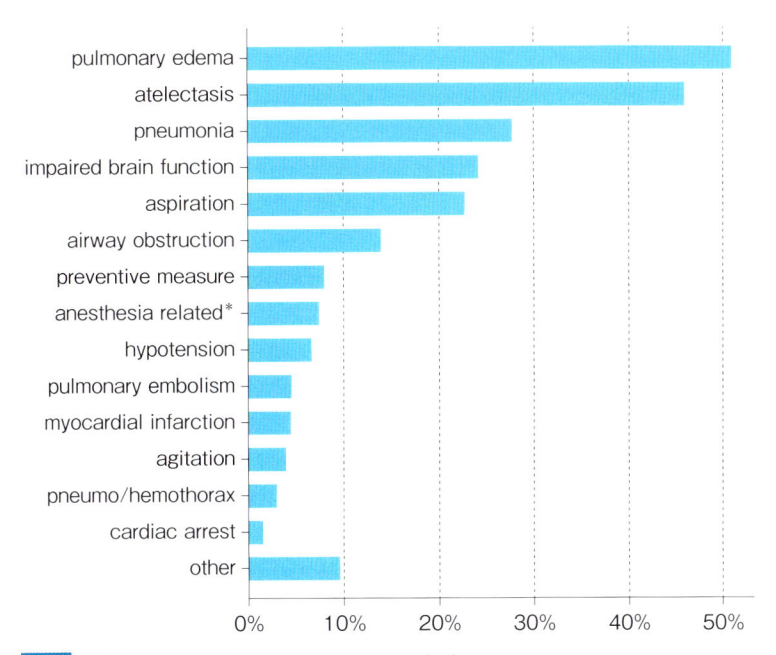

図2 術後再挿管の原因となった病態とその頻度

(Brueckmann B, Villa-Uribe JL, Bareman BT, et al. Development and Validation of a Score for Prediction of Postoperative Respiratory Complications. Anesthesiology 2013；118：1276-85 より引用)

ASA Score ≥ 3	3 pts
emergency procedure	3 pts
high-risk service	2 pts
congestive heart failure	2 pts
chronic pulmonary disease	1 pts

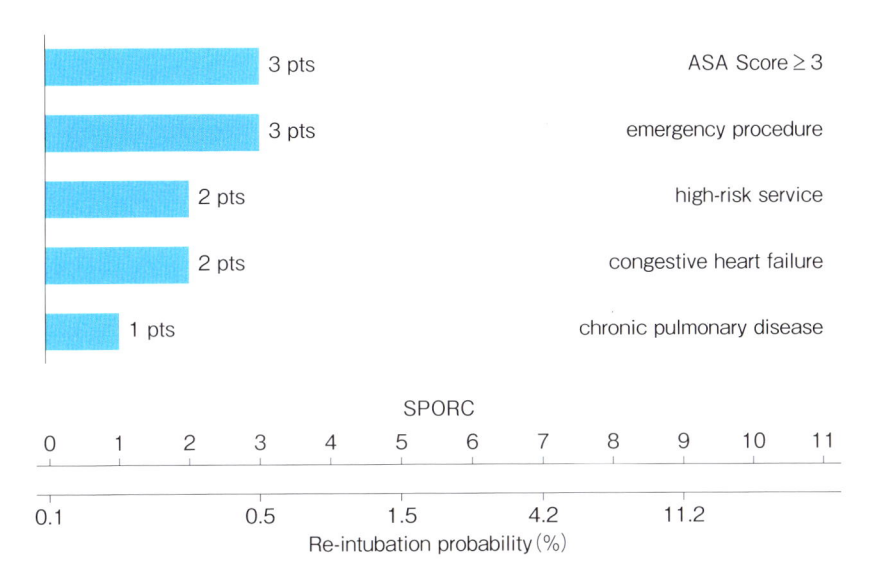

図3 術後再挿管となるリスク因子によるスコア化とその可能性

(Brueckmann B, Villa-Uribe JL, Bareman BT, et al. Development and Validation of a Score for Prediction of Postoperative Respiratory Complications. Anesthesiology 2013；118：1276-85 より引用)

57,100人の手術患者のうち，18歳未満，多手術，日帰り手術などは除いた33,769例を対象とした。始めに16,885例のデータから，手術室で抜管後，3日以内に再挿管し人工呼吸器に接続する可能性をスコアリングし，そのスコア化されたSPORC (score for prediction of postoperative respiratory complication) の妥当性を評価するために残りの16,884例を用いて検証するという作業を行った。術後再挿管の原因については，図2に示すとおりである。結果，5つの項目（図3）の有無を

表3 各種手術における静脈血栓塞栓症のリスク

リスクレベル	一般外科手術（胸部外科を含む）	泌尿器科手術	婦人科手術	産科領域	整形外科手術	脳神経外科手術	重度外傷,脊髄損傷
低リスク	60歳未満の非大手術 40歳未満の大手術	30分以内の小手術		正常分娩	上肢手術	開頭術以外の脳神経外科手術	
中リスク	60歳以上あるいは危険因子がある非大手術 40歳以上あるいは危険因子がある大手術		良性疾患手術（開腹,経腟,腹腔鏡）悪性疾患で良性疾患に準じる手術 ホルモン療法中の患者に対する手術	帝王切開術（高リスク以外）	脊椎手術 骨盤・下肢手術（股関節全置換術,膝関節全置換術,股関節骨折手術を除く）	脳腫瘍以外の開頭術	
高リスク	40歳以上の癌の大手術		骨盤内悪性腫瘍根治術（静脈血栓塞栓症の既往あるいは血栓性素因のある）良性疾患手術	高齢肥満妊婦の帝王切開術（静脈血栓塞栓症の既往あるいは血栓性素因のある）経腟分娩	股関節全置換術 膝関節全置換術 股関節骨折手術	脳腫瘍の開頭術	重度外傷,運動麻痺を伴う完全または不完全脊髄損傷
最高リスク	（静脈血栓塞栓症の既往あるいは血栓性素因のある）大手術		（静脈血栓塞栓症の既往あるいは血栓性素因のある）悪性腫瘍根治術	（静脈血栓塞栓症の既往あるいは血栓性素因のある）帝王切開術	「高」リスク手術を受ける患者に,静脈血栓塞栓症の既往,血栓性素因が存在する場合	（静脈血栓塞栓症の既往や血栓性素因のある）脳腫瘍の開頭術	（静脈血栓塞栓症の既往や血栓性素因のある）「高」リスクの重度外傷や脊髄損傷

(肺血栓塞栓症/深部静脈血栓症（静脈血栓塞栓症）予防ガイドライン作成委員会. 肺血栓塞栓症/深部静脈血栓症（静脈血栓塞栓症）予防ガイドライン. 東京：Medical Front International Limited, 2004 より改変引用）

使用して再挿管の可能性を評価することができた。再挿管の危険率を術前から評価することができそうである。抜管3日以内に再挿管したものは,死亡率が72倍高かった。また,残存筋弛緩は,気道閉塞,誤嚥,陰圧性肺水腫を来たしきわめて危険であり,筋弛緩の厳重なモニタリングが必要であると述べている。一方,術後呼吸不全を予防する手立ては見つかっていない。非侵襲的陽圧換気療法（noninvasive positive pressure vantilation：NPPV）,早期離床,薬物治療などあるが,まだエビデンスレベルは低い。術中術後の管理は,術後合併症の頻度に影響を与えるが,SPORCはそこまでとらえることはできなかった。しかしながら,SPORCは,時間と労力を必要とせずに術後呼吸器合併症を予測でき,将来の予後の改善に寄与するであろうとしている。これは,麻酔科医による術前評価の手段のひとつとして有用だろう。

3 肺血栓・肺梗塞の予測因子

術後肺梗塞も重篤な呼吸器合併症の一つである。その原因となる静脈血栓症については熟知しておく必要がある。手術別の静脈血栓塞栓症の危険度については,すでに静脈血栓塞栓症予防ガイドラインなど[6]で,手術術式別にリスク分類（表3）され,推奨される予防方法（表4）についても日常行われている。これらの手術リスクに加えて,静脈血栓塞栓症の付加的な危険因子（表5）の強度があり,病態によって程度差はあるものの注意すべきである。肥満,下肢静脈瘤,長期臥床,重症感染症,下肢まひ,下肢ギプス包帯の固定に加えて,血栓性素因があり,術前評価の際には十分な注意が必要である。

表4 静脈血栓塞栓症の予防

リスクレベル	予防法
低リスク	早期離床および積極的な運動
中リスク	弾性ストッキングあるいは間欠的空気圧迫法
高リスク	間欠的空気圧迫法あるいは低用量未分画ヘパリン
最高リスク	低用量未分画ヘパリンと間欠的空気圧迫法の併用 あるいは 低用量未分画ヘパリンと弾性ストッキングの併用

(肺血栓塞栓症/深部静脈血栓症（静脈血栓塞栓症）予防ガイドライン作成委員会．肺血栓塞栓症/深部静脈血栓症（静脈血栓塞栓症）予防ガイドライン．東京：Medical Front International Limited, 2004 より引用)

表5 静脈血栓塞栓症の付加的な危険因子の強度

危険因子の強度	危険因子
弱い	● 肥満 ● エストロゲン治療 ● 下肢静脈瘤
中等度	● 高齢 ● 長期臥床 ● うっ血性心不全 ● 呼吸不全 ● 悪性疾患 ● 中心静脈カテーテル留置 ● 癌化学療法 ● 重症感染症
強い	● 静脈血栓塞栓症の既往 ● 血栓性素因 ● 下肢麻痺 ● 下肢ギプス包帯固定

血栓性素因：先天性素因としてアンチトロンビン欠損症，プロテインＣ欠損症，プロテインＳ欠損症など，後天性素因として，抗リン脂質抗体症候群など．
(肺血栓塞栓症/深部静脈血栓症（静脈血栓塞栓症）予防ガイドライン作成委員会．肺血栓塞栓症/深部静脈血栓症（静脈血栓塞栓症）予防ガイドライン．東京：Medical Front International Limited, 2004 より引用)

4 術後ARDSの予測因子

術後血管透過性亢進型の肺水腫，いわゆるARDSはきわめて重篤な病態である．ARDSの術前予測について検討した研究を紹介する．はじめに心臓血管手術，開腹手術，開胸手術など高リスク手術とその他の低リスク手術に分けて術後ARDSの発症について術前評価した論文を紹介する．

表6 高リスク手術におけるARDS発症の術前リスク因子

①敗血症
②緊急手術
③肝硬変
④自宅以外からの入院
⑤呼吸数（20～29か30以上）
⑥35％以上の吸入酸素濃度
⑦Spo_2 95％以下

(Kor DJ, Lingineni RK, Gajic O, et al. Predicting risk of postoperative lung injury in high-risk surgical patients: a multicenter cohort study. Anesthesiology 2014；120：1168-81 より引用)

❶ 高リスク手術での予測因子

Korら[7]は，高リスク外科手術患者の術後肺障害（主にARDS）の予測因子について検討した．米国の16施設，トルコの3施設，計19施設，6カ月の多施設研究である．方法は，後方視的コホート研究による以前のsurgical lung injury prediction（SLIP）modelを用い，手術患者のハイリスク因子を検討した．術前のリスク因子とその修飾因子を節減リスク予測モデル（parsimonious risk-prediction model）を用いて評価した．多重代入法（multiple imputation）とドメイン解析（domain analysis）を用いて，SLIP-2を作成し，ROCカーブを作成かつHosmer-Lemeshow goodness-of-fit testを行ってモデルの効力を評価した．結果，1,562人のリスク患者がエントリーされ，ARDS発症者は117（7.5％）あった．ARDSを発症する9つの独立した予測因子（表6）があげられた．このツールはARDSの術後予測に有用であると述べている．

❷ 低リスク手術での予測因子

心血管，胸部，移植，外傷は除外し，一般的な低侵襲手術の術後ARDSのリスク因子を検討した[8]．対象は50,367例でうち93例（0.2％）がARDSを発症した．ARDS発症時期の中央値は術後2日目であった（図4）．ASA-PS 1～2の患者のARDS発症はきわめて少なかった．結論はARDS発症のリスク因子として，術前のASA-PSが3～5，緊急手術，腎不全，慢性閉塞性肺疾患（chronic obstructive pulmonary disease：COPD），複数回の麻酔があげられた．参考までに術中では，高い気道内圧，高いF_{IO_2}，晶質液大量投与，赤血球輸

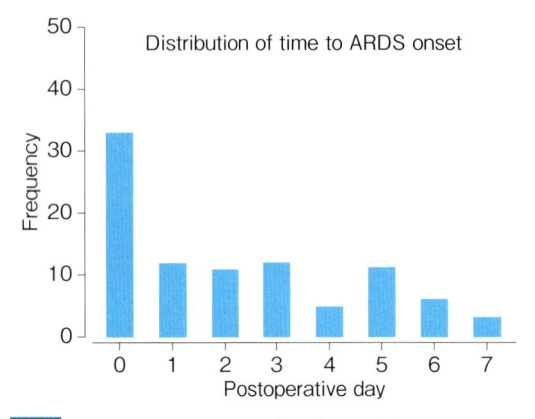

図4 低リスク手術における術後病日と術後ARDSの発症する頻度

対象は50,367例うち93例（0.2%）がARDSを発症し、ARDS発症時期の中央値は術後2日目であった。
（Blum MJ, Stentz JM, Dechert R, et al. Preoperative and Intraoperative Predictors of Postoperative Acute Respiratory Distress Syndrome in a General Surgical Population. Anesthesiology 2013; 118: 19-29 より引用）

血がリスク因子となった。ARDSを発症した患者は死亡率が高かった。術前評価で腎不全、COPD以外の疾患は重症度に合わせて適切な管理が重要であることが認識された。喘息はリスク因子とならなかったが、これはステロイド、β刺激薬などの喘息の治療がARDSの発症を予防したかもしれないとしている。

一方、術前術後といえども高い気道内圧を避けることは低リスク患者でも重要であることが強調されている。

5 術後呼吸不全予防のための術前運動機能評価

胃バイパス手術いわゆる肥満手術を行う患者を対象とし、術前に心肺運動負荷試験（cardiopulmonary exercise testing：CPET）を行い、術後有害事象発症の指標になりうるかを検討した論文である[9]。対象はBMI>40以上で、高血圧、糖尿病などのリスク因子のある患者であった。CPET以下の3つの項目を主として測定した。

①嫌気性代謝閾値（anaerobic threshold：AT）：運動強度を漸増する過程で有気的代謝に無気的代謝によるエネルギー産生が加わる時点の酸素摂取量（V_{O_2}）。

②最高酸素摂取量〔peak V_{O_2}（maximum V_{O_2}）〕：運動負荷量の増加にも関わらずV_{O_2}がもはや増加しなくなった時点（leveling off）のV_{O_2}。漸増運動負荷試験で得られたV_{O_2}の最高値、すなわちpeak V_{O_2}が用いられる。

③V_E/V_{CO_2} slope：負荷中のV_{O_2}増加に対する換気量増加の比。V_E/V_{CO_2} slopeの急峻化は、心不全に伴う肺の死腔換気率（生理学的死腔量/1回換気量）の上昇、動脈血のCO_2分圧のセットポイントの低下、あるいは器質的肺疾患（慢性閉塞性肺疾患）の合併などにより生じる、といわれている。

術前に自転車エルゴメーターを用いてCPETを施行、AT、peak V_{O_2}、V_E/V_{CO_2}を測定した。結果、121人がエントリーされた。手術後の30日の死亡率が0.3%、有害事象の発症率4.3%であり、比較的リスクは高かった。そして、病的肥満の胃バイパス術における予測値として、心肺運動負荷試験の嫌気性代謝閾値が術後の合併症発症率と院内滞在期間に関係した。臨床的にも運動能力の差が術後合併症に影響することは十分に予測されるが、開腹手術を受けた肥満患者で科学的に証明されたといえる。

高齢や呼吸機能の低下、心不全などを術前から併発しており、上記にあるような運動負荷試験を行えるか否かも重要な評価かもしれない。

C 術後呼吸不全の頻度の高い手術と術前評価

本項では、手術侵襲を念頭に入れた術式から術後合併症と対応について考える。

1 開胸手術

主に肺切除術が多く行われるが、切除肺容積の大小によって予後に与える影響は異なると思われる。特に左あるいは右の肺全摘出などにより残存肺がどれだけ機能するかは大きな問題である。以下は、ある程度の予備力を残した手術における術前評価と理解してよい。Myrdalら[10]は、肺癌術後

の早期死亡合併症の予測因子について検討した。616人（394人は男性，222人は女性）を対象とした。30日死亡は肺切除術の0.6％，肺全摘術の5.7％に認められた。合併症は58人（9.5％）に認められ54人（8.8％）は30日以内に発症した。男性，喫煙，1秒率70％以下，小細胞癌，肺全摘が予測因子であった。さらに，肺全摘と一秒率70％以下は唯一独立した合併症発症のリスク因子であった。肺容量の減少あるいは肺全摘は高いリスク因子であるが，70歳以上は肺がん手術の禁忌とはならないとしている。しかしながら，高齢者における研究[11]ではFEV$_{1.0\%}$あるいは%VCが55％以下のものは肺切除術後呼吸器合併症をおこしやすいと述べている。逆に言うと，高齢者はリスクが高くなると予測されるが呼吸機能が1秒率にして70％を超えていれば手術適応がないとは言えないと推察される。また，呼吸機能が低下した患者の厳密な評価を行うことは重要と思われる。

術後の合併症を予測するスコアリングが肺切除術後合併症でも試みられていた。Fergusonら[12]は肺切除後合併症に関する3つのスコア化システムの比較を行った。POSSUMスコア（physiological and operative severity score for the enumeration of mortality and morbidity；表7），CPRI（cardiopulmonary risk index systems；表8）などの従来法と新しく作成されたEVAD systemを比較した。EVAD systemは年齢，FEV$_{1.0\%}$，DLco％を加えて評価する。年齢，生理学的な指標，血液生化学等の値，DLco％，FEV$_{1.0\%}$を含む呼吸機能などが，呼吸器合併症，心血管合併症，心肺合併症，感染，致死的合併症，死亡などの合併症について，どの程度の因果関係があるかを多変量解析した。POSSUMスコア，CPRIの生理学的・生化学的評価項目が多いスコアリングに比較して，年齢，FEV$_{1.0\%}$，DLco％を加えて評価するEVAD systemは，予後を反映するスコアとして有効との結論であった。各々の合併症の有無で比較し，精度が高く簡便な方法と思われた。しかしながら，現在の臨床でルーチンにDLcoまで測定を行うか否かに関しては課題があるが，情報としては有意義なものと考えられる。

表7 POSSUMスコア

生理学的指標	年齢，心不全，呼吸器症状と胸部X線の異常，心電図，収縮期血圧，脈拍数，ヘモグロビン値，白血球数，BUN，血清Na/K値，グラスゴーコーマスケール，
手術の指標	手術の大小，手術部位の個数，術中出血量，胸腹膜の汚染，悪性の有無，定時/緊急

これらの項目を点数化し手術後の合併症について推測する。ウェブ上でスコア表が掲載され項目を入力すると点数化するサイトもある（http://www.riskprediction.org.uk/pp-index.php）。外科系全体の術後評価に使用している。
（Ferguson MK, Durkin AE. A comparison of three scoring systems for predicting complications after major lung resection. Eur J Cardiothorac Surg 2003；23：35-42 より引用）

次に，運動負荷による運動能力からみた術後合併症の予測を検討した報告[13]がある。49人の気管支癌患者を対象に運動負荷により最後の10分間酸素摂取を測定した。術後合併症のない患者のpeak V$_{O_2}$ 22.8+/-3.3 ml/kg/分，ある患者ではpeak V$_{O_2}$ 19.1+/-4.2 ml/kg/分（p=0.001）。最大酸素消費量は術後肺合併症のない患者で高く，ある患者で低かった。一方，最大酸素消費効率OUES（oxygen uptake efficiency slope）：V$_{O_2}$/log(10) VEを求めたところ合併症のない患者の平均OUESは13.3+/-2.1，ある患者は11.1+/-1.2（p<0.001）と術後肺合併症のある患者で低かった。術前の運動負荷による最大酸素消費量測定は，手術決定のための手段としても考慮してもよいと考えられた。

Epsteinら[14]は，肺切除術術後合併症予測として，術前運度負荷試験か多元性の心肺リスクスコアか，何れが有用かを検討した。42人の患者に術前心肺運動負荷試験を行った。また，術前呼吸関連臨床データ（肥満，咳，喘鳴，喫煙，FEV$_1$/FVC＜70％以下，Paco$_2$ 45 mmHg以上）を測定した。点数化し，心臓リスク因子を心肺リスク因子の評価に使用した。CPRI（表8）4以上は，4以下に比べて合併症発症率22倍，peak V$_{O_2}$が500 ml/m^2/分以下の患者は6倍の合併症率（p<0.05）であった。しかしpeak V$_{O_2}$は術後合併症の独立因子とはならなかった。CPRI 4以上はpeak V$_{O_2}$も低かった。両者とも肺切除術後合併症の高リスクの予測因子となりえた。術後合併症の予測は

表8 Cardiac pulmonary risk index（CPRI）

Cardiac risk index（CRI）	
①心不全	11
②心筋梗塞後6カ月以内	10
③心室性不整脈（5回/分以上）	7
④術前PAC以外の不整脈	7
⑤70歳以上	5
⑥大動脈弁狭窄症	3
⑦全身状態	3

合計してCRIを算出する。1（0-5），2（6-12），3（12-25），4（25以上）とする。CRIは1から4点となる。

Pulmonary risk index	
①BMI27以上の肥満	1
②8週間以内の喫煙	1
③術前5日以内の咳嗽	1
④術前5日以内のびまん性の喘鳴	1
⑤1秒率70％以下	1
⑥PaCO$_2$ 45 mmHg以上	1

上記を合計しPRIを算出する。PRIは0から6点となる。

上記CPRIはCRI+PRIで求められる。CPRIは1から10点となる。
4点以上は術後合併症が有意に増加する。

（Epstein SK, Faling LJ, Daly BD, et al. Predicting complications after pulmonary resection. Preoperative exercise testing vs a multifactorial cardiopulmonary risk index. Chest 1993；104：694-700 より引用）

CPRIと運動時の低最大酸素消費量，低酸素摂取率によって説明できるとした。

Weingartenら[15]は，肺切除術後呼吸器合併症高リスク患者の予測について検討した。術後ARDSのリスクは高リスク患者で高かった。閉塞型睡眠時無呼吸症候群（obstructive SAS：OSAS）は診断がつけば術後肺合併症のリスクは高くないが，診断されないまま手術となることがあり，術後SpO$_2$低下，肺合併症を起こして始めて気がつく。リスク因子の早期発見と対処が肺合併症の重症化を予防すると述べている。

2 開腹手術

開腹手術後は横隔膜機能障害を来し，術後低酸素血症を来すことは昔から知られており，種々の臨床研究が行われている。そこで，筆者は1985～1995年をⅠ期，1996～2005年をⅡ期，2006～2015年をⅢ期と年代順に分けて，それぞれに報告された論文をもとに解説する。

Ⅰ期における術後呼吸不全の術前リスクについて検討されている[16～19]。開腹手術後呼吸不全の発症率が，術前の呼吸機能からFEV$_{1.0\%}$＜50％は23％の発症率であり，50％＜FEV$_{1.0\%}$＜80％では10％，80％＜FEV$_{1.0\%}$では4％であった。リスク因子の評価として重要なものに末梢気道，COPD，喫煙の既往などが挙げられている。また，術前の栄養状態も大切で，血清アルブミン値，血清プレアルブミン値，血中総リンパ球数等の低いものほど呼吸器合併症が多かった。さらに高齢，脳卒中・心不全の既往，ASA-PS 3～4，腹水ありなど癌の進行度の高いもの，血清ナトリウム値が145 mEq/l以上などが術後呼吸不全合併と関連があるとされた。

Ⅱ期には術前評価に関する研究が多数行われており，代表的な文献から紹介する。2,004人の消化器外科患者の術後呼吸不全の発症率は25％であった[20]。その術前リスク因子は年齢（OR＝1.040，以下同様），呼吸器疾患の既往（2.976），血清アルブミン値（0.954），術前の輸血（1.002），術前抗生剤投与（1.072）が挙げられ，さらに2週間以内の化学療法（3.214）が問題となる。化学療法と手術時期のタイミングは慎重に検討されるべきである。また，男性に限った非心臓手術患者81,719人を対象にしたコホート研究[21]で，術後呼

表9 チャールソン併存疾患指数（Charlson risk index）

1．心筋梗塞	0-1
2．うっ血性心不全（労作時呼吸困難，夜間呼吸苦，薬物療法に反応した例）	0-1
3．末梢血管疾患（間欠性跛行，バイパス術後，壊疽，未治療の胸腹部大動脈瘤（6 cm 以上）を含む）	0-1
4．脳血管障害（後遺症のほぼない脳血管障害既往，TIA）	0-1
5．認知症	0-1
6．慢性肺疾患（軽労作で呼吸困難を生じるもの）	0-1
7．膠原病（SLE，多発筋炎，MCTD，PMR，中等度以上の RA）	0-1
8．消化性潰瘍	0-1
9．軽度肝疾患（門脈圧亢進を伴わない軽度の肝硬変，慢性肝炎）	0-1
10．糖尿病（三大合併症なし，食事療法のみは除く）	0-1
計	
11．片麻痺（対麻痺も含む．脳血管障害に起因していなくても可）	0-2
12．中等度─高度腎機能障害（Cre≧3 mg/dl，透析中，腎移植後，尿毒症）	0-2
13．糖尿病（3 大合併症のいずれかあり，DKA や糖尿病性昏睡での入院歴）	0-2
14．固形癌（過去 5 年間に明らかに転移なし）	0-2
15．白血病（急性，慢性，真性赤血球増加症）	0-2
16．リンパ腫（リンパ肉腫，マクログロブリン血症，骨髄腫含む）	0-2
計	
17．中等度─高度肝機能障害（門脈圧亢進を伴う肝硬変）	0-3
計	
18．転移性固形癌	0-6
19．AIDS（Aquired immunodeficiency syndrome）	0-6

合計して評価する．Low：0　Medium：1～2，High：3～4，Very high：≧5

吸不全2,746 人（3.4％）というデータベースがあり，多変量解析で腹部大動脈瘤修復術，胸部外科手術，脳外科手術，上腹部手術において呼吸器合併症患者が多かった。特に上腹部手術患者の30％が合併し上腹部手術できわめて高いことが明らかとなった。術前リスク因子は血清アルブミン値3.0 mg/dl 以下，血中尿素窒素（BUN）30 mg/dl 以上，COPD，70歳以上の年齢が挙がった。そしてこれらの項目に重みづけを試み，スコア化を試みている。同様な男女を分けない31万人を対象とした非心臓手術（腹部大動脈，上腹部，血管，脳外科等）患者では，1.5％と低い術後呼吸器合併症ではあるが，年齢，日常生活状態，体重減少，COPD，ステロイド長期投与，喫煙，アルコールなどが挙げられた[22]。

2006 年以降のⅢ期において，胃癌，胆石症などの上腹部手術[23～25]，腹部大動脈瘤手術など[26]での研究では，以前と同様に年齢，低アルブミン血症，呼吸器疾患の既往と呼吸機能の低下，周術期エアゾル療法の有無，喫煙などが挙げられた。さらに術前の運動能力が術前評価として加わった[27]。最大酸素消費量，階段昇降テスト 1 flight 試行し登れる者23％，登れない者40％に術後呼吸不全を認めた。呼吸機能からみた術後合併症としてFEV$_{1.0}$/FVC 0.7 以下の症例は術後縫合不全，創合併症のオッズ比が1.75（1.02-2.93）と高かった。年齢，術式，進行度で補正しても全身合併症が多い（8.2％ vs. 2.0％，p＝0.005）という結果となった[27]。呼吸機能が低下すれば当然，運動能力にも影響を与える。

高齢者に限っての開腹術後の予後予測を検討した研究[23]もある。対象は65歳以上の275 人の外科手術患者。方法は 1 年後の予後，術後合併症（肺炎，尿路感染，せん妄，肺梗塞，予期せぬ ICU 入室，在院日数，介護施設への入院を検討した。結果：25 人（9.1％）（うち 4 人は院内死亡）（中央値13.3［11.5-16.1］カ月）が 1 年以内に死亡し，29人（10.5％）が少なくとも 1 つの合併症があった。死亡者では，悪性疾患，低アルブミン血症と高い相関があった。著者らは，高齢者評価をドメインに分け，Charlson comorbidity index（表9）により検討し，日常生活の活動度，日常生活関連動作（食事，金銭管理，洗濯，掃除など），認知症，せん妄のリスク，腕の太さ，低栄養状態が，死亡率

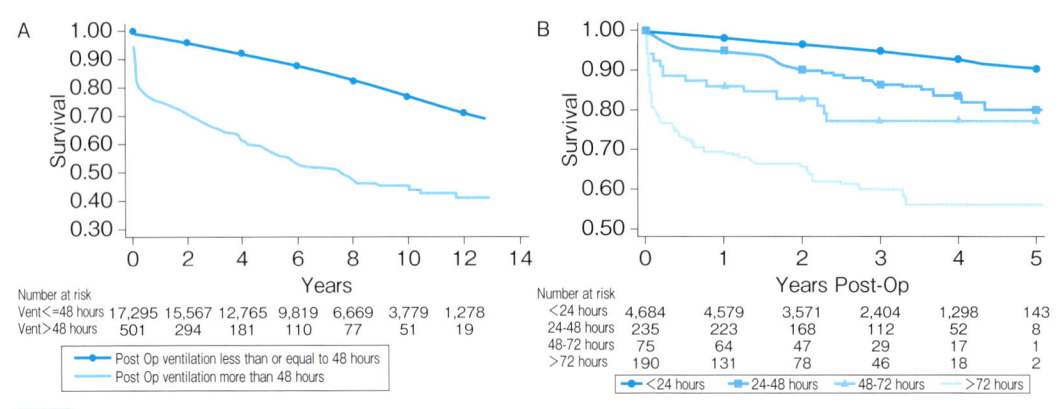

図5 心臓手術後人工呼吸を行った時間による患者の生存率
A）術後人工呼吸期間が48時間以内と以上
B）同じく24時間以内，24〜48時間，48〜72時間，72時間以上

表10 術後48時間以上人工呼吸を行った症例に関する多変量解析（N＝7408。2002年から2007年）

Variable	OR（95% CI）	p Value b
Age＞70 years	1.701（1.34-2.16）	＜0.0001
Urgency（compared with elective）		
Urgent	1.494（1.14-1.96）	0.0035
Emergency	5.885（3.75-9.24）	＜0.0001
Salvage	14.75（3.77-57.8）	0.0001
Preoperative status		
Vascular disease	1.574（1.16-2.13）	0.0032
Previous cardiac operation	1.680（1.24-2.28）	0.0008
Creatinine＜comma＞＞0.2 mmol/L	2.157（1.34-3.47）	0.0015
COPD	2.205（1.69-2.88）	＜0.0001
Neurologic dysfunction	3.195（1.84-5.55）	＜0.0001
Active endocarditis	2.561（1.56-4.22）	0.0002
Critical preoperative state	5.062（3.47-7.38）	＜0.0001
EF（compared with EF＞0.50）		
EF 0.30-0.50	1.755（1.36-2.27）	＜0.0001
EF＜0.30	3.055（2.02-4.63）	＜0.0001

（Bailey ML, Richter SM, Mullany DV, et al. Micheal LB, et al：Risk factors and survival in patients with respiratory failure after cardiac operations. Annals Of Thoracic Surgery 2011：92：1573-9 より引用）

と相関していた。上記の multidimensional frailty score（多次元脆弱評価スコア）はASA-PSより予後を正確に評価していた。当然ながら，全身状態と日常の活動度が大きく影響するものと考えられ，現在のASA-PSも再考しなくてはいけないかもしれない。

3 心臓手術

1960年代にはまだまだ心臓手術は一般的とはいえなかった。そのころの論文[28]をみると，術前肺機能低下の有無で術後呼吸不全を検討したところ，呼吸機能と心臓手術の術後呼吸不全はあまり関係ないとの結論が出た。人工心肺の技術も未発達で低体温麻酔が行われていた当時の手術そのものの侵襲の大きさが窺われた。

その後術後呼吸不全として，1995〜1998年3,278人の心臓手術後のARDS発症頻度を検討している[29]。13人が術後ARDSを併発し発症頻度0.4％，ARDSの死亡率は15％であった。そのリスク因子を検討したところ，ARDS中38％心臓手術

表11 脊椎手術後呼吸器合併症の原因（左）とそのリスク因子（右）

Pulmonary complications	Prevalence
ARDS（Fio$_2$＞50/vent＞48h+mc04/mro5/BxAu） Acute hypoxemic respiratory failure due to pulmonary edema caused by increased permeability of the alveolar capillary barrier. Criteria：（1）Fio$_2$＞50%；（2）Ventilator support for＞48h；（3）Pao$_2$/Fio$_2$＜=300 mm Hg；and（4）bilateral lung infiltrates on CXR	20（1.3%）
Empyema Purulent fluid collection in the pleural space confirmed by imaging studies and aspiration or by surgery	1（0.06%）
Hemothorax Blood in the pleural space confirmed by imaging studies and aspiration or surgery	2（0.13%）
Pleural effusion Pleural effusion is excess fluid in the pleural space	20（1.3%）
Postop hypoxia（Fio$_2$＞50×48h or suppl O$_2$×7d） Requirement for supplemental oxygen postoperatively, with Fio$_2$＞50% for 48h or supplemental oxygen by nasal cannula for 7 days.	24（1.5%）
Pneumonia（＞38.0+Cx/CXR and Tx） Infection of the lung parenchyma confirmed by fever, sputum or bronchial cultures, CXR, and requiring treatment	72（4.5%）
Pneumothorax Accumulation of gas in the pleural space resulting in symptoms（tachycardia, hypotension）, requiring extra surveillance（eg, repeat CXRs or pulse oximetry）or treatment（chest tube placement）	9（0.6%）
Pulmonary embolus（CTA/VQ/Angio+Tx） Sudden onset of shortness of breath, tachypnea, cyanosis, tachycardia, hypotension, or chest pain confirmed to be a imaging studies to be a pulmonary thrombus and requiring treatment；or diagnosis made at autopsy	23（1.4%）
Respiratory arrest Sudden cessation of voluntary breathing, requiring CPR or mechanical ventilation	10（0.63%）
Other pulmonary Other respiratory problem	18（1.1%）
Total pulmonary adverse occurrence events	199（13%）

Risk factors	RR	95% CI	P-value
Gender（female）	0.69	0.50-0.97	0.04*
Diabetes（yes）	1.28	0.76-1.90	0.23
Smoking（yes）	0.97	0.68-1.38	0.85
Drug use（yes）	1.55	0.95-2.41	0.07
Hx of COPD（yes）	2.05	1.27-2.54	0.003*
Hx of CHF（yes）	1.79	1.03-2.91	0.03*
Hx of asthma（yes）	1.06	0.68-1.56	0.79
Age（years）			
18-39	1.00	—	—
40-64	1.31	0.86-2.05	0.22
≧65	1.90	1.15-3.19	0.01*
Diagnosis group			
degenerative	1.00	—	—
trauma	4.46	2.88-7.00	＜.001*
neoplasm	2.37	1.22-4.32	0.01*
other	2.04	1.05-3.65	0.02*
Diagnosis level			
lumbar	1.00	—	—
cervical	1.27	0.83-1.96	0.27
thoracic	1.61	1.02-2.58	0.04*

＊$p＜0.05$

（Imposti F, Cizik A, Bransford R, et al. Risk factors for pulmonary complications after spine surgery. Evid Based Spine Care J 2010；1：26-33 より引用）

の既往,輸血の施行,ショック発症などを認め,これらの3つは独立因子であった。

近年,心臓手術後の呼吸不全とは,術後48時間を超えて人工呼吸を行った症例を術後呼吸不全と定義している。2011年にBaileyら[30]は,2002年から2007年まで7,408例の心臓手術患者を対象に術後人工呼吸期間と長期生存率(図5),さらに術後呼吸不全のリスク因子を検討した(表10)。多変量解析により,70歳以上の年齢,蘇生手術・緊急手術・臨時手術,術前危機的ショック状態,神経学的異常,活動性の心内膜炎,COPD,クレアチニンの高値,開心術の既往,弁膜症の合併,さらに心機能としてEF<0.3未満でOR 3.0,0.3<EF<0.5でOR 1.75と心拍出量もリスク因子となった。

4 整形外科脊椎手術

脊椎手術後呼吸器合併症は頻度として多くはないが,詳細な検討を行った研究[31]がある。1,530人の脊椎手術患者を対象とし,術後199人13％に肺炎,肺塞栓,ARDS,胸水,その他(各4.5〜1.3％)を認めた(表11)。術後呼吸器合併症の術前のリスク因子について検討した。オッズ比で女性0.69,COPD 2.05,心不全1.79,65歳以上1.9,外傷4.46,悪性腫瘍2.37という結果であった。男性,外傷,悪性腫瘍,高齢,呼吸機能の低下,心不全患者が挙げられた。

おわりに

術後呼吸不全を予測するための術前因子について中心に述べた。呼吸不全をきたす病態と原因をよく把握し,その早期発見と対処が重要であることは言うまでもない。さらに,本章で述べたようなリスク因子を熟知し,予測することで先手を打つことが可能となり,予後改善の一助となるものと思われる。「予防は治療に勝る」術前評価を大切にしなくてはならない。

文献

1) Mazo V, Sabate S, Canet J, et al. Prospective External Validation of a Predictive Score for Postoperative Pulmonary Complications. Anesthesiology 2014 ; 121 : 219-31.
2) 日本呼吸器学会 呼吸器感染症に関するガイドライン作成委員会:成人支柱肺炎診療ガイドライン. 東京:日本呼吸器学会,2007.
3) Centers for Disease Control and Prevention. National Healthecare Safety Network (NHSN). Surveillance for ventilator-associated events.[last update 2013Apr24].
4) Cheney FW, Posner KL, Caplan RA. Adverse respiratory events infrequently leading to malpractice suits. A closed claims analysis. Anesthesiology1991 ; 75 : 932-9.
5) Brueckmann B, Villa-Uribe JL, Bareman BT, et al. Development and Validation of a Score for Prediction of Postoperative Respiratory Complications. Anesthesiology 2013 ; 118 : 1276-85.
6) 肺血栓塞栓症/深部静脈血栓症(静脈血栓塞栓症)予防ガイドライン作成委員会. 肺血栓塞栓症/深部静脈血栓症(静脈血栓塞栓症)予防ガイドライン. 東京:Medical Front International Limited, 2004.
7) Kor DJ, Lingineni RK, Gajic O, et al. Predicting risk of postoperative lung injury in high-risk surgical patients : a multicenter cohort study. Anesthesiology 2014 ; 120 : 1168-81.
8) Blum MJ, Stentz JM, Dechert R, et al. Preoperative and Intraoperative Predictors of Postoperative Acute Respiratory Distress Syndrome in a General Surgical Population. Anesthesiology 2013 ; 118 : 19-29.
9) Hennis PJ, Meale PM, Hurst RA, et al. Cardiopulmonary exercise testing predicts postoperative outcome in patients undergoing gastric bypass surgery. Br J Anaesth 2012 ; 109 : 566-71.
10) Myrdal G, Gustafsson G, Lambe M, et al. Outcome after lung cancer surgery. Factors predicting early mortality and major morbidity. Eur J Cardiothorac Surg 2001 ; 20 : 694-9.
11) Haraguchi S, Koizumi K, Hatori N, et al. Prediction of the postoperative pulmonary function and complication rate in elderly patients. Surg Today 2001 ; 31 : 860-5.
12) Ferguson MK, Durkin AE. A comparison of three scoring systems for predicting complications after major lung resection. Eur J Cardiothorac Surg 2003 ; 23 : 35-42.
13) Kasikcioglu E, Toker A, Taniu S, et al. Oxygen uptake kinetics during cardio-pulmonary exercise testing and postoperative complications in patients with lung cancer. Lung Cancer 2009 ; 66 : 85-8.
14) Epstein SK, Faling LJ, Daly BD, et al. Predicting complications after pulmonary resection. Preoperative exercise testing vs a multifacto-

rial cardiopulmonary risk index. Chest 1993 ; 104 : 694-700.
15) Weingarten TN, Kor DJ, Gali B, et al. Predicting postoperative pulmonary complications in high-risk populations. Curr Opin Anaesthesiol 2013 ; 26 : 116-25.
16) Kroenke K, Lawrence VA, Theroux JF, et al. Postoperative complications after thoracic and major abdominal surgery in patients with and without obstructive lung disease. Chest 1993 ; 104 : 1445-51.
17) Yamanaka H, Nishi M, Kanemaki T, et al. Preoperative nutritional assessment to predict postoperative complication in gastric cancer patients. JPEN J Parenter Enteral Nutr 1989 ; 13 : 286-91.
18) Johnston KW. Multicenter prospective study of nonruptured abdominal aortic aneurysm. PartⅡ. Variables predicting morbidity and mortality. J Vasc Surg 1989 ; 9 : 437-47.
19) Poe RH, Dass T, Celebic A. Small airway testing and smoking in predicting risk in surgical patients. Am J Med Sci 1982 ; 283 : 57-63.
20) Jiang SP, Li ZY, Huang LW, et al. Multivariate analysis of the risk for pulmonary complication after gastrointestinal surgery. Gastroenterol 2005 Jun 28 ; 11 : 3735-41.
21) Arozullah AM, Daley J, Henderson WG, et al. Multifactorial risk index for predicting postoperative respiratory failure in men after major noncardiac surgery. The National Veterans Administration Surgical. Quality Improvement Program. Ann Surg 2000 ; 232 : 242-53.
22) Arozullah AM, Khuri SF, Henderson WG, et al. Development and validation of a multifactorial risk index for predicting postoperative pneumonia after major noncardiac surgery. Ann Intern Med 2001 ; 135 : 847-57.
23) Kim SW, Han HS, Jung HW, et al. Multidimensional frailty score for the prediction of postoperative mortality risk. JAMA Surg 2014 ; 149 : 633-40.
24) Jeong O, Ryu SY, Park YK. The value of preoperative lung spirometry test for predicting the operative risk in patients undergoing gastric cancer surgery. J Korean Surg Soc 2013 ; 84 : 18-26.
25) Jiang SP, Huang LW, Zhao YL, et al. The risk of pulmonary complication after surgery for gallstone disease. Eur Rev Med Pharmacol Sci 2006 ; 10 : 41-6.
26) West CA, Noel AA, Bower TC, et al. Factors affecting outcomes of open surgical repair of pararenal aortic aneurysms : a 10-year experience. J Vasc Surg 2006 ; 43 : 921-7.
27) Scholes RL, Browning L, Sztendur EM, et al. Duration of anaesthesia, type of surgery, respiratory co-morbidity, predicted VO2max and smoking predict postoperative pulmonary complications after upper abdominal surgery : an observational study. Aust J Physiother 2009 ; 55 : 191-8.
28) Ariza-Mendoza F, Woolf CR. The value of pulmonary function studies in the assessment of patients for cardiac surgery. Can Med Assoc J 1964 ; 91 : 1250-5.
29) Milot J, Perron J, Lacasse Y, et al. Incidence and predictors of ARDS after cardiac surgery. Chest 2001 Mar ; 119 : 884-8.
30) Bailey ML, Richter SM, Mullany DV, et al. Risk factors and survival in patients with respiratory failure after cardiac operations. Annals Of Thoracic Surgery 2011 ; 92 : 1573-9.
31) Imposti F, Cizik A, Bransford R, et al. Risk factors for pulmonary complications after spine surgery. Evid Based Spine Care J 2010 ; 1 : 26-33.

〈川前金幸〉

5章 心血管系合併症

A 合併症を予測するための術前因子

術中・術後に起こりうる心血管系合併症を表1に示す。血圧や心拍，心筋収縮に影響する因子が重要である。術前の準備には国内外のガイドライン[1～3]が役に立つ。

非心臓手術においてもっとも注意すべき病態はactive cardiac condition（表2）とされるもので，これらの病態があれば，術前に心血管系の精査と治療を行い，安定させてから手術を行う。Active cardiac conditionがなく，低リスク手術が予定されている場合は，それ以上の心血管系の精査は不要である。

心血管イベント（心筋梗塞，肺水腫，心室細動，完全心ブロック，心原性心停止）の中等度リスク因子（revised cardiac risk index[4]）を表3に示す。これらのリスク因子を有する症例では，厳重な管理が必要である。リスク因子の数が増えると心血管イベントの発生率も増加する（表4）。

単独ではリスクとならないものに，70歳以上の高齢，心電図異常，洞調律以外の調律，管理不良の高血圧，METsの低値がある。これらは手術を延期する理由にならない。

American Society of Anesthesiologistsのphysical status（ASA-PS）[5]は周術期死亡率と相関する（表5，6）[6]。Class 3と4の患者では特に注意を要する。緊急手術は計画手術よりも死亡率が高い。

1 血液・生化学検査

1 心筋虚血

虚血に伴う心筋細胞膜の傷害により，クレアチンホスホキナーゼ（CPK），心筋特異性CPKアイソザイム（CK-MB），GOT，LDH，ミオグロビン，脂肪酸結合蛋白などが血中に流出し，虚血の進行に伴い筋原線維が分解され，ミオシン軽鎖，トロポニンなどの収縮蛋白が血中に増加する（図1）。

2 心不全

心室への負荷が増大すると，B型ナトリウム利尿ペプチド（BNP）や，その前駆物質であるN末端プロBNP（NT-proBNP）が上昇する。急性心不全における閾値はBNPで100 pg/ml，NT-proBNPで300 pg/mlであり，心不全の重症度と相関する。腎障害患者では高値となりがちであり，注意が必要である。

2 画像検査

1 胸部X線写真

心拡大や肺うっ血，胸水の有無を調べる。心不全に特徴的な所見を図2に示す。肥大型心筋症では左第4弓の突出が特徴的である。

2 心エコー図

心拡大，逆流や狭窄などの弁機能，壁厚，壁運動異常，収縮能，拡張能を評価する。下大静脈径

表1 周術期心血管系合併症

合併症		原因
血圧の異常	低血圧	● 麻酔薬の過量投与 ● 低心機能 ● 出血・循環血液量不足 ● 副腎不全・甲状腺機能低下 ● 緊張性気胸 ● 心タンポナーデ ● 肺動脈血栓塞栓症 ● 薬剤性
	高血圧	● 麻酔薬の過小投与 ● 高血圧症 ● 頭蓋内圧亢進 ● 自律神経反射亢進 ● 褐色細胞腫・甲状腺機能亢進 ● タニケット ● 薬剤性
脈拍の異常	徐脈	● 麻酔薬の加療投与 ● 副交感神経刺激(迷走神経反射) ● 副腎不全・甲状腺機能低下 ● 薬剤性
	頻脈	● 麻酔薬の過小投与 ● 交感神経刺激 ● 循環血液量不足 ● 代謝の亢進 ● 甲状腺機能亢進 ● 薬剤性
	不整脈	● 自律神経刺激 ● 心筋虚血 ● 低酸素症 ● 高二酸化炭素症 ● 薬剤性
心筋虚血	心筋梗塞 狭心症 気絶心筋	● 不可逆的虚血 ● 可逆的虚血 ● 短時間虚血後に収縮障害のみが遷延
心不全	収縮障害	● 低心機能・心筋虚血・過剰輸液・薬剤性
	拡張障害	● 低心機能・心筋虚血・過剰輸液
ショック	循環血液量減少性	● 出血
	心原性	● 心筋梗塞 ● 重症不整脈 ● 心臓弁膜症
	血液分布異常性	● アナフィラキシー ● 敗血症 ● 神経原性

表2 Active cardiac condition

不安定冠症候群	● 不安定狭心症,重症狭心症(CCS分類のクラスIII, IV) ● 最近(8日~1カ月以内)の心筋梗塞
非代償性心不全	● NYHA分類のクラスIV ● 重症化傾向の心不全 ● 新たな心不全
重症不整脈	● 高度房室ブロック ● MorbitzII型房室ブロック ● III度房室ブロック ● 症状のある心室頻拍 ● 安静時心拍数>100 bpmの上室性頻拍(心房細動を含む) ● 症状のある徐脈 ● 新たに判明した心室頻拍
重症弁疾患	● 重症大動脈弁狭窄(平均圧較差>40 mmHg,大動脈弁口面積<1.0 cm^2,症状があるもの) ● 症状のある僧帽弁狭窄(労作時の進行性呼吸困難,労作時の失神前症,心不全)

(Fleisher LA, Fleischmann KE, Auerbach AD, et al. 2014 ACC/AHA Guideline on perioperative cardiovascular evaluation and management of patients undergoing noncardiac surgery: A report of the American College of Cardiology/American Heart Association Task Force on practice guideline. Circulation 2014; 130: e278-e333 より引用)

表3 主要心血管系合併症のリスク因子と心血管系イベント

リスク因子	オッズ比
高侵襲手術(開胸・開腹・血管手術)	2.8
虚血性心疾患の併存	2.4
心不全の既往	1.9
脳血管疾患の既往	3.2
糖尿病(インスリン治療中)	3.0
慢性腎不全(血清クレアチニン>2.0 mg/dl)	3.0

非心臓手術を対象として,心筋梗塞,肺水腫,心室細動,心原性心停止,完全心ブロックの発生率を検討した。
(Lee TH, Marcantonio ER, Mangione CM, et al. Derivation and Prospective Validation of a Simple Index for Prediction of Cardiac Risk of Major Noncardiac Surgery. Circulation 1999; 100: 1043-9 より引用)

表4 リスク因子の数と心血管イベントの発生率

リスク因子の数	心血管合併症(%(95%CI))	心血管死(%)
0	0.5 (0.2~1.1)	0.3
1	1.3 (0.7~2.1)	0.7
2	3.6 (2.1~5.6)	1.7
≧3	9.1 (5.5~13.8)	3.6

(Lee TH, Marcantonio ER, Mangione CM, et al. Derivation and Prospective Validation of a Simple Index for Prediction of Cardiac Risk of Major Noncardiac Surgery. Circulation 1999; 100: 1043-9 より引用)

の呼吸性変動の低下は心不全を示唆する。表7~10に弁膜症の診断基準を示す[7]。左室壁運動異常は急性心筋梗塞の他に,陳旧性心筋梗塞,一過性

表5 ASA-PS

ASA-PS	定義	例
1	正常健康患者	● 健康 ● 非喫煙 ● ほとんどあるいはまったく飲酒しない
2	中等度の全身疾患を有する患者	● 喫煙 ● 日常的な飲酒 ● 妊娠 ● 肥満（BMI 30〜40） ● 管理良好な糖尿病や高血圧 ● 軽度の肺疾患
3	高度の全身疾患を有する患者	● 管理不良の糖尿病や高血圧 ● 慢性閉塞性肺疾患 ● 高度肥満（BMI≧40） ● 活動性肝炎 ● アルコール中毒 ● ペースメーカ植え込み ● 駆出率の中等度低下 ● 維持透析の末期腎不全 ● 未熟児（受胎後齢＜60 週） ● 3 カ月以上経過した陳旧性心筋梗塞，脳血管障害，一過性脳虚血発作，冠動脈ステント
4	生命を脅かすような全身疾患を有する患者	● 3 カ月以内の心筋梗塞，脳血管障害，一過性脳虚血発作，冠動脈ステント治療 ● 進行性の心筋虚血や重症弁疾患 ● 駆出率の高度低下 ● 敗血症 ● 播種性血管内凝固症候群 ● 急性呼吸促迫症候群 ● 維持透析を行っていない末期腎不全
5	手術なしには生存できない患者	● 腹部あるいは胸部大動脈瘤破裂 ● 重症外傷 ● mass 効果のある頭蓋内出血 ● 循環障害や多臓器不全を来す虚血性腸疾患
6	臓器移植ドナー	

＊治療の遅れが生命や機能にかかわる緊急手術では E を付す。
（American Society of Anesthesiologists. ASA physical status classification system. 2014 より引用）

心筋虚血，気絶心筋，心筋炎などでも出現する。梗塞部の心筋エコー輝度上昇や壁厚減少は陳旧性心筋梗塞を示唆する。

3 生理検査

1 12 誘導心電図

❶ ST 変化や陰性 T 波

心筋虚血や左室肥大，心筋症などで認められる。ST 異常（図 3）や異常 Q 波（図 4）を認める誘導から障害部位を予測できる（表 11）。低リスク手術を除いては，有意所見があれば心エコー図検査を行う。

❷ 脚ブロック

右脚ブロックは必ずしも異常を示唆しないが，左脚ブロック（図 5）は病的意義をもつことが多いため，精査が必要である。

❸ 調律の異常

単発の上室性期外収縮や異所性洞調律，心房細動，単発の単源性心室性期外収縮，1 度房室ブロックの多くは病的意義がない。多源性または連発性心室性期外収縮，2 度あるいは 3 度房室ブロック（図 6），洞不全症候群などは，その重症度

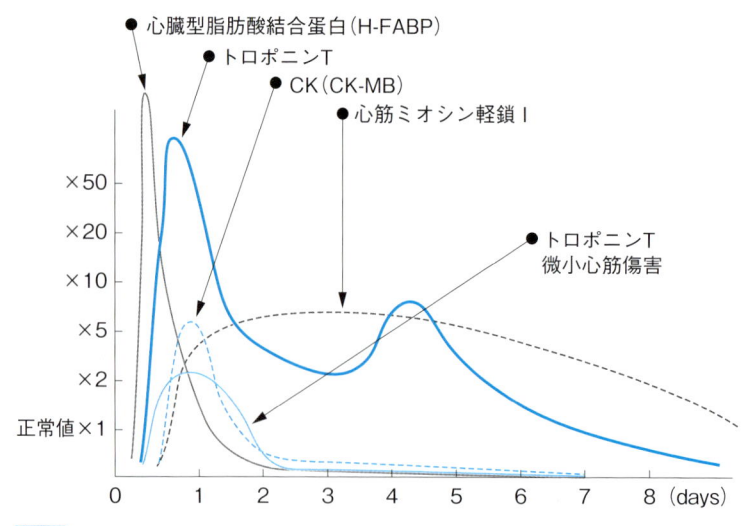

図1 血液生化学的心筋マーカー

CKは心筋梗塞発症後4〜8時間で上昇する。総CK遊出量は心筋梗塞サイズの推定に役立つ。CKのアイソザイムのうちCK-MBが最も心筋細胞の特異性が高い。H-FABPは遊離脂肪酸の細胞内輸送に関与する低分子可溶性蛋白であり、心筋傷害の1〜2時間に上昇する。心筋トロポニンは筋原線維の収縮調節蛋白で、心筋梗塞発症後3〜6時間で上昇し、約2週間は検出可能である。心筋ミオシン軽鎖は筋収縮蛋白で、心筋梗塞発症後4〜8時間で上昇し、ピークは2〜5日後である。
(日本臨床検査医学会ガイドライン作成委員会．急性心筋梗塞．臨床検査のガイドラインJSLM2012．東京：宇宙堂八木書店；2012．p.237-41より引用)

表6 わが国におけるASA-PSと死亡率（1万人あたり）

ASA-PS	死亡率
1	0.3
1 E	0.3
2	1.4
2 E	2.5
3	9.1
3 E	33
4	59
4 E	349
5	83
5 E	1,868

(入田和男，川島康男，巌康秀ほか．「麻酔関連偶発症例調査2002」および「麻酔関連偶発症例調査1999-2002」について：総論―（社）日本麻酔科学会安全委員会偶発症例調査専門部会報告．麻酔 2004；53：320-35より引用)

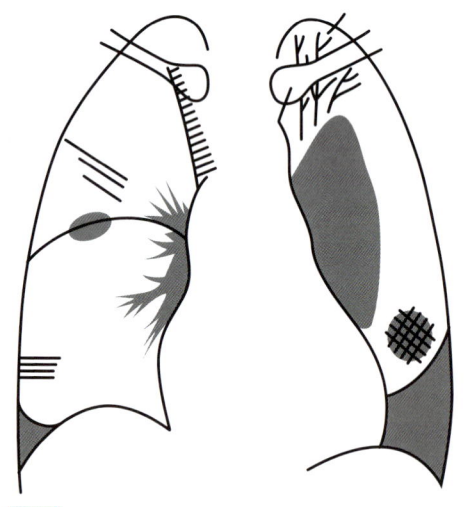

図2 心不全の胸部X線所見
①上肺野の肺静脈陰影増強（角出し像：cephalization），②肺門部の肺血管影の辺縁不鮮明化（hilar haze），③Kerley B線，④Kerley A線，⑤肋骨横隔膜角の鈍角化（胸水貯留を示唆），⑥大量の胸水貯留，⑦葉間胸水，⑧蝶形像，⑨上大静脈の拡大，⑩Kerley C線
(日本臨床検査医学会ガイドライン作成委員会．急性心筋梗塞．臨床検査のガイドラインJSLM2012．東京：宇宙堂八木書店；2012．p.237-41より引用)

と器質的疾患についての精査が必要である。徐脈性のものでは，術前に経静脈的あるいは植え込み型ペースメーカを考慮する。

❹ QT延長症候群

QT時間の延長とtorsades de pointesと呼ばれる多形性心室頻拍が特徴で，失神や突然死の原因となる。心室細動や心停止の既往があれば，植え込み型除細動器（implantable cardioverter defibrillator：ICD）の適応となる。

表7 大動脈弁狭窄症の診断基準

	軽度	中等度	高度
連続波ドプラー法による最大血流速度（m/秒）	<3.0	3.0〜4.0	≧4.0
簡易ベルヌーイ式による収縮期平均圧較差（mmHg）	<25	25〜40	≧40
弁口面積（cm^2）	>1.5	1.0〜1.5	≦1.0

（大北裕，岡田行功，尾辻　豊ほか．日本循環器学会ほか．弁膜疾患の非薬物治療に関するガイドライン．2012年改訂版より引用）．

表8 大動脈弁閉鎖不全症の診断基準

	軽度	中等度	高度
左室造影重症度（Sellers分類）	1+	2+	3〜4+
左室流出路に対するカラードプラージェットの幅（%）	<25		>56
Vena contracta width（cm）	<0.3	0.3〜0.6	>0.6
逆流量（ml/拍）	<30	30〜59	≧60
逆流率（%）	<30	30〜49	≧50
有効逆流弁口面積（cm^2）	<0.1	0.1〜0.29	≧0.3

（大北裕，岡田行功，尾辻　豊ほか．日本循環器学会ほか．弁膜疾患の非薬物治療に関するガイドライン．2012年改訂版より引用）

表9 僧帽弁狭窄症の診断基準

	軽度	中等度	高度
平均圧較差（mmHg）	<5	5〜10	>10
収縮期肺動脈圧（mmHg）	<30	30〜50	>50
弁口面積（cm^2）	>1.5	1.0〜1.5	<1.0

（大北裕，岡田行功，尾辻　豊ほか．日本循環器学会ほか．弁膜疾患の非薬物治療に関するガイドライン．2012年改訂版より引用）

表10 僧帽弁閉鎖不全症の診断基準

	軽度	中等度	高度
左室造影重症度（Sellers分類）	1+	2+	3〜4+
カラードプラージェットの面積	<4 cm^{2}または左房面積の20%未満		左房面積の40%以上
Vena contracta width（cm）	<0.3	0.3〜0.69	>0.7
逆流量（ml/拍）	<30	30〜59	≧60
逆流率（%）	<30	30〜49	≧50
有効逆流弁口面積（cm^2）	<0.2	0.2〜0.39	≧0.4

（大北裕，岡田行功，尾辻　豊ほか．日本循環器学会ほか．弁膜疾患の非薬物治療に関するガイドライン．2012年改訂版より引用）

❺ Burgada症候群

右側胸部誘導における右脚ブロック様のcoved型ST上昇が特徴で，心室細動を起こす．10%に突然死の危険がある．心室細動の既往，突然死の家族歴，検査による心室細動の誘発のうち2つがあれば，ICDの適応となる．

4　特殊検査

1 ホルター心電図

不整脈の精査には優れるが，虚血性心疾患の検出における有用性は低い．

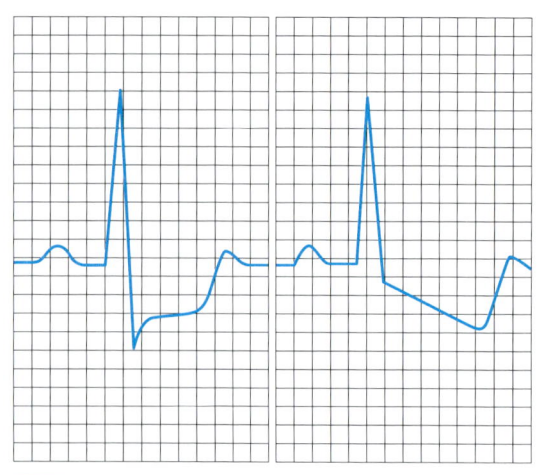

図3 心電図上のST異常
左は水平型ST低下。右は下降型ST低下。
(Hillel Z, Landesberg G. Electrocardiography. In：Miller RD, editor. Millar's Anesthesia. Vol 1. 7th ed. New York：Churchill Livingstone：2010. p.1357-86 より引用)

2 負荷心電図

　運動可能な患者における運動耐容能の評価に優れる。負荷テストでの低い運動耐容能や著明な虚血性変化は予後不良の指標となる。一方，下肢運動の問題等により十分な負荷をかけることのできない患者では正しい評価ができない。

3 負荷心筋イメージング

　ジピリダモールやアデノシンを用いた薬物負荷シンチグラフィは下肢の問題等で運動負荷がかけられない患者にも有用である。

4 ドブタミン負荷心エコー図

　冠動脈疾患の検出に優れ，非心臓手術の長期予後の予測にも有用とされる。客観的な評価が重要である。

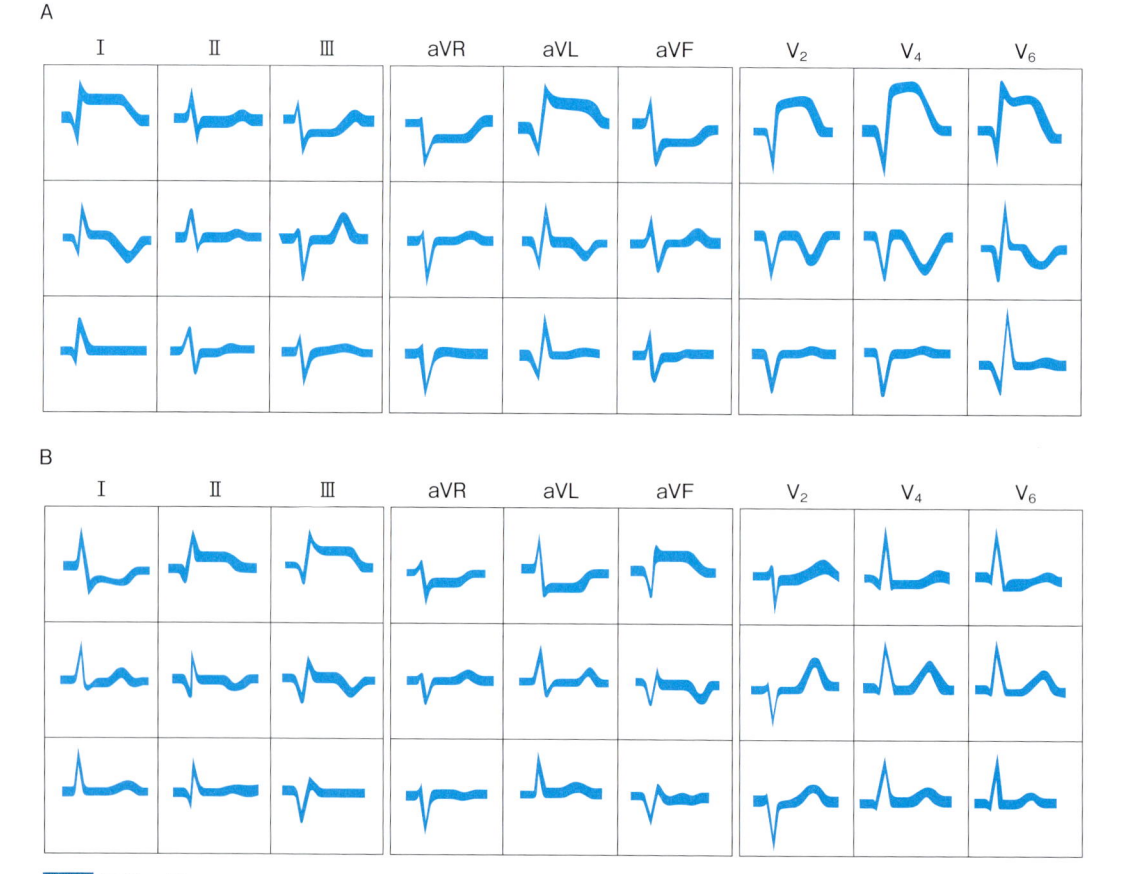

図4 異常Q波
Aは前壁梗塞。Bは下壁梗塞。上段は急性期，中段は亜急性期，下段は回復期。
(Hillel Z, Landesberg G. Electrocardiography. In：Miller RD, editor. Millar's Anesthesia. Vol 1. 7th ed. New York：Churchill Livingstone：2010. p.1357-86 より引用)

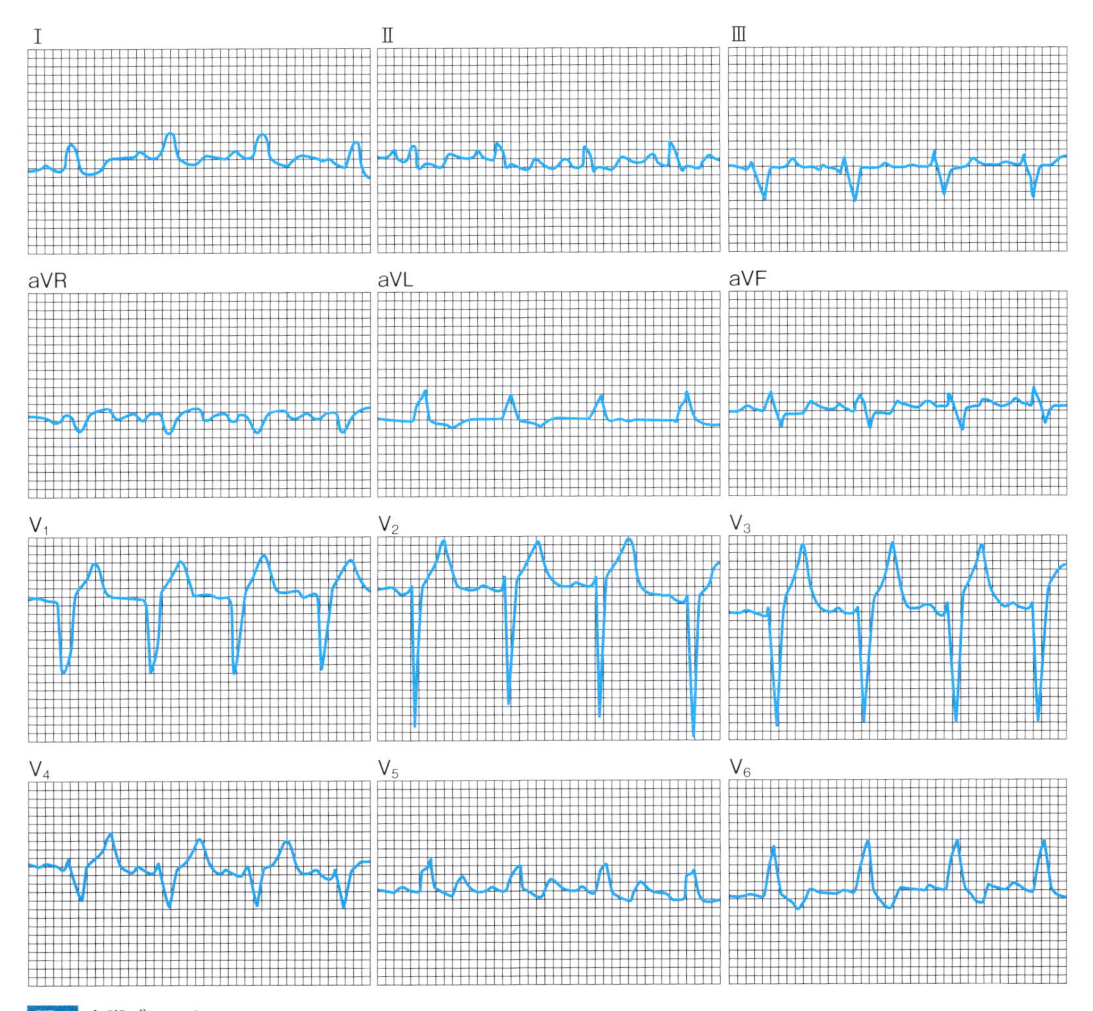

表11 障害部位とST異常誘導の関係

障害部位	ST上昇誘導	ST下降誘導	責任血管
中隔	V_1, V_2		左前下行枝
前壁	V_3, V_4		左前下行枝
前壁中隔	V_1, V_2, V_3, V_4		左前下行枝
前壁側壁	V_3, V_4, V_5, V_6, Ⅰ, aV_L	Ⅱ, Ⅲ, aV_F	左冠動脈
広汎前壁	V_1, V_2, V_3, V_4, V_5, V_6, Ⅰ, aV_L	Ⅱ, Ⅲ, aV_F	左冠動脈
下壁	Ⅱ, Ⅲ, aV_F	Ⅰ, aV_L	右冠動脈
			左回旋枝
側壁	Ⅰ, aV_L, V_5, V_6	Ⅱ, Ⅲ, aV_F	左冠動脈
右室	Ⅱ, Ⅲ, aV_F, V_1	Ⅰ, aV_L	右冠動脈

図5 左脚ブロック
幅広のQRS波で，V_1誘導でQSまたはrSパターンを，ⅠおよびV_6誘導で単相性R波を認める。
(Hillel Z, Landesberg G. Electrocardiography. In: Miller RD, editor. Millar's Anesthesia. Vol 1. 7th ed. New York: Churchill Livingstone; 2010. p.1357-86 より引用)

5 コンピュータ断層撮影（computed tomography：CT）

マルチスライスCTは冠動脈病変をおよそ90%の確立で検出できるとされている。技術革新にともなう進歩の著しい分野である。

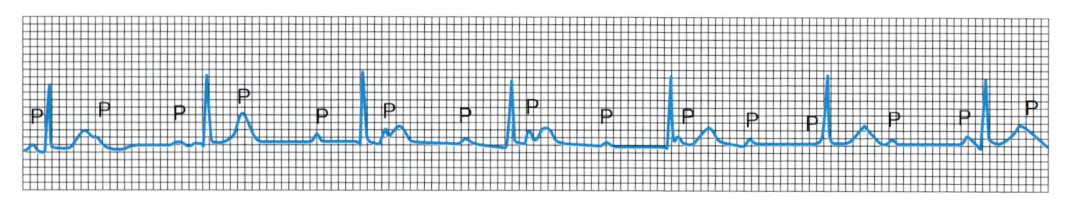

図6 3度房室ブロック
心房と心室が独立して収縮するため，P波とQRS波が別々の間隔で現れる。
(Hillel Z, Landesberg G. Electrocardiography. In: Miller RD, editor. Millar's Anesthesia. Vol 1. 7th ed. New York: Churchill Livingstone; 2010. p.1357-86 より引用)

表12 術前の心臓カテーテル検査の適応と非適応

適応	非適応
●非侵襲的検査で高リスクが疑われる患者 ●内科的治療に反応しない狭心症の患者 ●不安定狭心症の患者 ●高リスクの手術およびリスク（表3）のある患者において非侵襲的検査により判定できない場合	●低リスク手術予定の冠動脈疾患患者で，非侵襲的検査の結果が低リスク ●適切な非侵襲検査を受けていない患者のスクリーニング ●冠動脈血行再建後であるが，運動能力が高く，無症状の患者 ●軽度の狭心症を有するが，非侵襲的検査の結果が低リスクで左室機能が保たれている患者 ●付随する疾患あるいは高度の左室機能不全のため，冠動脈血行再建の適応がない患者 ●5年以内に十分な冠動脈造影検査を受けている患者 ●冠動脈血行再建を希望しない患者

表13 聴取すべき既往歴
- 狭心症や心筋梗塞の既往（特に最近6カ月以内の心筋梗塞）
- 息切れ，胸痛，動悸などの症状の有無
- 日常生活の活動度（4 METs以上の運動ができるか）
- 喫煙，アルコール，肥満，高血圧，糖尿病，呼吸器疾患の有無

表14 運動耐容能

1 METs	●身の回りのことができる ●食事，着衣，トイレが可能 ●室内歩行可能 ●平地を4 km/時程度で1～2ブロック歩ける
4 METs	●拭き掃除，食器洗いなどの軽い家事ができる ●階段や坂を登る ●平地を急ぎ足（6～7 km/時）で歩ける ●短い距離を走れる ●床拭き，重い家具を動かす ●ゴルフ，ボーリング，ダンスなどのレクリエーション
10 METs	●水泳，サッカー，スキーなどの激しいスポーツ

6 心臓カテーテル

適応を表12に示す。非心臓手術の術前評価では，当該手術と心臓血管外科手術の優先順位を決める場合や当該手術そのものの可否を検討する場合に行われる。

5 理学的診察

患者や家族から得られる情報は非常に重要である。病歴と身体所見から潜在性の心不全や虚血性心疾患，弁膜症，不整脈などの存在を考える。

1 服薬歴・既往歴

降圧薬や利尿薬，抗不整脈薬，抗血小板薬，強心薬などの服薬歴は心疾患の存在を示している。患者に心疾患の自覚がない場合には有用な情報となる。既往歴として聴取すべきものを表13に示す。運動耐容能（metabolic equivalents：METs）を表14に示す。無症状で4 METs以上の運動ができる場合にはそれ以上の検査は無意味なことが

表15 重要な身体所見
- 血圧,脈拍,心拍数
- 頸静脈の怒張と拍動
- 頸動脈の緊張度と雑音
- 胸部の触診と聴診
- 腹部の触診と聴診
- 四肢の浮腫,血管病変の有無

多い.

2 身体所見

心不全や不整脈の発見を念頭に注意深く視診,聴診,触診を行う.特に重要な身体所見を表15に示す.

6 手術術式

手術の侵襲度により合併症の発生率は異なる.非心臓手術を受ける虚血性心疾患患者における心原性死亡と非致死性心筋梗塞の発生率を表16に示す.リスクが高いのは血管外科手術である.中等度リスク手術では,体液の血管外への移動や出血,手術時間などが影響する.低リスクの非心臓手術では,active cardiac condition でない限り術前の心機能精査は必要ない.

B 予測因子から考慮する対策と準備

非心臓手術でactive cardiac condition を治療せずに手術することはまれであるから,実際には revised cardiac risk index の因子である虚血性心疾患,心不全の既往,脳血管障害,糖尿病,腎機能障害,大血管手術への対策と準備が重要となる.予定手術であれば,それぞれの疾患を治療して安定化させた後に手術する.緊急手術であれば手術中にできる限りの治療を行い,予後の改善を図る.

表16 手術術式（非心臓手術）と心血管合併症（心原性死亡と非致死性心筋梗塞）

リスク	合併症の発生率	手術術式
高	>5%	・大血管手術 ・末梢血管手術
中	1～5%	・開胸手術 ・開腹手術 ・内頸動脈内膜剥離術 ・頭頸部手術 ・整形外科手術 ・前立腺手術
低	<1%	・内視鏡手術 ・体表手術 ・白内障手術 ・乳腺手術 ・外来手術

（許俊鋭,今中和人,植田裕一ほか.日本循環器学会ほか.非心臓手術における合併心疾患の評価と管理に関するガイドライン（2014年改訂版）より引用）

1 薬 物

周術期における循環器薬の投与経路は静脈内投与が原則である.貼付薬は経皮吸収によるため皮膚温の影響を受けやすく,血中濃度が安定しない.

1 β遮断薬

心筋酸素消費を抑制し,酸素需給バランスを安定させるため,心筋虚血の予防に有効であるとする報告が多い.すでに内服中の患者では,周術期は投与を中断することなく継続する.必要に応じ,内服投与と静脈内持続投与のブリッジングも考慮する.

血圧低下による脳卒中の発症が大きな問題である.常に血行動態を監視しながら,適量を投与する必要がある.$β_1$選択性の高いものが安全である[9].

心筋虚血の予防を目的として,術前に新規に投与を開始することの有用性は不明である.

2 アンジオテンシン変換酵素（ACE）阻害薬,アンジオテンシンⅡ受容体拮抗薬（ARB）

麻酔薬による交感神経系の抑制とレニン・アンジオテンシン・アルドステロン系の抑制が同時に起こると,重篤な低血圧をきたす可能性がある[10].

手術当日の内服には注意が必要である．内服させて手術する場合は，ただちに昇圧できる準備が不可欠である．

3 カルシウム拮抗薬

手術当日まで継続して内服させる．緊急手術では静脈内投与で代用する．手術当日にACE阻害薬やARBを中止した場合の代用薬としても有用である．

4 硝酸薬

❶ ニトログリセリン

術中の心イベントの予防効果は否定されている[11]．その理由のひとつに，ニトログリセリンによる血管拡張がもたらす前負荷の減少が，麻酔薬による血圧低下を助長し，冠灌流圧を低下させることが示唆されている．

❷ ニコランジル

冠拡張作用を有し，血圧低下を来しにくく，使いやすい薬物である．プレコンディショニング作用を介した心保護効果が報告されているが，大規模ランダム化試験による心保護効果のエビデンスはない．

5 抗血小板薬

術前に中止する場合は，ヘパリンなどへの置換療法が行われるが，これによりステント内血栓症のリスクを軽減するというエビデンスはない．左冠動脈主幹部などにステントを留置されているハイリスク症例では，主治医，麻酔科医，循環器内科医での協議が必要である．

❶ アスピリン

冠動脈バイパス術や内頸動脈内膜剥離術では手術当日も継続することが推奨されている．わが国では，大手術や止血困難な体表手術での術前7〜14日の中止が推奨されているが，海外では可能な限り継続することを推奨する報告が多い．

❷ クロピドグレル，チクロピジン

中止せずに手術をすると出血性イベントが増加する．クロピドグレルは5〜7日前に，チクロピジンは10〜14日前の中止が推奨されている．

6 抗凝固薬

術前はヘパリン置換することが推奨されている．ヘパリンは麻酔開始の4〜6時間前に中止するか，プロタミンで中和し，APTTを確認してから手術に臨む．

❶ ワルファリン（ビタミンK拮抗薬）

術前3〜5日前に中止し，ヘパリンで置換する．

❷ ダビガトラン（直接トロンビン阻害薬）

腎機能により中止期間が異なる．クレアチニンクリアランスが50 ml/分以上であれば1〜2日前に，39〜49 ml/分であれば2〜4日前に中止し，その12時間後からヘパリンで置換する．

❸ リバーロキサバン，アピキサバン（Xa阻害薬）

リバーロキサバンは24時間以上前に中止し，アピキサバンは24〜48時間前に中止し，ヘパリンで置換する．

7 インスリン

高血糖は周術期合併症を増加させ，予後を悪化させる．一方，低血糖にも大きな問題がある．現在は血糖値を180 mg/dl以下に抑えるような，緩やかな血糖管理が推奨されている[12,13]．

8 スタチン

内服患者は周術期も継続する．心臓外科や血管外科では，周術期心イベントに対する有効性が高い[14]．急な中止により心イベントが増えるので注意する．

2 器　材

1 体温維持装置

術中低体温は心疾患患者における周術期心イベントの危険因子である．術中の体温維持により，周術期心イベントを半減させることができる．温風式加温システムや輸液加温装置を用いた積極的な加温が必要である．

2 ペースメーカ

ペースメーカやICDのある患者では電気メスの干渉が問題となる。電気メスの信号がペースメーカを抑制し，必要なペーシングが行われなくなる。手術部位とペースメーカ本体やリードが20 cm以内にある場合は，特に注意が必要である。自己心拍が少なくペースメーカに依存している患者では，AOOやVOO，DOOなどの固定モードに変更する必要がある。自己心拍を認める患者でも，オピオイドを十分に用いた全身麻酔下では自己心拍が消失することがあるので，ペーシングレートを上げて固定モードにすることが多い。ICDは停止させ，体外式除細動パッドを貼付しておく。バイポーラや熱メスは電磁干渉を起こさず，安全に使用できる。臨床工学士の立ち会いのもとに，術前，術後の作動状況を確認し，術中の急変に備える。

3 大動脈バルーンパンピング

周術期管理における予防的使用の推奨はない。経過中に病態が変化すれば，その時点で適応を判断する。動脈解離や下肢虚血の危険性に注意する。

4 経皮的心肺補助装置

術中の心停止，心筋梗塞，肺動脈血栓塞栓症などの予期せぬ心イベントにより生命の危機に陥った場合，蘇生法のひとつとして考慮する。

3 モニタリング

術中モニタリングの基本は非観血的血圧，3極心電図，パルスオキシメータ，カプノメータ，体温計であり，全ての症例（区域麻酔単独におけるカプノメータを除く）で行わなければならない。合併症に応じて特殊なモニタを追加する。

1 6極心電図

術中の心電図モニタリングは電極の位置に制限があり部位診断が難しい。周術期心筋虚血の検出には胸部誘導の監視が有用である。虚血の検出率

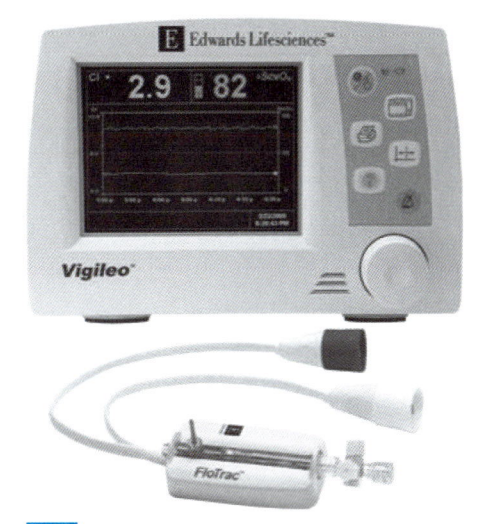

図7 FloTrac/Vigieoシステム
動脈圧の標準偏差をもとに心拍出量をほぼ連続的に測定する。

はⅡ誘導単独だと33%であるが，Ⅱ誘導とV$_5$誘導を組み合わせると80%，さらにV$_4$誘導を加えると96%に上昇する[15]。ST低下の程度は虚血の重症度の指標となる。周術期の心筋梗塞では異常Q波が観察されることは少なく，56〜78%が非Q波心筋梗塞である[16]。所見は記録紙で経時的変化を比較するか，STトレンドモニタリングができる機器を用いて観察する。

2 観血的血圧

手術操作や出血などにより血行動態が大きく変化する手術や，動脈血液ガス分析や電解質測定などの検査が必要な症例では，動脈カテーテルによる連続動脈圧測定が必要である。

近年，動脈圧から心拍出量を測定できる機器が使用できるようになった（Edwards Lifescience社：FloTrac/Vigileo，図7）。1回拍出量の呼吸性変動は左室前負荷の指標となるため，Goal Directed Therapyなどの輸液管理における有用性が注目されている[17]。大動脈弁閉鎖不全症などの不適応に注意して用いる。

3 中心静脈カテーテル

中心静脈圧は周術期輸液管理の指標となりがたいため，カテコラミン投与や急速輸液を目的とし

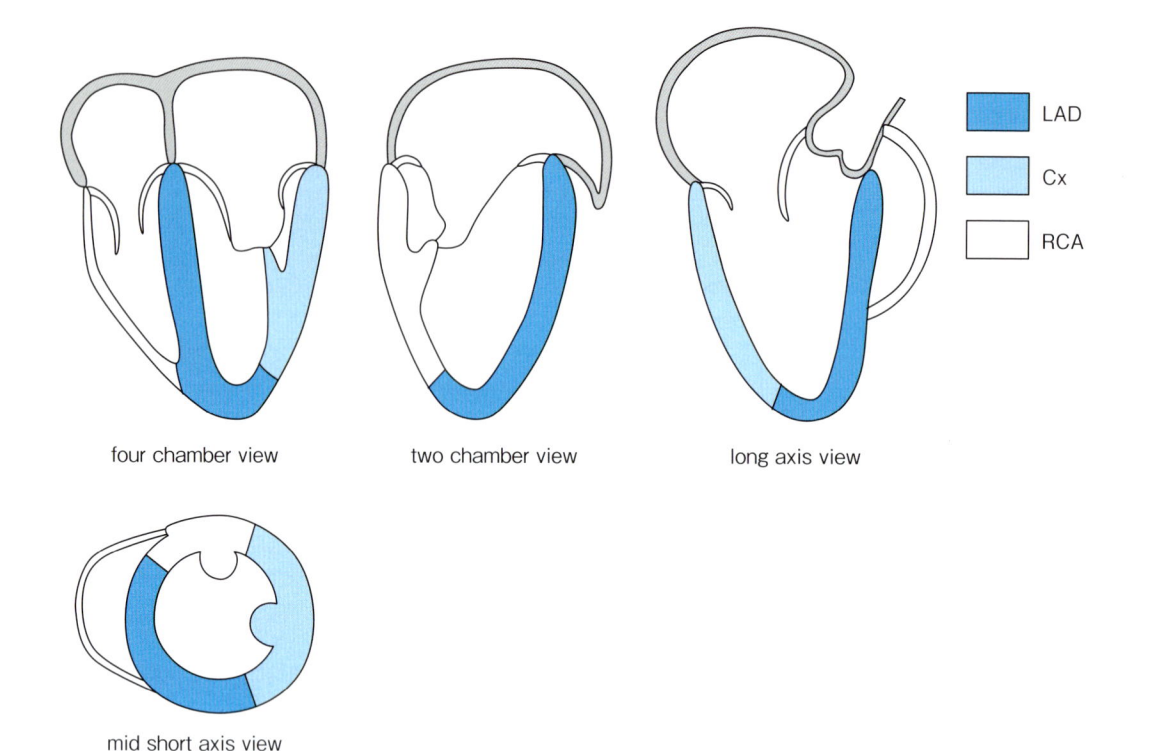

図8 経食道心エコー図による心断面と責任冠動脈の関係
LAD：左前下行枝，Cx：左回旋枝，RCA：右冠動脈
（Shanewise JS, Cheung AT, Aronson S, et al. ASE/SCA guidelines for performing a comprehensive intraoperative multiplane transesophageal echocardiography examination. Anesth Analg 1999；89：870-84 より引用）

て用いる．循環の不安定な高リスク患者では，麻酔導入の前に中心静脈カテーテルを留置し，カテコラミンの補助下に導入すればより安全に管理できる．

4 肺動脈カテーテル

左室前負荷の指標である肺動脈楔入圧や心拍出量を測定できる．心臓手術や高リスクの心疾患患者に対する大量出血・長時間手術などが適応となる．カテーテルの留置に伴う危険が大きく，非心臓手術の予後を改善するというエビデンスはなく，ルーチンの使用は推奨されない．

5 経食道心エコー

心筋虚血が起こると責任冠循環が灌流する領域の心筋収縮に異常が認められる．新たに発生した重症の壁運動異常は心筋虚血を示す．心エコー図による壁運動異常は心電図のST変化よりも早期に起こる[18]．各断面における冠動脈灌流領域を考慮すると責任冠動脈を推定できる（図8）[19]．壁運動異常を検出するためには継続的モニタリングが必要であり，所見が検者の主観に左右されないように注意する．

心臓手術では標準的モニタである．非心臓手術における有用性は確立されていないが，心筋虚血が予想される患者や血行動態が不安定な患者，心電図上のST変化が発生した場合などの使用が推奨される．

4 体 位

体位により左室前負荷が変化する．頭低位では増加し，頭高位や座位，ビーチチェア体位では減少する．腹臥位による胸腔内圧の上昇は静脈還流を阻害し前負荷を減少させることがある．血管収縮薬や輸液調節により適切な血圧と心拍出量を維持しなければならないが，麻酔覚醒に伴う血管抵抗の増加を見据えた術中管理が重要である．

5 麻酔法

　全身麻酔と局所麻酔の優劣に一定の見解はない。全身麻酔では麻酔薬による心機能の抑制が，局所麻酔では抗凝固・抗血小板薬や交感神経系の遮断が問題となる。近年，進歩の著しいエコーガイド下区域麻酔は効果と安全性が従来の区域麻酔よりも優れており，今後の発展が期待される。

1 全身麻酔

　それぞれの麻酔薬の長所を活かし短所を補う意味で，バランス麻酔の概念に従って鎮静薬，鎮痛薬，筋弛緩薬を組み合わせる麻酔法が安全である。鎮静薬の選択では心保護作用における揮発性麻酔薬と静脈麻酔薬の優劣が問題となっている。心臓手術では揮発性麻酔薬の心保護作用が支持されている[20]が，非心臓手術におけるエビデンスはない。鎮静薬の選択では心保護作用よりも麻酔担当医の経験や手術術式を考慮するべきである。鎮痛薬としてのレミフェンタニルは短時間作用型で調節性に優れるため使いやすい。筋弛緩薬としてのロクロニウムは効果発現が早くスガマデクスで完全に拮抗できるため術後呼吸抑制の不安がない。

2 QT延長症候群

　セボフルランなどの揮発性麻酔薬はQT時間を延長させるため，バランス麻酔における鎮静薬としてはプロポフォールの方が優れている。

文献

1) Fleisher LA, Fleischmann KE, Auerbach AD, et al. 2014 ACC/AHA Guideline on perioperative cardiovascular evaluation and management of patients undergoing noncardiac surgery : A report of the American College of Cardiology/American Heart Association Task Force on practice guideline. Circulation 2014 ; 130 : e278-e333.
2) 許　俊鋭，今中和人，植田裕一ほか．日本循環器学会ほか．非心臓手術における合併心疾患の評価と管理に関するガイドライン（2014年改訂版）．http://www.j-circ.or.jp/guideline/pdf/JCS2014_kyo_h.pdf
3) 日本臨床検査医学会ガイドライン作成委員会．急性心筋梗塞．臨床検査のガイドライン JSLM2012．東京：宇宙堂八木書店；2012．p.237-41．
4) Lee TH, Marcantonio ER, Mangione CM, et al. Derivation and Prospective Validation of a Simple Index for Prediction of Cardiac Risk of Major Noncardiac Surgery. Circulation 1999 ; 100 : 1043-9.
5) American Society of Anesthesiologists. ASA physical status classification system. 2014.
6) 入田和男，川島康男，巌　康秀ほか．「麻酔関連偶発症例調査2002」および「麻酔関連偶発症例調査1999-2002」について：総論―（社）日本麻酔科学会安全委員会偶発症例調査専門部会報告．麻酔 2004 ; 53 : 320-35.
7) 大北　裕，岡田行功，尾辻　豊ほか．日本循環器学会ほか．弁膜疾患の非薬物治療に関するガイドライン（2012年改訂版）．http://www.j-circ.or.jp/guideline/pdf/JCS2012_ookita_h.pdf
8) Hillel Z, Landesberg G. Electrocardiography. In : Miller RD, editor. Millar's Anesthesia. Vol 1. 7th ed. New York : Churchill Livingstone : 2010. p.1357-86.
9) Ashes C, Judelman S, Wijeysundera DN, et al. Selective β_1-antagonism with bisoprolol is associated with fewer postoperative strokes than atenolol or metoprolol. Anesthesiology 2013 ; 119 : 777-87.
10) Barbant SM, Bertrand M, Eyraud D, et al. The hemodynamic effects of anesthetic induction in vascular surgical patients chronically treated with angiotensin ii receptor antagonists. Anesth Analg 1999 ; 88 : 1388-92.
11) Dodds TM, Stone JG, Coromilas J, et al. Prophylactic nitroglycerin infusion during noncardiac surgery does not reduce perioperative ischemia. Anesth Analg 1993 ; 76 : 705-13.
12) Griesdale DE, de Souza RJ, van Dam RM, et al. Intensive insulin therapy and mortality among critically ill patients : a meta-analysis including NICE-SUGAR study data. CMAJ 2009 ; 180 : 821-7.
13) NICE-SUGAR Study Investigators, Finfer S, Liu B, et al. Hypoglycemia and risk of death in critically ill patients. N Engl J Med 2012 ; 367 : 1108-18.
14) Vaduganathan M, Stone NJ, Andrei A-C, et al. Midterm benefits of preoperative statin therapy in patients undergoing isolated valve surgery. Ann Thorac Surg 2012 ; 93 : 1881-7.
15) London MJ, Hollenber M, Wong MG, et al. Intraoperative myocardial ischemia : Localization by continuous 12-lead electrocardiography. Anesthesiology 1988 ; 69 : 232.
16) Badner NH, Knill RL, Brown JE, et al. Myocardial infarction after noncardiac surgery. Anesthesiology 1988 ; 88 : 572.

17) Ramsingh DS, Sanghvi C, Gamboa J, et al. Outcome impact of goal directed fluid therapy during high risk abdominal surgery in low to moderate risk patients : a randomized controlled trial. J Clin Monit Comput 2013 ; 27 : 249-57.
18) Smith JS, Cahalan MK, Benefiel DJ, et al. Intraoperative detection of myocardial ischemia in high-risk patients : electrocardiography versus two-dimensional transesophageal echocardiography. Circulation 1985 ; 72 : 1015-21.
19) Shanewise JS, Cheung AT, Aronson S, et al. ASE/SCA guidelines for performing a comprehensive intraoperative multiplane transesophageal echocardiography examination. Anesth Analg 1999 ; 89 : 870-84.
20) Landoni G, Biondi-Zoccai GGL, Zangrillo A, et al. Desflurane and sevoflurane in cardiac surgery : a meta-analysis of randomized clinical trials. J Cardiothorac Vasc Anesth 2007 ; 21 : 502-11.

〔原　哲也〕

6章 腎合併症と水代謝異常（溢水・脱水）

A 合併症を予測するための術前因子

　腎臓は，電解質や有害物質の排泄に加え，糖新生やアンモニア産生といった代謝反応，レニン・アンジオテンシンやエリスロポエチンなどのホルモン分泌など多彩な機能を有している。したがって，腎機能が障害された患者では，体液バランスの失調はもとより，電解質・ミネラル代謝と酸塩基平衡の異常，さらにホルモンバランスの変化と血圧調節機構の破綻など多方面にわたる異常を生じる。麻酔科医は，術前因子を詳細に検討し，腎障害の進展を可能な限り防がなければならない。手術前の所見および検査において何に着目し，どのように評価しておかなければならないか，チェック項目とその病態変化について解説する。

1 血液・生化学検査

1 血中尿素窒素（blood urea nitrogen：BUN）

　BUNとは，血液中の尿素に含まれている尿素窒素（UN）の量である。食事や体内の蛋白質が分解されると有害なアンモニア（NH_4^+）が生成され，肝臓の尿素回路にてHCO_3^-と結合して無害なUNに変換され，血中に放出される。体内の窒素バランスの均衡を保つ上で余剰なBUNは，糸球体から排泄される。この際，BUNの水溶性の特性から糸球体内外に浸透圧勾配を生じ，浸透圧利尿物質として水分調節に関与する[1]。

　BUNの上昇は，腎機能の低下を反映するが，その感度は鈍い。腎不全では，糸球体の75％以上が障害を受けてはじめてBUNが上昇する。その他に，消化管出血では腸管内で分解された赤血球からのアンモニアの産生が高まるためBUNが上昇する。また腎血漿流量が減少する心不全や脱水症では糸球体の濾過量が低下し，蛋白量の多い食事や蛋白分解が亢進する悪性腫瘍や熱傷の合併ではBUNの産生が高まることによりBUNが上昇する[2]。一方，肝不全では尿素窒素の合成能が低下するためBUNは低下する。基準値は，8～21 mg/dlであり，40 mg/dl以上で腎不全を疑い，100 mg/dl以上では尿毒症となるリスクが高まる。

2 血漿クレアチニン（creatinine：Cr）濃度

　肝臓で作られたクレアチンは，正常の筋肉に取り込まれ，一部は筋肉の中で最終産物Crに変化する。Crは，クレアチンと異なり無水であるため容易に細胞膜を通過し，定量的に腎臓から排泄される。Crは，糸球体で濾過されたあと，尿細管での再吸収はなく，分泌もわずかである[3]。したがって，Crの排泄は，糸球体濾過量（glomerular filtration rate：GFR）とよく相関することから，腎不全の予測因子となる。単位時間当たりのCrの尿への排泄は筋肉組織の量に比例するため，子供や老人，また筋ジストロフィーなどの筋原性疾患のために筋量が少ない患者ではCr排泄量は減少する[1]。健康な成人男性における血漿Cr濃度の基準値は，0.8～1.3 mg/dl，女性ではやや低く

69

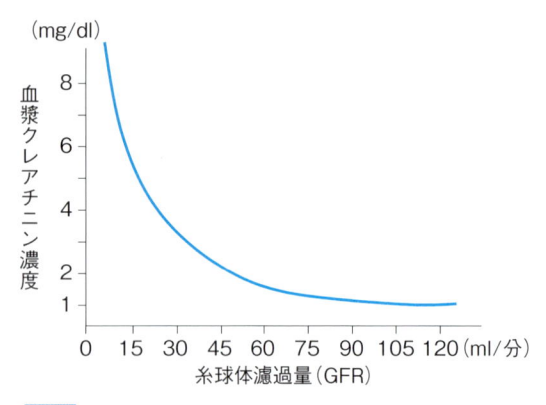

図1 血漿クレアチニン濃度と糸球体濾過量の関係

0.6〜1.0 mg/dl である。

急性腎不全では，尿量が減少し，血漿 Cr が 2.0〜2.5 mg/dl 以上（または前値の 50％以上）へ急速に上昇する。血漿 Cr の上昇がわずかであっても GFR の低下は大きく，腎機能は高度に障害されていることに注意する。図1に示すように，基準値 1.4 mg/dl を超えると急速な GFR の低下を示し，2.0 mg/dl では GFR は基準値のほぼ半分の 50〜60 ml/分に低下している[4]。

3 電解質

❶ ナトリウムイオン（Na^+）

糸球体から分泌された Na^+ のほとんどは再吸収される。Na^+ は，糸球体で濾過されたあと，近位尿細管で 50〜55％，ヘンレループで 35〜40％が再吸収され，さらに遠位尿細管で 5〜8％，集合尿細管で 2〜3％が再吸収される[1]。Na^+ の尿細管から血中への移動は，血管内の浸透圧を上昇させて水の再吸収を促進する。さらに，ブドウ糖やリン酸，アミノ酸などの有機物も連動して再吸収される。低ナトリウム血症の原因は，Na^+ と K^+ の消失，または水分の貯留のいずれかである。高ナトリウム血症の主な原因は，水分摂取不良による脱水である。血漿ナトリウム濃度が上昇すると強い口渇感を覚えるが，精神状態の異常や ICU で挿管された患者，水分を要求できない小児などでは，口渇をうまく表現できないため，高ナトリウム血症に陥りやすい。

❷ カリウムイオン（K^+）

腎臓の糸球体から分泌された K^+ は，近位尿細管とヘンレループにおいて Na^+ とともに能動輸送により血中へ再吸収され，遠位尿細管ではアルドステロンの刺激により Na^+ と引き換えに尿中へ排泄される。近位尿細管で 65％，ヘンレループで 10〜20％が再吸収される[1]。一日平均の経口摂取量は 40〜100 mEq であり，このうち 90％が尿中に排泄され，少量が便中に排泄される。一部は，インスリンやアドレナリンによる β_2-アドレナリン受容体刺激により細胞内へ取り込まれる。K^+ の血中濃度を 4.6 mEq/l 前後に厳密に管理するために，腎臓全体での再吸収率は状況により 2〜150％と大幅に変化する。

❸ カルシウムイオン（Ca^{2+}）

血漿 Ca^{2+} 濃度が低下すると，副甲状腺ホルモン（parathyroid hormone：PTH）の分泌が亢進する。PTH は，骨においてカルシトリオール（1,25-ジヒドロビタミン D）の存在下で骨吸収を促進し Ca^{2+} を放出するとともに，腎臓の遠位尿細管における Ca^{2+} の能動的再吸収を促進し，血漿 Ca^{2+} 濃度を上昇させる[5]。また PTH は，腎臓でのカルシトリオール産生を促し，腸管からのカルシウムとリンの吸収を促す。カルシトリオールは，食事より摂取されたビタミン D_3 が肝臓で 25 ヒドロキシビタミン D［25（OH）D］に変換され，さらに腎臓で活性型に変換されたものである[1]。

4 腎関連ホルモン

❶ バソプレシン（抗利尿ホルモン，ADH）

バソプレシンは，脱水による頸動脈洞を介した交感神経インパルスの増加や，血漿浸透圧の上昇を視床下部にある浸透圧受容体が感知した際に下垂体後葉から分泌される。バソプレシンは，集合尿細管から水の再吸収を促し体液量を増加させるが，Na^+ の再吸収を伴わないため血漿 Na^+ 濃度は低下する。バソプレシン分泌異常症（syndrome of inappropriate secretion of antidiuretic hormone：SIADH）では，バソプレシンの分泌調節機能が損なわれ，血管内の水分が過剰にもかかわ

らず，バソプレシンの分泌が抑制されないため，血管内の水分貯留と希釈性低ナトリウム血症を生じる。バソプレシンが欠乏する中枢性尿崩症や遠位尿細管や集合管にバソプレシンに対する感受性がない腎性尿崩症では，1日に最大20 l 程度の低張尿が排泄され，連動してNa^+と尿素窒素の排泄も増加する[5]。

❷ レニン・アンジオテンシン・アルドステロン系

輸入細動脈の中でレニン顆粒を含む細胞を傍糸球体細胞（マクラデンサ）とよぶ。脱水や出血などで糸球体の輸入細動脈に流入する血液量が低下すると，このマクラデンサはレニンを分泌し，アンジオテンシンIIやアルドステロンの産生を通じて体液量や血圧のコントロールに重要な役割を発揮する。レニンは，肝臓でつくられたアンジオテンシノーゲンからアンジオテンシンIへ変換し，アンジオテンシンIはアンジオテンシン変換酵素（angiotensin converting enzyme：ACE）により活性型のアンジオテンシンIIに変換され，副腎でのアルドステロンの産生を刺激する[5]。アルドステロンは，集合尿細管でのナトリウムの再吸収を促進するため，血漿浸透圧が上昇し，水の再吸収量が増え体液量が増加する。高アルドステロン血症では，K^+排泄と交換にNa^+を再吸収するため，集合管でのNa^+の取り込みは増えるが，水の再吸収も増えるため相殺されて血漿Na^+濃度は正常であることが多い。軽度の体重増加と高血圧がみられ，またK^+とH^+の尿中への排泄が増えることから低カリウム血漿と代謝性アルカローシスを生じる[1]。

❸ 血管収縮性ホルモン

出血や脱水によるGFRの低下は，血管収縮性ホルモンであるアンジオテンシンIIやノルアドレナリン，バソプレシンの放出を促し，末梢血管抵抗を増加させ昇圧を促すことで，腎血漿流量を増加させる[6]。

❹ ナトリウム利尿ペプチド（atrial natriuretic peptide：ANP）

水分の貯留や心不全で体液がうっ滞すると，心房はナトリウム利尿ペプチドを放出し，Na^+排泄による利尿を促進させる。またANPは，直接的な血管拡張作用も有し，血管容量の増加により後負荷を軽減し血圧を低下させる[4]。

5 アニオンギャップ

アニオンギャップは，血漿中の陽イオンであるNa^+と陰イオンであるCl^-とHCO_3^-の差に等しく，次式で表される。

$$アニオンギャップ = [Na^+] - ([Cl^-] + [HCO_3^-])$$

アニオンギャップの基準値は，6〜14 mEq/l である。HCO_3^-はGFRが20 ml/分以下にならない限り再吸収が減らないため，腎機能が保たれている限り血中濃度は大きく低下しない。よって，GFR＞20 ml/分ならば，アニオンギャップの有意な上昇は，測定されない陰イオン（乳酸，β-ヒドロキシ酪酸，リン酸，硫酸，尿酸など）の増加による[5]。腎臓からのHCO_3^-の選択的な喪失を伴う近位尿細管性アシドーシスや下痢，慢性腎不全では，アニオンギャップが正常でCl^-の上昇を伴う高クロール性代謝性アシドーシスを生じる。一方，アニオンギャップの低下は，低アルブミン血症，高カルシウム血症，高カリウム血症，高マグネシウム血症でみられる。

6 腎性貧血

慢性腎機能不全患者は，正球性正色素性の貧血を呈する。通常，GFRが正常の40％低下した段階で赤血球の産生能が低下し始め，貧血が進行する。この主な原因は，エリスロポエチンが腎臓から十分に分泌されないことによる[1]。エリスロポエチンは，赤血球系の前駆細胞の受容体に結合し，成熟した赤血球に分化させる。腎性貧血の治療として，リコンビナント・ヒトエリスロポエチンの静注または皮下注が用いられる。

2 画像検査

1 胸部X線写真

心陰影により体液量を推定する。

2 腎動脈造影

血管造影により腎動脈の走行を確認する。

3 腎盂造影

造影剤（ヨード系）を注射して，経時的にX線撮影を行い，腎臓の機能や腎盂・尿管・膀胱の形態を調べる。尿道からカテーテルを入れて造影剤を注入する逆行性造影もある。

4 超音波検査

腎臓，副腎，後腹膜の形状を観察する。

5 腎CT検査

詳細な画像診断を行う。

6 腎シンチグラフィー

アイソトープを用いて，腎臓の形態や病変部位の確認，腎血漿流量や濾過力を測定する。

7 膀胱尿路造影

静脈注射した造影剤が腎より排泄される状態をX線撮影することで尿路の形状を描出する。

8 膀胱鏡検査

膀胱鏡を用いて尿道と膀胱を直視下に観察する。

3 生理検査

1 尿量

1日の尿量が400 ml以下を乏尿，100 ml以下を無尿とよぶ。脱水状態では容易に乏尿や無尿となるが，腎機能が低下しても尿量は低下する。術前の水分摂取量は適切か，また腎機能に異常がないかをチェックする。逆に，1日尿量が2,500 ml以上は多尿とされ，輸液過多や多飲症で生じる。尿量を調節するホルモンの異常により引き起こされることもあり，バソプレシンの分泌低下に伴う尿崩症が代表的疾患である[7]。

2 尿比重

尿比重は，その同じ容量の蒸留水との重量の比であり，水より1%重ければ1.010となる。電解質に反応する試薬を用いた試験紙に採取した尿をつけ，色の変化で判定する。基準値は，1.010～1.030であるが，健康人でも条件によって変動するため診断的価値は低い。尿比重が1.030以上の場合は，脱水症状を強く示唆するが，腎不全による乏尿，ネフローゼ症候群，糖尿病，心不全などでも上昇することがある。尿濃縮が低下し，尿浸透圧が血漿浸透圧に近い300 mOsm/kgまで低下すると，比重は1.008～1.010になる。比重1.010以下は希釈尿であり，多飲症や尿崩症を疑う[1]。しかし，尿比重は蛋白尿や尿糖で誤差を生じやすいため，浸透圧の測定も併せて行い診断する。

3 尿定性検査

尿定性試験は，尿試験紙を用いて簡易的にスクリーニングする。

❶ 潜血

腎，膀胱，尿路の結石や炎症，腫瘍出血などで陽性となる。

❷ ウロビリノーゲン

肝機能低下で尿中排泄量が増加する。

❸ ケトン体

糖尿病の悪化で生じる。

❹ 糖定性

高血糖性尿糖（血糖160～180 mg/dl以上）または腎臓の糖再吸収障害による腎性糖尿のいずれかの可能性がある。

❺ pH

基準値は，5.0～8.0と範囲が広く特異性に乏しい。酸性尿は，糖尿病，痛風，腎炎，脱水，下痢など，アルカリ尿は嘔吐，尿路感染などを疑う。

❻ ビリルビン

急性肝炎などの肝障害で上昇する。

❼ 亜硝酸塩

細菌尿により上昇する。

4 尿沈渣

尿沈渣は，まず10倍程度の弱拡大で検鏡し，円柱や細胞が認められる際には，より高倍率の40倍でその種類を同定する。上皮細胞は，膀胱炎や尿道炎などの炎症による上皮剝離により増加する。円柱細胞は，慢性腎炎，糸球体腎炎，腎盂腎炎，ネフローゼ症候群などで尿細管に異常を認めるときに出現する。赤血球や円柱細胞，蛋白尿があれば，腎生検を行い糸球体腎炎や血管炎の有無を精査する[2]。赤血球は400倍の拡大視野で1個程度ならば正常であり，5個以上は顕微鏡的血尿となる。白血球は5個未満が正常である。腎盂腎炎，膀胱炎などの細菌感染では細菌尿，間質腎炎などでは白血球や好酸球が増加する。結晶は，尿酸などの成分が多くなると形成される。

5 尿浸透圧（urine osmolality：Uosm）

基準値は，500〜800 mOsm/kg である。多飲や輸液過剰では希釈尿となり尿浸透圧は最大で50 mOsm/kg 程度まで低下する。逆に脱水などでは高度に濃縮され 1,500 mOsm/kg まで上昇することもある。尿浸透圧は，腎前性腎障害と腎性腎障害の鑑別に有用であり，腎前性では，ナトリウムやその他の溶質が保持されるため濃縮尿となる。急性尿細管壊死などの腎性腎障害では，濃縮力が低下するため重症度に比例して血漿浸透圧と等張尿になる[2]。

6 尿蛋白

糸球体の毛細血管壁は，分子量 10,000 以上の大きな蛋白質は通過できないが，低分子の蛋白質やペプチドは比較的自由に通過でき，その多くは尿細管で再吸収される。健常者では，1日 40〜80 mg の蛋白質が排泄され，その値上限は 150 mg/日である[1]。蛋白尿として，アルブミンなどの高分子の蛋白が認められる場合は，糸球体腎炎などで糸球体毛細血管壁が障害されて生じる糸球体性蛋白尿の可能性がある。低分子の蛋白尿は，尿細管での再吸収が障害されている尿細管性蛋白尿の可能性が高い。

4 特殊検査

1 糸球体濾過量（GFR）

1つの腎臓には約100万個のネフロンがあり，糸球体を通過する約20％の血漿が糸球体にて濾過を受ける。1日の濾過量は，細胞外液量の10倍以上，血漿量の約60倍以上にあたるため，体液量を維持するためには，糸球体から濾過される大半の水分や電解質を尿細管や集合管から再吸収し全身循環へ戻さなければならない[1]。尿として排泄される水分と電解質は，1日のGFRからみるとごく僅かである。

GFR は，主に以下の3つの因子により影響を受ける。

- 腎血漿流量：脱水や出血により腎血漿流量が低下すればGFRも低下する。
- 糸球体内外の静水圧と浸透圧勾配：糸球体内の毛細血管の血圧は脈圧がほとんどない静水圧であり，糸球体毛細血管の静水圧がボウマン嚢の静水圧より高ければ濾過圧が高まり，濾過量も増える。逆に，糸球体毛細血管の血漿膠質浸透圧は水分を保持する力（血管内に水を引き戻す力）として働き，濾過圧に対抗する。したがって，GFRは以下の式で表わされる[1]。

  GFR＝（毛細血管壁の透過性）×（△静水圧 － △膠質浸透圧）

  △静水圧＝（糸球体毛細血管の静水圧）－（ボウマン嚢の静水圧）

  △膠質浸透圧＝（糸球体毛細血管の膠質浸透圧）－（ボウマン嚢の膠質浸透）

- 糸球体細動脈の血管抵抗：糸球体への血流の入り口となる輸入細動脈の拡張または出口となる輸出細動脈の収縮によりGFRは増加し，逆に輸入細動脈の収縮によりGFRは低下する[5]。これらの動脈の反応性は，交感神経やホルモンにより制御されている（図2）。例えば，アンジオテンシンIIは，輸出細動脈を収縮させることで糸球体濾過圧を上昇させGFRを増加させる。ノルアドレナリンは，輸入および輸出動脈を同程度に収縮させ糸球体の血流量を減少させる

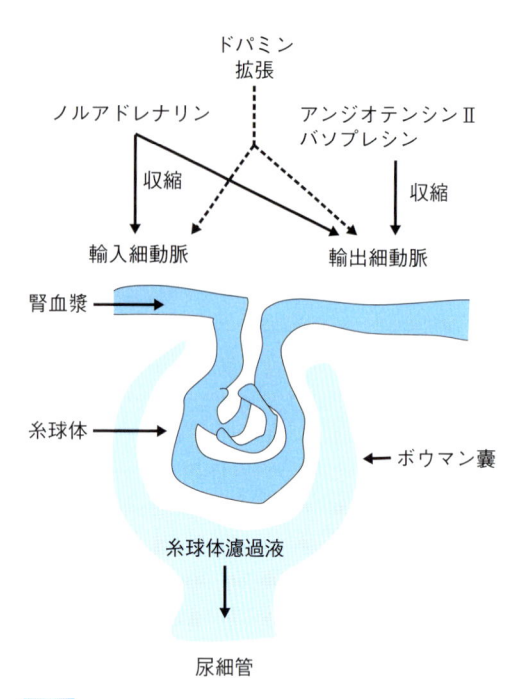

図2 ネフロンの構造とホルモンの作用

表1 腎機能障害の程度と検査値の関係

腎機能障害度	血漿Cr値（mg/dl）	Ccr値（ml/分）
軽度	<1.8	>50
中度	1.8～3.0	20～50
高度	>4.0	<20

が、一方で体血圧が上昇するので腎血漿流量の増加をもたらす。したがって、GFRは両者の差し引きで変化する。

GFRの基準値は、男性165～180 l/日（110～125 ml/分）、女性130～145 l/日（90～100 ml/分）である。一般にGFRが75 ml/分以下に低下すると腎障害があると考えてよい。

2 クレアチニン・クリアランス（creatinine clearance：Ccr）

多糖体のイヌリンは、正確にGFRを測定できるため、「GFR＝イヌリン・クリアランス」と国際的に認められている。しかし、イヌリンを用いた測定は、コストと手間がかかるため臨床ではほとんど用いられない。一般的なGFRの測定法は、Ccrである。Ccrは、GFRに比例し腎障害の程度を反映する。

Ccrの測定法には、1～2時間で処理が完了する短時間法と24時間法がある。どちらの検査法でも血漿中のCr値を安定させるために、検査の2日ほど前から食事で摂取する蛋白質の量を1日40～50 gへ制限する。短時間法では初回とその30分後の2回の採尿を行い、また24時間法では24時間の蓄尿で尿中Cr濃度を測定する。次式によりCcr値を計算する。

$$Ccr = [Ucr \times V]/Pcr \times 1.73/A$$

Ucr：尿中Cr濃度（mg/dl），
V：1分間尿量（ml/min），
Pcr：血漿中Cr濃度（mg/dl），
A：体表面積（m^2）

基準値は、男性で120±25 ml/分、女性で95±20 ml/分である。Crは、比較的血中濃度が安定しており、糸球体で濾過され、腎臓で再吸収を受けないためGFRの測定に適しているが、近位尿細管から10～20％尿中へ分泌されることから、実際のGFRより10～20％過大評価する傾向にある。また、Crの産生量は筋肉量に比例するため、筋肉量の少ない女性や小児、高齢者ではやや値が高くなることに注意する[1]。腎機能障害の程度と検査値の関係を表1に示す[8]。

3 推算GRFと推算Ccr

① 推算GFR（estimated GFR：eGFR）とは、血漿Cr濃度を用いてCcrを計算する方法である。

$$eGFR\ (ml/min/1.73\ m^2) = 194 \times Cr^{-1.094} \times 年齢^{-0.287}$$

（女性では0.739をかける）

② 推算Ccr（estimated Ccr：eCcr）とは、Cockcroft-Gault式（コッククロフトとゴールトの式）を用いて計算する方法である。

$$eCcr = [(140 - 年齢) \times 体重] \div (72 \times Cr)$$

（女性では0.85をかける）

eGRFは体表面積での補正が必要であるが、eCcrはその必要がない。両計算式とも血漿Cr濃度のみを用いて計算されるため、血漿Cr値が低い筋原性疾患患者や筋肉量の少ない小児や高齢者では値が高くなる。

4 BUN/Cr 比

BUN は腎機能以外の要因でも変動するが，血漿 Cr 値は変動しないため，BUN/Cr 比をみることで腎疾患以外の病態を推定できる[2]。基準値は，成人で 10 前後である。BUN/Cr 比が 10 以上の上昇は，脱水症，高蛋白食などの食事の影響，消化管出血，BUN 排泄の低下を伴う腎不全などを考慮する。逆に，BUN/Cr 比が低下している場合は，蛋白摂取量が低い可能性がある。

5 ナトリウム排泄分画（fractional excretion of sodium：FENa）

FENa は，濾過されたナトリウムの再吸収率を尿量に関係なく算出するため，水分の移動を無視できる点で，腎障害の診断精度が高くなる。

$$FENa (\%) = (排泄されたナトリウム) \div (濾過されたナトリウム) \times 100$$
$$= (UNa \times PCr) \div (PNa \times UCr) \times 100$$

UNa：尿中 Na^+，PNa：血漿 Na^+，
UCr：尿中 Cr，PCr：血漿 Cr

FENa が 1％未満では濾過された Na^+ の 99％が再吸収されていることを意味する。2％以上の上昇で急性尿管壊死などの腎障害が疑われる[1]。

6 フェノールスルホフタレイン（phenolsulfonphthalein：PSP）試験

基準値は，15 分値で PSP 排泄量が 25％以上であり，尿細管の機能は正常かつ腎血漿流量は 350 ml/分以上と予測される。PSP＜25％で何らかの腎機能障害を考える[8]。

5 腎機能の予備力と Ccr

Ccr は，機能しているネフロンの数に比例するため，その低下は糸球体障害による濾過面積の減少を示唆し，腎臓病の重症度や転機を反映する[8]。

❶ 予備機能低下

Ccr 50 ml/分以上では無症状であるが，ネフロンは 50～60％に減少している。

❷ 機能障害期

Ccr 30～50 ml/分でネフロン数は 40％以下に減少。軽度の高窒素血症，尿濃縮障害，貧血がある。血圧低下や血管収縮薬の投与を避け，十分な輸液を行う。必要によっては，利尿薬，カテコラミンの投与を行う。

❸ 腎不全

Ccr 15～30 ml/分でネフロン数は 25％以下。貧血，低カルシウム血症，高マグネシウム血症，等張尿などみられる。適切な対応が遅れれば腎機能は悪化する。

❹ 透析期

Ccr 5 ml/日以下でネフロン数も 15％以下である。腎機能はほぼ廃絶しており，透析の導入が必要となる。

6 手術術式

腹腔内手術では，尿管や膀胱の損傷，外科結紮による尿路の閉塞により腎前性腎障害を生じることがある。経尿道的前立腺切除術では，切除された前立腺の断端からの出血や灌流液が血管に吸収され血液の希釈を生じることがある。最近の灌流液には Na が含有されているため，いわゆる TUR 症候群は発症しづらい状況にある。腹腔鏡下手術では，気腹により腹圧が上昇することで，下大静脈や腎実質の圧迫，心拍出量の減少，レニン，アルドステロン，バソプレシンなどの抗利尿ホルモンの分泌が亢進し，乏尿となりやすい。左腎摘出術では，横隔膜周囲の操作が加わるため，気胸を発生することがある。透析患者では，シャントトラブルに注意する。

B 予測因子から考慮する対策と準備

健康成人での腎血漿流量は，心拍出量の約 20％であり，そのおよそ 20％が糸球体で濾過される。1 日に換算すると 100 l が濾過を受けることにな

り，その1～2 lが尿として排泄されることから，濾過された血漿のほぼ99％は再吸収されている。この一見無駄に見える血液浄化機構は，刻々と変化する体内環境を維持するうえで重要な意義を持つ。麻酔科医は，麻酔により腎機能はどのような影響を受け，生体はどう反応するのかを分析し，機能保全に向けた迅速かつ適切な対応をとらなければならない。

1 薬物の準備と注意点

腎不全患者の麻酔薬の選択において大切なことは，腎毒性がなくかつ腎排泄性の少ない薬物を選択することである[9]。幸いなことに，最近の麻酔薬はそのほとんどに腎毒性はなく，排泄も腎臓に依存しないものが多い。かつて非脱分極性筋弛緩薬のベクロニウムは腎排泄性から腎不全患者への投与が躊躇されたが，肝排泄性のロクロニウムが主流となり，その拮抗薬であるスガマデクスも慎重投与ながらも透析患者に使用できる。麻酔で危惧される一般的な注意点を以下にまとめる。

- 局所麻酔薬と全身麻酔薬は，腎血漿流量，GFR，ナトリウム排泄を可逆的に低下させる。麻酔における急性腎障害（acute kidney injury：AKI）を回避させるには，十分な輸液と血圧の維持が大切である。ヒトでは吸入麻酔により腎障害が生じるとの事実はないが，動物実験では低流量のセボフルランが腎毒性のあるcompound Aを発生させることが報告されているため，セボフルラン麻酔では，2 l/分以上の定常流を用いることが推薦されている。オピオイドやプロポフォールなどの静脈麻酔薬は，単独での腎毒性はほとんどない。ケタミンは，敗血症や出血性ショック患者の腎血流を保持する[1]。
- 利尿薬は，ナトリウムと水の再吸収を抑制することで尿量を増やす。浸透圧利尿薬は，糸球体を通過し遠位尿細管で高浸透圧物質として血管側への水の再吸収を抑制することで利尿作用をもたらす[10]。マニトールはもっともよく使用される浸透圧利尿薬である。動物実験では，腎血漿流量を増やし，血管拡張作用のあるプロスタグランジンの産生やラジカルスカベンジ作用による臓器保護作用も認められるが，ヒトでは，マニトールによる明確な保護作用は確認されていない[1]。

ループ利尿薬は，ヘンレループの太い上行脚におけるNa^+，Cl^-，K^+の再取り込みを阻害し利尿作用を発揮する。フロセミドは，術後腎不全の第一選択薬であり，最大で15～20％のナトリウムの再吸収を阻害する。作用時間は，静注で2～3時間である[10]。

アルドステロン受容体拮抗薬のスピロノラクトンは，集合管においてアルドステロンによるナトリウムの再吸収を阻害することで水の再吸収を抑制する。スピロノラクトンを用いた患者は，K^+の排泄が抑制され，高カリウム血症になることもある。またβ遮断薬やACE阻害薬を内服している患者では腎不全が増悪することもある[10]。

- ドパミンは，D_1受容体を介して糸球体の輸入および輸出細動脈を拡張する。低用量のドパミンによる血管拡張作用は，ノルアドレナリンによる腎動脈収縮を拮抗する。D_2受容体の活性化もノルアドレナリン分泌を抑制し，血管拡張作用を促す[10]。これらの効果により，ドパミンを投与すると腎血漿流量が増え，尿量が増加する。しかしながら，ドパミンの腎保護作用に関しては，否定的な見解が多い[4]。ドパミンにより腎血漿流量が増え糸球体の鬱血や浮腫を改善する効果が期待される一方で，多尿により循環血液量が減少し，結果として腎血漿流量の低下からGFRも減少し，腎不全が悪化するリスクもある。ドパミンは，尿量を増やすものの，尿細管の機能には負荷をかけていることも念頭に置き，投与には慎重を期する。
- 非ステロイド性抗炎症薬（nonsteroidal anti-inflammatory drugs：NSAIDs）は，腎不全患者ではとくに注意する。循環血液量が低下するとアンジオテンシンIIとノルアドレナリンの分泌が増加し，腎血管は収縮する。一方で，両ホルモンは，腎臓から血管拡張性の強いプロスタグランジン類（プロスタサイクリンやプロスタ

表2 腎毒性のある薬物
- 造影剤
- アンジオテンシン変換酵素（ACE）阻害薬
- アンジオテンシンⅡ受容体拮抗薬（ARB）
- 抗菌薬
    アミノグリコシド：容量依存性作用
    βラクタム（ペニシリン）系：アレルギー性作用
- 非ステロイド性抗炎症薬（NSAIDs）
- 抗がん剤
    シスプラチン
- 免疫抑制剤
    シクロスポリン
- 抗リウマチ薬
- 抗甲状腺薬

グランジン E_2 など）の放出を促し，過剰な血管収縮を抑制する．いわゆるネガティブフィードバック作用を有することで腎機能を保護している[1]．NSAIDs は，プロスタグランジンの産生を阻害するので，両ホルモンの高い患者に NSAIDs を投与すると，過度な腎血管の収縮をもたらし，GFR の急激な低下による腎不全を招く危険性がある．利尿薬の使用などで脱水傾向にある患者やうっ血性心不全，肝硬変の患者でもアンジオテンシンⅡやノルアドレナリンの分泌が亢進しており，NSAIDs 投与により腎機能の悪化をみることがある[1]．フルルビプロフェンアキセチル（商品名ロピオン®）は，腎障害のある患者では慎重に投与する．

- ACE 阻害薬とアンジオテンシン受容体拮抗薬の使用は，麻酔導入後に過度に血管が拡張し，重篤な血圧低下を招くことがあるため，術当日の使用は中止することが推奨されている[11]．またアンジオテンシンⅡは，選択的に輸出細動脈を収縮させることで糸球体内圧を上昇させ，GFR を増加させる．したがって，アンジオテンシンⅡ受容体拮抗薬や ACE 阻害薬の投与によりアンジオテンシンⅡの効果が減弱すると，さらなる糸球体濾過圧の低下により尿量が減少しやすい[1]．アンジオテンシンⅡは，腎動脈の自己調節能にも関与しているため，これらの薬剤の投与により自己調節能が破綻し，麻酔による血圧低下に対してより早い段階での GFR の低下をもたらす可能性がある．

- 腎毒性の高い薬物を表2に示した[9]．これらの薬剤は，排泄にあたり腎臓で濃縮されるため，局所での毒性がさらに高まることに留意する．使用に際して，積極的に輸液を行い，腎血漿流量を増加させて毒性を下げるように努める．

2 器　材

導尿カテーテルの挿入に絶対的な適応はないが，長時間の手術や体液バランスを正確に管理したい患者，また脊髄くも膜下麻酔や硬膜外麻酔など下半身を麻痺させる麻酔では，膀胱および括約筋の収縮が抑制されること，尿意を感じ難くなること，また長時間に渡り歩行が制限されるなどの理由により，カテーテルを留置する．挿入に伴う尿道損傷，不潔操作による膀胱炎や尿道炎などの感染に注意する．下腹部痛や尿意，出血など膀胱刺激症状の強い患者や違和感により不穏となる小児では，おむつに切り替えるなど適宜対処する．

3 モニタリング

1 血圧測定

GFR は，腎動脈圧が比較的広い圧の変化をきたしてもほぼ一定に腎血漿流量を保たれる自動調節能（autoregulation）を有している．平均血圧が 80〜180 mmHg（60〜150 mmHg とする成書もある）では，腎血流は一定となり，それ以外の血圧では血圧依存性に増減する．これは，腎血流が過度に増える際には，輸入細動脈の血管抵抗の一部が固有の筋原性のコントロール（myogenic control）反応により血管収縮を生じることで，糸球体に至る血流を減少させ，過大な灌流圧が伝わるのを防ぐことで脆弱なネフロンを保護するシステムである．輸入および輸出細動脈の血管抵抗は，この自発的な筋収縮反応に加え，アンジオテンシンⅡやノルアドレナリンなどのホルモンにより調節されている（図2）．特に，アンジオテンシンⅡは，輸出細動脈の抵抗を選択的に上昇させ，糸球体に流れる血流を増やすことで GFR が低下する

のを防いでいる．マクラデンサも自己調節に関与しており，そこに至る血流量が低下すると輸入再動脈が収縮し，レニンの分泌によりアンジオテンシンⅡの産生が亢進し，輸出細動脈を収縮させることで糸球体濾過量を増加させる[5]．

血圧が通常の2/3に低下するのみでも乏尿が生じるとされ，麻酔時の血圧低下はGFRの低下に拍車をかける．しかし，これらの変化は，一般に可逆的であり，厳密な血圧管理と十分な輸液療法で回避することができる．

2 血液ガス分析，電解質測定と補正

一般に慢性腎不全患者は，HCO_3^-の再吸収が障害されており，また水素イオンの排泄が低下することから代謝性アシドーシスを呈する．pH＜7.3またはBE＜-4 mmol/lとなり酸化傾向の強い患者では，重炭酸ナトリウムを用いて補正を行う．

$$HCO_3^- の投与量（mEq）=（-1）\times BE（mEq/l）\times 体重（kg）\times 0.3$$

慢性の低ナトリウム血症は，無症状であることが多い．高ナトリウム血症の治療として，血漿ナトリウム濃度を2時間で20 mEq/lほど急速に低下させると，組織との間に浸透圧勾配が形成され，細胞外液から脳へ急速に水分の移動が生じ，脳浮腫から死に至ることが動物実験で示されている[1]．逆に，低ナトリウム血症を急速に補正した場合には，浸透圧勾配により脳容量が急速に低下する可能性があり，橋中心髄鞘崩壊症（central pontinemyelinolysis）などの浸透圧性脱髄症候群を発症する可能性がある．症状として，不可逆性の対麻痺や四肢麻痺，構語障害，嚥下障害，昏睡状態などが出現する．重度の低ナトリウム血症に対して，1時間に0.5 mEq/l以上，1日に12 mEq/l以上の速度で補正すると発症しやすい[1]．

高カリウム血症は，血漿カリウム濃度が5.3 mEq/l以上あり，カリウム摂取量の増加やアシドーシス，低アルドステロン血症，著明な脱水，高度腎不全などが原因となる[5]．高カリウム血症では，筋力低下と心停止を含む心筋興奮伝導異常がみられる．治療には，陽イオン交換樹脂の経口投与，インスリン＋グルコース投与（インスリン10単位＋グルコース40 g），β_2アドレナリン作動薬，重炭酸ナトリウムを用いる．グルコン酸カルシウムは，細胞外カリウム濃度に影響を与えないが，致死的な不整脈に対して膜興奮性を低下させることで一時的な抗不整脈効果を発現する．

4 体 位

腹臥位での腹圧の上昇は腎臓を圧迫し，腎血管抵抗の増加から腎血流を阻害するとの報告がある[8]．ロボット支援前立腺全摘徐手術（robot-assisted laparoscopic prostatectomy：RALP）では，頭低位による循環動態への影響として，血圧および心拍出量は増加する．一方で，胸腔内圧上昇に伴う静脈還流量の低下や心臓の圧排により血圧が低下するリスクもあり，腎血漿流量に変化を来しやすい．腎体位では，側臥位で腰部を持ち上げるような体位をとるため，脊椎に異常を認める患者では脊髄損傷に注意する．その他，術中体位によっては透析患者の内シャントの閉塞や導尿カテーテルのルートトラブルに注意する．

5 麻酔管理の要点

1 腎機能低下患者の麻酔

腎機能低下患者の麻酔管理において大切なことは，術前の腎機能を術後までいかに保持するかにある．そのためには，腎機能に見合った輸液を過不足なく行い腎血漿流量と腎灌流圧を確保することにより尿量を維持すること，腎臓に負担の少ない薬剤や輸液剤を選択すること，適宜利尿薬を用いて腎機能の活性化を図ることが必要となる．血圧が下がり，尿量が低下した際には，腎保護のために何を輸液し，どの昇圧剤を用いるべきか，また血圧を下げない麻酔をどのように組み立てるのか，硬膜外麻酔や術後鎮痛はどのタイミングで開始するのかなど，麻酔科医の判断は腎機能に大きく影響する（図3）．腎動脈や尿管の圧迫，結紮など，外科手技に伴う腎・尿路障害も目配りしておかなければならない．

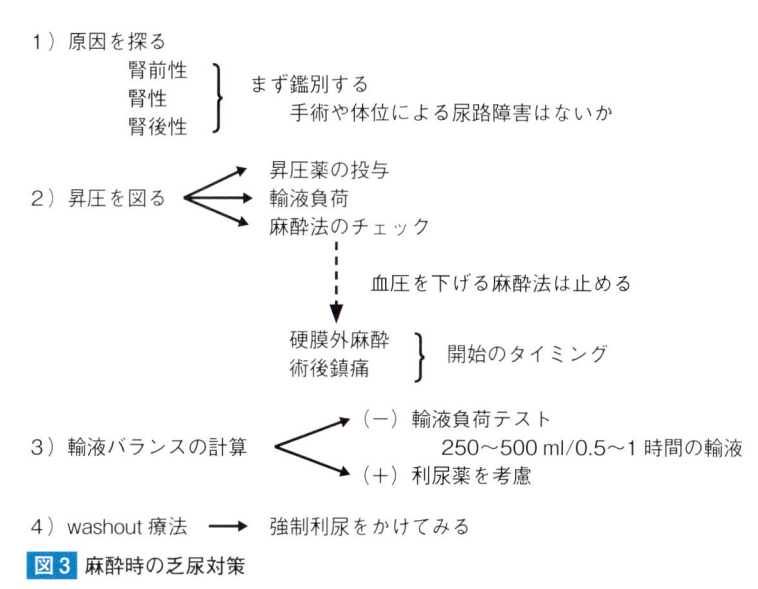

```
1）原因を探る
        腎前性  ┐
        腎性    ├ まず鑑別する
        腎後性  ┘ 手術や体位による尿路障害はないか

2）昇圧を図る ←→ 昇圧薬の投与
                 輸液負荷
                 麻酔法のチェック
                        ⋮
                 血圧を下げる麻酔法は止める
                 硬膜外麻酔  ┐
                 術後鎮痛    ┘ 開始のタイミング

3）輸液バランスの計算 ←→ （−）輸液負荷テスト
                              250～500 ml/0.5～1 時間の輸液
                         （＋）利尿薬を考慮

4）washout 療法 → 強制利尿をかけてみる
```

図3 麻酔時の乏尿対策

術中に急激な尿量の低下が生じたならば，急性腎障害（AKI）を疑う。AKIは，入院患者の1〜5％に発生し，入院期間の延長や死亡率および入院費用の増加をもたらす[4]。AKI発生のメカニズムは明らかにされつつあるが，治療法に関してはいまだに明確ではない。腎機能不全の悪化やAKIに陥りやすい患者の特性を理解し，厳密な輸液・循環管理によりリスクの軽減に努めるより他に手立てはない。

AKIは，以下の3つのパターンのいずれかが原因となる[1]。

①腎前性障害（腎血漿流量の低下が主な異常である場合）：出血や脱水による循環血液量の減少，心臓ポンプ機能の低下など

②腎後性障害（尿路の通過障害によるもの）：尿管結石，後腹膜への腫瘍の浸潤，前立腺肥大・癌，尿路障害など

③腎性障害（腎臓自体の障害）：急性尿細管壊死，糸球体病変，急性間質性腎炎など

これらの原因のうち，腎前性障害と急性尿細管壊死が腎障害全体の75％を占める。輸液に反応して尿量が増えるならば腎前性，反応に乏しいならば尿細管壊死である可能性が高い。検査所見から鑑別する方法を表3にまとめた。

術中に乏尿を認めた際には，

①導尿カテーテルは正しく留置されているか

②腎血流を維持するために適切な循環管理がなされているか

③手術は尿排泄の経路を阻害していないか

を確認し，原因が特定でないときは，washout療法（例：1〜2 l のリンゲル液と250 mlの5％アルブミン液に10 mgのフロセミドの投与を試みるも）による強制利尿も推奨されている[4]。

急性尿細管壊死（acute tubular necrosis：ATN）は，AKIのうち腎性障害に属し，虚血によるもの，抗菌薬や造影剤などの薬剤性，横紋筋融解症，腎毒性物質によるものなど原因はさまざまである[1]。ATNは，不可逆的な腎障害へ進展するため，回避しなければならない。尿沈渣で剝離した尿細管上皮や上皮円柱，顆粒円柱がみられ，尿中 β_2 ミクログロブリン，尿中NAG（N-acetyl-β-D-glucosamine）の測定が診断には有用である[2]。周術期に生じるAKIの大部分はATNによるとされ，循環血液量の減少，心原性ショック，肺梗塞，心タンポナーデ，敗血症，腎・大動脈病変などの重篤な病態において発生し，尿細管細胞の虚血が原因となるものが多い。腎血流の停滞や細胞浮腫も病態をより悪化させる。これは，腎の髄質部の酸素濃度は通常でも10 mmHg程度と極めて低く，組織灌流の低下により容易に低酸素状態に陥り，虚血から細胞死に陥りやすいことによる[12]。したがって，麻酔時の腎保護は，尿量を保持する

表3 腎前性障害と急性尿細管壊死の鑑別

	腎前性障害	腎性障害 急性尿細管壊死
BUN/血漿 Cr	20 以上	20 以下
FENa	1％以下	1％以上
尿中 Na	20 mEq/l 以下	40 mEq/l 以上
尿浸透圧	500 mOsm/kg 以上	350 mOsm/kg 以下
尿検査	変化に乏しい	顆粒円柱 尿細管上皮細胞

輸液療法に加え，尿細管細胞における酸素需給のバランスを保つ腎虚血対策を包括したものでなければならないが，残念なことに，現時点では明確な腎保護戦略は存在しない。ポイントとして，適切な輸液と循環作動薬を用いて腎血漿流量と腎灌流圧を維持し腎細胞に必要な酸素供給を絶やさないこと，過剰な輸液や利尿薬投与により腎仕事量を増やさないこと，腎毒性のある薬物を避けるなどがある。

術後の尿量は順調に回復すると3～4日で自然に増加する。この時期に利尿が得られなければ，腎不全の合併を疑う。ただし，術後患者では，乏尿の上限を上げて考えたほうが安全であり，1,000 ml/日程度でもよしとする。低血圧時にみられる輸入細動脈の収縮は，糸球体濾過量を減少させ尿細管の仕事量を低減し，酸素消費量を減らすことで腎保護的に作用すると考えられており，術後の乏尿は合目的な生体反応である可能性もあるからである[8]。

慢性腎臓病（chronic kidney disease：CKD）の診断は，尿異常，画像診断，血液，病理所見で明らかに腎障害が確認される，GFR＜60 ml/分のいずれか，または両方が3カ月以上持続するものが基準とされる。CKD診療ガイドラインでは，GFRが30～59 ml/分で中等度低下，15～29 ml/分で高度低下，15 ml/分以下で腎不全と定義している。CKD患者は，腎臓から排泄される薬剤が体内に蓄積する危険があるため，薬物投与中止や減量を考慮する。薬物の初回投与量は腎機能正常患者と同程度であるが，追加投与量は排泄過程，蛋白結合率を考慮し，投与時間を延長させるか，ないしは減量する。安全域の狭い薬物は，血中濃度のモニターが望ましい[8]。

2 透析患者の麻酔

透析患者では，①無尿による水分摂取制限，②腎性高血圧と麻酔導入後の難治性低血圧，③血管へのカルシウム沈着による高度な動脈硬化の合併，④心筋虚血の発生，⑤腎性貧血，⑥シャントの作成，⑦代謝性アシドーシスの存在と薬力の変化，⑧腎排泄型薬剤の薬物動態，⑨電解質異常などが内部環境の悪化因子として考えられる。

麻酔をかけるうえでの留意点としては，透析スケジュールを確認し，dry weightと除水量を参考にして術中輸液量を設定すること，区域麻酔を選択する際には透析に伴う抗凝固療法と出血傾向に留意すること，急激な循環変動を来す可能性があるため昇圧および降圧の対処法をあらかじめ練っておく，心筋虚血や末梢循環不全対策などが挙げられる。

侵襲の大きな開腹手術や心臓手術，術後出血を伴う患者では，術後早期からの透析は難しいので，持続血液濾過透析（continuous hemodiafiltration：CHDF）を行うほうがよい。CHDF用のルートは太いので，麻酔中に確保しておくと便利である。

文献

1) レンケ HG, デンカー BM. 体液異常と腎臓の病態生理. 和田健彦, 花房規男監訳, 黒川清監修. 東京：メディカル・サイエンス・インターナショナル；2015. p.6-208.
2) 横江正道, 野口善令. 腎機能. 野口善令編. 診断に自信がつく検査値の読み方教えます. 東京：羊土社；2015. p.95-105.
3) Despopoulos A, Silbernagle S. よくわかる生理学の基礎. 佐久間康夫 監訳. 東京：メディカル・サイエンス・インターナショナル；2005. p.148-85.
4) Smith MS, Shaw A, Sandler A, et al. The renal system and anesthesia for urologic surgery. in Clinical Anesthesia. Barash PG. Cullen BF, Stoelting RK ed. New York：Lippincott Williams & Wilkins；2013. p.1400-37.
5) 奥田俊洋. わかりやすい腎臓の構造と機能. 東京：中外医学社；2000. p.1-62.
6) Tsuneyoshi I, Garcia-Ferre JM, Liu HP, et al. Vascular reactivity. In Anesthetic Pharmacol-

ogy. Evers AS, Maze M, Kharasch ED ed. New York : Cambridge University Press ; 2010. p.277-92.
7) Silbernagle S, Lang F. 症状の基礎からわかる病態生理. 松尾理 監訳. 東京：メディカル・サイエンス・インターナショナル；2004. p.92-133.
8) 関 洲二. 術後患者の管理. 東京：金原出版；2005. p.181-93.
9) 石川晴士. 周術期腎障害と予防法. 臨床麻酔 2014 ; 38：p.283-94.
10) Butterworth JF, Mackey DC, Wasnic JD. Renal physiology & Anesthesia. In Clinical Anesthesiology. New York : McGraw-Hill books ; 2013. p.631-51.
11) 石川晴士. 腎機能を悪化させる薬物. LiSA 2013 ; 20：974-8.
12) 西山美鈴編. 腎機能患者の麻酔. 麻酔科レジデントマニュアル. 東京：ライフリサーチプレス；2003. p510-32.

（恒吉勇男）

7章 肝合併症および消化管合併症

1 術後肝不全

　術後肝不全は，肝切除手術後の重大な合併症の一つである．術後肝不全は，肝切除後の患者の約10％に発症し，術後死亡の約30％を占める．International Study Group of Liver Surgeryにより術後肝不全は「術後に肝臓が合成，排泄，解毒機能を維持できず，術後5日目以降に生じるPT-INRの増加や高ビリルビン血症によって特徴づけられる病態」と定義されている[1]．術後肝不全に陥った場合，決定的な治療法は存在しないため予防が最善の策となる．回復不能な肝不全に対する唯一の根治的治療法は肝移植手術となる[2]．

A 合併症を予測するための術前因子

1 血液・生化学検査

　Child-Pugh分類は，肝機能評価に利用され術後生存の予測因子であり，肝切除の適応に用いられる．Child-Pugh分類は，血清総ビリルビン値，血清アルブミン値，PT％，脳症，腹水から分類される．血小板低値は術後肝不全の予測因子であるという報告もある．
　通常，肝切除術の適応は，Child Aもしくは厳選されたChild Bの患者である[3]（表1）．
　MELD（model for end-stage liver disease）スコアも肝機能評価に用いられる．

$$\text{MELD score} = 10 \times [((0.957 \times \ln(\text{creatinine})) + (0.378 \times \ln(\text{bilirubin})) + (1.12 \times \ln(\text{INR}))] + 6.43$$

血清総ビリルビン値，血清クレアチニン値，PT-INRから分類され，10以上で術後肝不全のリスクが有意に上昇する[4]．
　ICG（indocyanine green）検査は，ICG投与後の血漿停滞率を測定する非侵襲的な検査であり，肝予備能を評価して安全な肝切除量を決定する．15分値で10未満が正常値であり，その値に応じて肝切除量を決定する（図1）[5]．
　肝切除後の術後肝不全の危険因子として，肝炎ウイルス感染があり術前のチェックが必要である[6]．ウイルス肝炎の慢性期であれば手術は可能であるが，B型肝炎ウイルスのDNA数が多い群で術後肝不全の発症率が高いという報告があり注意が必要である[7]．
　血小板は，肝障害の進行や肝臓の線維化に伴う脾機能亢進により減少するため肝機能の指標の一つである．血小板数が15万/μl以下は肝切除後の術後肝不全の危険因子であるという報告[8]や10万/μl以下で肝切除後の死亡率が増加するという報告[9]がある．

2 画像検査

　^{99m}Tc-GSAを用いた肝受容体シンチグラフィは，SPECT画像により機能的肝容量を求めることができ，術前の肝予備能の評価や肝切除範囲の決定に用いられる[10]．
　CT volumetryは，肝臓のCT画像の三次元構築により肝容量を測定する．測定した肝容量から

表1 Child-pugh分類

	1点	2点	3点
アルブミン（g/dl）	>3.5	2.8-3.5	<2.8
ビリルビン（g/dl）	<2.0	2.0-3.0	>3.0
プロトロンビン時間（秒） または　INR	<4.0 <1.7	4.0-6.0 1.7-2.3	>6.0 >2.3
腹水	なし	少量，制御容易	緊満，制御困難
脳症	なし	Grade Ⅰ-Ⅱ	Grade Ⅲ-Ⅳ

Class A＝5～6点
Class B＝7～9点
Class C＝10～15点

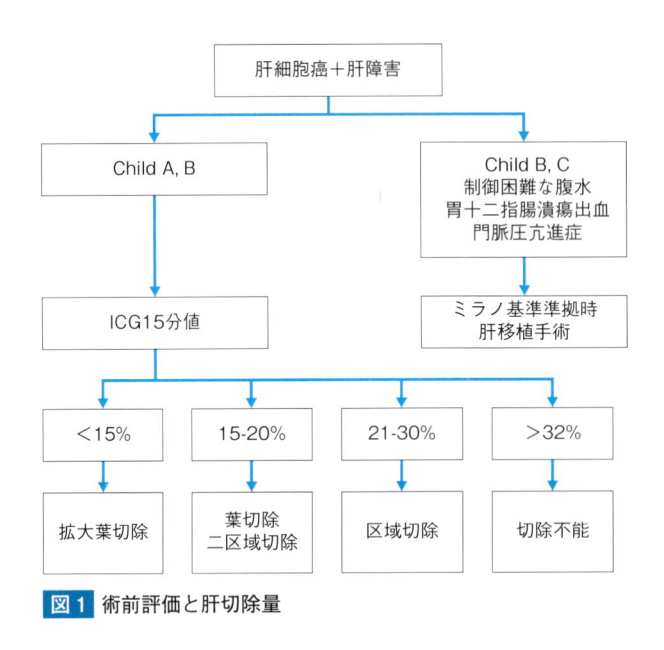

図1 術前評価と肝切除量

安全な肝切除量を推定する．ただし，肝容量と実際の肝機能は必ずしも一致しないため，他の肝機能検査とともに解釈する必要がある[11]。

3 術前併存疾患

肥満や低栄養は，術後肝不全の危険因子であり減量や適切な栄養管理を行う必要がある．

術前の糖尿病や呼吸器疾患，腎機能障害も術後肝不全の危険因子であり，状態改善のための積極的加療が推奨されている[12]。また，術前の化学療法に関連した肝障害も，注意が必要である[13]。その他，術後肝不全の危険因子として，高齢や男性がある[14]。

4 手術術式

肝切除後の術後肝不全の予測因子に，肝線維化の程度，少ない残肝容量，術中出血量，輸血量がある[15]。術後の肝機能維持のための残肝量の下限は正常肝では26％，肝硬変では40％と言われている[16]。加えて，Child分類，ICG，門脈圧亢進症の有無などを加味して切除量を決定する．術後肝不全を予防するために，Child分類やICGを用いて肝切除範囲を決定する[17]（図1）。またわが国で広く用いられている「幕内分類」では，腹水，ビリルビン値，ICGを用いて肝切除範囲を決定する[18]（図2）。

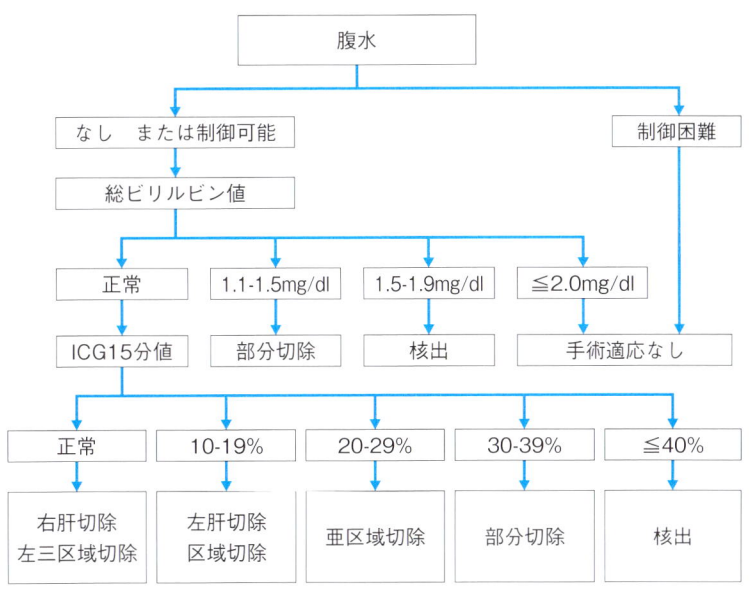

図2 肝切除の手術適応

B 予測因子から考慮する対策と準備

1 術前管理

ICG検査により，残肝容量が不十分（small-for-size）と予想される場合，門脈塞栓術を施行する。門脈塞栓術により，切除予定肝を萎縮し残肝容量は増加し，残肝機能を高めることで術後肝不全のリスクを低減する[19]。術後の肝臓の血行動態異常は，肝不全の原因となるため術後は腹部エコー，ドプラー，CTでの評価が必要である。

2 術中管理

揮発性吸入麻酔薬では，ハロタンによる肝障害の報告がある[20]。現在多く使用されている揮発性吸入麻酔薬であるセボフルランやデスフルランでの肝障害はなく問題なく使用される[21]。術中出血，輸血，代謝性アシドーシスが術後肝不全の予測因子であるという報告がある。肝切除術で，トラネキサム酸の投与により出血量や輸血量が減少したという報告があり，大量出血が予想される手術では出血量の減少に寄与するかもしれない[22]。

出血量を減少させる手術技法として，肝流入血管を遮断するPringle法がある。虚血再灌流障害を回避するために，10分間の遮断の後に5分間の再灌流を行い，積算の遮断時間が1時間を超えないことが推奨されている[23]。

また，肝切除中の中心静脈圧を低下させることも，出血量減少に寄与する[6]。

3 術後管理

術後の肝機能値は，術後2日目くらいがもっとも高く，術後1週間程度で正常化することが多い。上記の経過に沿わない肝機能異常の場合，肝不全兆候が示唆される。術後肝不全の診断基準（International Study Group of Liver Surgery：ISGLS）として，50％未満のPT％（PT-INR＞1.7）と50 μmol/l 超える高ビリルビン血症（T-Bil＞2.9 mg/dl）がある[24]。術後肝不全の重症度はGrade AからCまで分類されている。Grade Aは，検査値に異常はあるが，臨床治療に影響を与えないもの。Grade Bは，通常の術後経過から逸脱するが侵襲的治療が必要ないもの。Grade Cは，通常の術後経過から逸脱し，侵襲的治療が必要とするものと定義され各々対処法が異なる（表2）。

術後鎮痛は，硬膜外麻酔やオピオイド静脈内投与が主体となるが，補助鎮痛としてアセトアミノ

表2 術後肝不全の重症度分類

	Grade A	Grade B	Grade C
特定の治療	●必要なし	●新鮮凍結血漿投与 ●アルブミン投与 ●利尿剤投与 ●非侵襲的呼吸サポート	●集中治療室転棟 ●循環補助（血管作動薬） ●糖補充 ●透析 ●挿管，人工呼吸 ●体外肝サポート ●肝移植手術
肝機能	●十分な凝固機能（PT-INR＜1.5） ●神経学的症状なし	●不十分な凝固機能 （1.5≦PT-INR＜2.0） ●神経学的症状あり （傾眠，混乱）	●不十分な凝固機能 （PT-INR≧2.0） ●重度の神経学的症状 ●肝性脳症
腎機能	●十分な尿量（＞0.5 ml/kg/時） ●BUN＜150 mg/dl ●尿毒症症状なし	●不十分な尿量（≦0.5 ml/kg/時） ●BUN＜150 mg/dl ●尿毒症症状なし	●利尿剤で対処不能な腎不全 ●BUN≧150 mg/dl ●尿毒症症状あり
呼吸機能	●動脈血酸素濃度＞90%	●動脈血酸素濃度≦90% ●酸素投与	●難治性の重症低酸素（十分な酸素投与下で動脈血酸素濃度≦85%）
追加の評価	●必要なし	●腹部超音波，CT検査 ●喀痰，血液，尿培養 ●頭部CT	●腹部超音波，CT検査 ●胸部X線，CT検査 ●喀痰，血液，尿培養 ●頭部CT ●頭蓋内圧測定

フェンがある。一般的に，アセトアミノフェンは使用過量に伴い肝障害が誘発される。肝切除後では，アセトアミノフェン代謝は低下することが分かっており，肝硬変など術後肝不全のリスクのある患者では使用を避けることが推奨される[25]。

術後の門脈血栓などの血管内合併症により術後肝不全に陥ることがあり，肝不全の予兆が出現した際にはドプラー超音波検査やCTにて血流評価を行い，血管内治療や手術による血流改善が必要となる。術後の出血や腹腔内感染は，術後肝不全の要因となるため早期の発見と対応が重要となる[26]。

肝不全発症時には肝臓の再生，修復が得られるまでの肝機能補助の目的で血漿交換療法や持続緩徐式血液濾過が行われることがある。

術後肝不全は，重症度に応じて分類されており，病状ごとに輸血や循環維持を行い治療介入していく。

回復不能な術後肝不全の唯一の根治的療法は肝移植術となる。術後肝不全患者の多くは担癌患者であるため，肝移植の適応となりにくい。ただしミラノ基準に則り，5 cm以内の単一腫瘍または3 cm・3個以内の腫瘍の患者では肝移植の適応となりうる[27]。

文献

1) Rahbari NN, Garden OJ, Padbury R, et al. Posthepatectomy liver failure : a definition and grading by the International Study Group of Liver Surgery (ISGLS). Surgery 2011 ; 149 : 713-24.
2) Paugam-Burtz C, Wendon J, Belghiti J, et al. Case Scenario : Postoperative liver failure after liver resection in a cirrhotic patient. Anesthesiology 2012 ; 116 : 705-11.
3) Schroeder RA, Marroguin CE, Bute BP, et al. Predictive indices of morbidity and mortality after liver resection. Ann Surg 2006 ; 243 : 373-9.
4) Cescon M, Cucchetti A, Grazi GL, et al. Indication of the extent of hepatectomy for hepatocellular carcinoma on cirrhosis by a simple algorithm based on preoperative variables. Arch Surg 2009 ; 144 : 57-63.
5) Yadav K, Shrikhande S, Goel M. Post hepatectomy liver failure : Concept of management. J Gastrointest 2014 ; 45 : 405-13.

6) Kauffmann R, Fong Y. Post-hepatectomy liver failure. Hepatectobiliary Surg Nutr 2014 ; 5 : 238-46.
7) Huang G, Lau WY, Shen F, et al. Preoperative Hepatitis B virus DNA level is arisk factor for postoperative liver failure in patients who underwent partial hepatectomy for hepatitis B-related hepatocellular carcinoma. World J Surg 2014 ; 38 : 2370-6.
8) Hirashita T, Ohta M, Iwashita Y, et al. Risk factors of liver failure after right-sided hepatectomy. Am J Surg 2013 ; 206 : 374-9.
9) Kaneko K, Shirai Y, Wakai T, et al. Low preoperative platelet counts predict a high mortality after partial hepatectomy in patients with hepatocellular carcinoma. World J Gastroenterol 2005 ; 11 : 5888-92.
10) Schneider PD. Preoperative assessment of liver function. Surg Clin N Am 2004 ; 84 : 355-73.
11) Shoup M, Gonen M, D'Angelica M, et al. Volumetric analysis predicts hepatic dysfunction in patients undergoing major liver resection. J Gastrointest Surg 2003 ; 7 : 325-30.
12) Kauffmann R, Fong Y. Post- hepatectomy liver failure. J Hepatobiliary Surg Nutr 2014 ; 3 : 238-46.
13) Fong Y, Bentrem DJ, et al. CASH (Chemotherapy-associated steanohepatitis) costs. Ann Surg 2006 ; 243 : 8-9.
14) van den Broek MA, Olde Damink SW, Dejong CH, et al. Liver failure after partial hepatic resection : definition, pathophysiology, risk factor and treatment. Liver Int 2008 ; 6 : 767-80.
15) Garcea G, Maddern GJ. Liver failure after major hepatic resection. J Hepatobiliary Pancreat Surg 2009 ; 16 : 145-55.
16) Schindl MJ, Redhead DN, Fearon KC, et al. The value of residual liver volume as a predictor of hepatic dysfunction and infection after major liver resection. Gut 2005 ; 54 : 289-96.
17) Yadav K, Shrikhande S, Goel M. Post hepatectomy liver failure : concept of management. J Gastrointest Cancer 2014 ; 45 : 405-13.
18) Makuuchi M, Kosuge T, Takayama T. Surgery for small liver cancers. Semin Surg Oncol 1993 ; 9 : 298-304.
19) Abulkhir A, Limongelli P, Healey AJ, et al. Preoperative portal vein embolization for major liver resection : A meta-analysis. Ann Surg 2008 ; 247 : 49-57.
20) 日本麻酔科学会. 麻酔薬および麻酔関連薬使用ガイドライン 第3版. 2009
21) Kharasch ED. Adverse drug reactions with halogenated anesthetics. Clin Pharmacol 2008 ; 84 : 158-62.
22) Wu CC, Ho WM, Cheng SB, et al. Perioperative parenteral tranexamic acid in liver tumor resection : a prospective randomized trial toward a "blood transfusion"-free hepatectomy. Ann Surg 2006 ; 243 : 173-80.
23) Clavien PA, Petrowsky H, DeOliveira ML, et al. Strategies for safer liver surgery and partial liver transplantation. N Engl J Med 2007 ; 356 : 1545-59.
24) Balzan S, Belghiti J, Farges O, et al. The "50-50 criteria" on postoperative day 5 : an accurate predictor of liver failure and death after hepatectomy. Ann Surg 2005 ; 242 : 824-8.
25) Galinski M, Delhotal-Landes B, Lockey DJ, et al. Reduction of paracetamol metabolism after hepatic resection. Pharmacology 2006 ; 77 : 161-5.
26) Jarnagin WR, Gonen M, Forg Y, et al. Improvement in perioperative outcome after hepatic resection. Ann Surg 2002 ; 236 : 397-406.
27) Mazzaferro V, Regalia E, Doci R, et al. Liver transplantation for the treatment of small hepatocellular carcinomas in patients with cirrhosis. NEJM 1996 ; 334 : 693-9.

（廣井一正，森松博史）

2 術後悪心・嘔吐（PONV）

術後悪心・嘔吐（postoperative nausea and vomiting：PONV）は手術・麻酔に伴う合併症の中で術後痛に次いで頻度が高く，その頻度は約30％とされている[1,2]。わが国における単施設での11～94歳の入院患者1,645人を対象とした前向き研究においても，術後48時間以内に42.6％の患者（男性24.1％，女性53.0％）にPONVが発生した[3]。PONVは術後の早期離床を妨げて周術期の患者満足度を低下させ，脱水，電解質異常，誤嚥，創離開などを引き起こす可能性がある。

嘔吐中枢は延髄網様体にあり，種々の求心性刺激に対して嘔吐を起こす。嘔吐を引き起こす求心路にはおよそ5つの経路がある；第一に上部消化管，咽頭，縦隔にあるセロトニン受容体から迷走神経を介する経路，第二に前庭迷路系から第Ⅷ脳神経を介する経路，第三に視覚中枢からの経路，第四に心理的要因など大脳辺縁系を介する経路，第五に延髄最後野の化学受容器引金帯（chemoreceptor trigger zone：CTZ）を介する経路[4]。PONVのメカニズムは明らかにされていないが，特定の受容体拮抗薬では完全に抑えることができないため，ドパミン作動性（D_2），コリン作動性（ムスカリン様），ヒスタミン作動性（H_1），セロトニン作動性（$5-HT_3$）など複数の容体が関わっていると考えられる。

A 合併症を予測するための術前因子

1 成人におけるPONVの危険因子の評価

成人におけるPONVの危険因子を表1に示した。危険因子が増えることによりPONVの発生頻度が増加する。Apfelら[1]は成人における危険因子を単純にスコア化して，PONVの発生頻度を予測した。①女性，②非喫煙者，③PONV既往，④術後のオピオイド使用をそれぞれ1点として，合計が0～1点を低危険度群，2点を中危険度群，3～4点を高危険度群とした。PONVの予測頻度は，0, 1, 2, 3, 4点の場合にそれぞれ10％，21％，39％，61％，79％になると報告している。

2 小児におけるPOVの危険因子の評価

小児では悪心の評価が困難なために，術後嘔吐（postoperative vomiting：POV）の危険因子が調査されてきた。小児においても多くの危険因子は成人と共通であるが，次のようないくつかの相違点がある；2歳未満ではPOVはまれだが3歳以上では成人の2倍の頻度[7]，年齢の増加とともに危険度が増加して思春期以降は減少する，思春期以前は性差なし[8]，特定の手術（斜視手術，アデノイド口蓋扁桃摘出術，ヘルニア修復術，精巣固定術，包茎手術）で危険度の増加が明らかである[7]。Eberhartら[9]は小児における危険因子を単純にスコア化してPOVの発生頻度を予測した。①手術時間30分以上，②3歳以上，③斜視手術，④POV既往あるいは家族のPONV既往をそれぞれ1点として，合計が0, 1, 2, 3, 4点の場合にPOVの予測頻度が9％，10％，30％，55％，70％になると報告している。

B 予測因子から考慮する対策と準備

1 PONVの基本危険因子を減少させる

PONVの発生頻度が高い患者を同定することで，麻酔方法の選択や術中管理において基本危険因子を減少させて，効率的に制吐薬を予防投与することができる。基本危険因子を減少させる方法として，①全身麻酔を避けて区域麻酔を選択する，②麻酔の導入と維持にプロポフォールを使用する，③揮発性麻酔薬や亜酸化窒素を避ける，④術中術後のオピオイド使用を最小限にする，⑤十分な輸液を行うなどがあげられる[6]。これらは小児においても有効で，全身麻酔に区域麻酔を併用することにより周術期に必要なオピオイドが減少して，結果としてPOVが減少する[10,11]。

表1 成人におけるPONVの危険因子

			OR	(95% CI)
確定的 (positive overall)	患者因子	女性 PONVあるいは乗り物酔いの既往 非喫煙者 若年者	2.57 2.09 1.82 0.88/10年	(2.32-2.84) (1.90-2.29) (1.68-1.98) (0.84-0.92)
	麻酔因子	揮発性麻酔薬の使用 麻酔時間 術後のオピオイド使用（用量依存性） 亜酸化窒素の使用	1.82 1.46/時間 1.39 1.45	(1.56-2.13) (1.30-1.63) (1.20-1.60) (1.06-1.98)
	手術因子	胆嚢摘出術 腹腔鏡手術 婦人科手術	1.90 1.37 1.24	(1.36-2.68) (1.07-1.77) (1.02-1.52)
不確定 (conflicting)		ASA分類 月経周期 麻酔科医の経験 ネオスチグミン使用	1.21	(0.88-1.67)
否定的 (disproven or of limited clinical relevance)		肥満 不安 経鼻胃管 酸素投与 周術期の絶飲食 片頭痛	1.00	(0.98-1.02)

ASA：American Society of Anesthesiologists, OR：odds ratio, CI：confidence interval
(Apfel CC, Heidrich FM, Jukar-Rao S, et al. Evidence-based analysis of risk factors for postoperative nausea and vomiting. Br J Anaesth 2012；109：742-53, Gan TJ, Diemunsch P, Habib AS, et al. Consensus guidelines for the management of postoperative nausea and vomiting. Anesth Analg 2014；118：85-113 より改変引用)

2 PONVの危険度の高い成人患者の予防的治療

ApfelスコアによるPONVの危険度に応じて，予防的治療を行うことが推奨されている（表2）；①低危険度群は特に予防の必要なし，②中危険度群は1～2種類の予防的治療を行う，③高危険度群は2種類以上の予防的治療を併用して集学的治療を行う[6]。特に高危険度群では，可能であれば区域麻酔を選択する。全身麻酔を行う場合にはプロポフォールを用いた全静脈麻酔（total intravenous anesthesia：TIVA）を選択して基本危険因子を減少させるとともに，制吐薬の予防的投与を行う（表3）。オンダンセトロン4 mg，ドロペリドール1.25 mg，デキサメタゾン4 mgは同等の効果があり，PONVのリスクをそれぞれ約26％減少させる[2]。メトクロプラミド10 mgの予防投与では効果不十分とされていたが，最近その有効性を示すメタ解析も報告されている[12]。異なる受容体に作用する制吐薬を併用することによりその効果が相加的に増強するため，単剤投与よりも表4に示すような異なる種類の薬物の併用療法が推奨されている[2,6]。しかし，わが国では保険適用となっていない薬物も多く，薬物を選択する際にはその点も考慮する必要がある。

表2 PONVに対する予防的治療
- 区域麻酔
- TIVA
- セロトニン受容体拮抗薬
- デキサメタゾン
- ドロペリドール，ハロペリドール
- ニューロキニン受容体拮抗薬
- 回復室でのプロポフォールの救助的投与
- ジメンヒドリナート
- ペルフェナジン
- スコポラミン
- 鍼療法

TIVA：total intravenous anesthesia
(Gan TJ, Diemunsch P, Habib AS, et al. Consensus guidelines for the management of postoperative nausea and vomiting. Anesth Analg 2014；118：85-113 より改変引用)

表3 成人のPONVの予防に用いる制吐薬

分類	薬剤	投与量と投与法	投与時期	国内 採用	国内 保険適用
セロトニン受容体拮抗薬	オンダンセトロン	4 mg 静注, 8 mg 内服	手術終了時	静注・内服	×
	グラニセトロン	0.35〜3 mg 静注	手術終了時	静注・内服	×
	tropisetron	2 mg 静注			
	パロノセトロン	0.075 mg 静注	麻酔導入時	静注	×
	ラモセトロン	0.3 mg 静注	手術終了時	静注・内服	
	dolasetron	12.5 mg 静注	手術終了時		
副腎皮質ステロイド	デキサメタゾン	4〜5 mg 静注	麻酔導入時	静注・内服	×
	メチルプレドニゾロン	40 mg 静注		静注・内服	×
ドパミン受容体遮断薬 ブチロフェノン系	ドロペリドール	0.625〜1.25 mg 静注	手術終了時, 嘔気時	静注	○
	ハロペリドール	0.5〜2 mg 筋注・静注		静注・内服	×
ベンザミド系	メトクロプラミド	10〜20 mg 静注	手術前, 手術中, 嘔気時	静注・内服	○
フェノチアジン系	ペルフェナジン	5 mg 静注		×(筋注・内服)	○
	プロメタジン	6.25〜12.5 mg 静注		×(筋注・皮下注・内服)	○
ヒスタミン受容体拮抗薬	ジメンヒドリナート	1 mg/kg 静注		×(内服)	○
	ヒドロキシジン	12〜25 mg 筋注・静注	手術終了時, 嘔気時	静注・筋注・内服	○
ニューロキニン受容体拮抗薬	アプレピタント	40 mg 内服	麻酔導入時	静注・内服	×
	casopitant	150 mg 内服	麻酔導入時		
	rolapitant	70〜200 mg 内服	麻酔導入時		
β刺激薬	エフェドリン	0.5 mg/kg 筋注		×(静注・皮下注・内服)	×
抗コリン薬	スコポラミン	経皮パッチ	手術前夜, 手術2時間前	×(静注・内服)	×

(Gan TJ, Diemunsch P, Habib AS, et al. Consensus guidelines for the management of postoperative nausea and vomiting. Anesth Analg 2014 ; 118 : 85-113 より改変引用)

3 POVの危険度の高い小児患者の予防的治療

小児におけるPOVの頻度は成人の2倍であるため，この年代においてはさらにPOVを予防する必要があると考えられる．小児においても成人と同様に異なる種類の制吐薬の併用療法が効果的である．POVの中・高危険度群は，予防的な制吐薬として禁忌でなければ5-HT$_3$受容体拮抗薬とステロイドを併用することが推奨されている(表4, 5)[13]．制吐薬を投与する際には，オンダンセトロンによるQT延長[14]，デキサメタゾンによる白血病患者の腫瘍崩壊症候群や高カリウム血症の報告もあり注意が必要である[15]．ドロペリドールは2歳以下では禁忌とされ，錐体外路症状，QT延長，過鎮静などの危険性があるため，3歳以上の入院患者においてその他の治療薬が無効であった場合に使用するべきである[13]．

表4 成人と小児における制吐薬の併用療法

成人
● ドロペリドール＋デキサメタゾン
● セロトニン受容体拮抗薬＋デキサメタゾン
● セロトニン受容体拮抗薬＋ドロペリドール
● セロトニン受容体拮抗薬＋デキサメタゾン＋ドロペリドール
小児
● オンダンセトロン 0.05 mg/kg＋デキサメタゾン 0.15 mg/kg
● オンダンセトロン 0.1 mg/kg＋ドロペリドール 0.015 mg/kg
● tropisetron 0.1 mg/kg＋デキサメタゾン 0.5 mg/kg

（Gan TJ, Meyer TA, Apfel CC, et al. Society for Ambulatory Anesthesia guidelines for the management of postoperative nausea and vomiting. Anesth Analg 2007；105：1615-28 より改変引用）

表5 小児のPOVの予防に用いる制吐薬

薬物	投与量	
オンダンセトロン	0.05〜0.1 mg/kg	（最高 4 mg）
グラニセトロン	0.04 mg/kg	（最高 0.6 mg）
tropisetron	0.1 mg/kg	（最高 2 mg）
dolasetron	0.35 mg/kg	（最高 12.5 mg）
デキサメタゾン	0.15 mg/kg	（最高 5 mg）
ドロペリドール	0.01〜0.015 mg/kg	（最高 1.25 mg）
ジメンヒドリナート	0.5 mg/kg	（最高 25 mg）

（Gan TJ, Meyer TA, Apfel CC, et al. Society for Ambulatory Anesthesia guidelines for the management of postoperative nausea and vomiting. Anesth Analg 2007；105：1615-28 より改変引用）

表6 危険度に応じたPONVの治療戦略

	低危険度	中危険度	高危険度
予防	予防なし	デキサメタゾン＋オンダンセトロン or TIVA	デキサメタゾン＋オンダンセトロン＋TIVA
治療	1. オンダンセトロン 2. ドロペリドール	1. ドロペリドール 2. ジメンヒドリナート	1. ドロペリドール 2. ジメンヒドリナート

デキサメタゾン：成人 4 mg，小児 0.15 mg/kg
オンダンセトロン：成人 4 mg，小児 0.1 mg/kg
ドロペリドール：成人 1 mg，小児 0.01〜0.015 mg/kg
ジメンヒドリナート：成人 1 mg/kg，小児 0.5〜1 mg/kg
TIVA：total intravenous anesthesia
（Gan TJ, Diemunsch P, Habib AS, et al. Consensus guidelines for the management of postoperative nausea and vomiting. Anesth Analg 2014；118：85-113 より改変引用）

4 PONVの治療

PONVが発生した場合には，手術に伴う血液の咽頭・胃内への垂れ込みや腹部膨満の有無などの悪心・嘔吐の原因を検索して，可能であればその原因を除去する。予防的治療を行ったにも関わらずPONVが発生した場合には，予防的に投与した制吐薬とは異なる種類の薬物で治療するべきである。予防的な制吐薬が投与されていない場合には，少量の5-HT$_3$受容体拮抗薬が推奨されている（表6）[16,17]。PONVの治療に使用する5-HT$_3$受容体拮抗薬は，オンダンセトロン1 mg，グラニセトロン 0.1 mg と予防的投与よりも少ない量でも有効で，用量依存性に副作用である頭痛が増加す

る[16]。プロメタジン 6.25〜12.5 mg 静注（国内では筋注・皮下注），ドロペリドール 0.625 mg 静注，デキサメタゾン 2〜4 mg 静注なども PONV の治療として有効である[17〜19]。オンダンセトロンは，前回投与から 6 時間以内に反復投与しても無効との報告もある[6,20]。その他に投与できる薬物がない場合には，5-HT$_3$ 受容体拮抗薬やブチロフェノン系は前回投与から 6 時間以降の再投与を考慮してもよいが，その有効性は明らかではない。デキサメタゾンのように長時間作用型の薬物の再投与は推奨されない。患者が術後回復室にいる場合にはプロポフォール 20 mg 静注もオンダンセトロンと同等の効果が得られるが，その制吐作用は一時的であると思われる[21]。

文献

1) Apfel CC, Laara E, Koivuranta M, et al. A simplified risk score for predicting postoperative nausea and vomiting : conclusions from cross-validation between two centers. Anesthesiology 1999 ; 91 : 693-700.
2) Apfel CC, Korttila K, Abdalla M, et al. A factorial trial of six interventions for the prevention of postoperative nausea and vomiting. N Engl J Med 2004 ; 350 : 2441-51.
3) Morino R, Ozaki M, Nagata O, et al. Incidence of and risk factors for postoperative nausea and vomiting at a Japanese cancer center : first large-scale study in Japan. J Anesth 2013 ; 27 : 18-24.
4) 槇田浩史. 術後の悪心・嘔吐. 日臨麻会誌 1998 ; 18 : 359-69.
5) Apfel CC, Heidrich FM, Jukar-Rao S, et al. Evidence-based analysis of risk factors for postoperative nausea and vomiting. Br J Anaesth 2012 ; 109 : 742-53.
6) Gan TJ, Diemunsch P, Habib AS, et al. Consensus guidelines for the management of postoperative nausea and vomiting. Anesth Analg 2014 ; 118 : 85-113.
7) Lerman J. Surgical and patient factors involved in postoperative nausea and vomiting. Br J Anesth 1992 ; 69 : 23-32.
8) Rowley MP, Brown TCK. Postoperative vomiting in children. Anesth Intensive Care 1982 ; 10 : 309-13.
9) Eberhart LH, Geldner G, Kranke P, et al. The development and validation of a risk score to predict the probability of postoperative vomiting in pediatric patients. Anesth Analg 2004 ; 99 : 1630-7.
10) De Windt AC, Asehnoune K, Roquilly A, et al. An opioid-free anaesthetic using nerve blocks enhances rapid recovery after minor hand surgery in children. Eur J Anaesthesiol 2010 ; 27 : 521-5.
11) Gupta N, Kumar R, Kumar S, et al. A prospective randomised double blind study to evaluate the effect of peribulbar block or topical application of local anaesthesia combined with general anaesthesia on intra-operative and postoperative complications during paediatric strabismus surgery. Anaesthesia 2007 ; 62 : 1110-3.
12) De Oliveira GS Jr, Castro-Alves LJ, Chang R, et al. Systematic metoclopramide to prevent postoperative nausea and vomiting : a meta-analysis without Fujii's studies. Br J Anaesth 2012 ; 109 : 688-97.
13) Gan TJ, Meyer TA, Apfel CC, et al. Society for Ambulatory Anesthesia guidelines for the management of postoperative nausea and vomiting. Anesth Analg 2007 ; 105 : 1615-28.
14) McKechnie K, Froese A. Ventricular tachycardia after ondansetron administration in a child with undiagnosed long QT syndrome. Can J Anaesth 2010 ; 57 : 453-7.
15) McDonnell C, Barlow R, Campisi P, et al. Fatal peri-operative acute tumour lysis syndrome precipitated by dexamethasone. Anaesthesia 2008 ; 63 : 652-5.
16) Kazemi-Kjellberg F, Henzi I, Tramer MR. Treatment of established postoperative nausea and vomiting : a quantitative systemic review. BMC Anesthesiol 2001 ; 1 : 2. http://www.biomedcentral.com/1471-2253/1/2.
17) Habib AS, Gan TJ. The effectiveness of rescue antiemetics after failure of prophylaxis with ondansetron or droperidol : a preliminary report. J Clin Anesth 2005 ; 17 : 62-5.
18) Chia YY, Lo Y, Liu K, et al. The effect of promethazine on postoperative pain : a comparison of preoperative, postoperative, and placebo administration in patients following total abdominal hysterectomy. Acta Anaesthesiol Scand 2004 ; 48 : 625-30.
19) Habib AS, Reuveni J, Taguchi A, et al. A comparison of ondansetron with promethazine for treating postoperative nausea and vomiting in patients who received prophylaxis with ondansetron : a retrospective database analysis. Anesth Analg 2007 ; 104 : 548-51.
20) Kovac AL, O'Connor TA, Pearman MH, et al. Efficacy of repeat intravenous dosing of

ondansetron in controlling postoperative nausea and vomiting : a randomized, double-blind, placebo- controlled multicenter trial. J Clin Anesth 1999 ; 11 : 453-9.
21) Gan TJ, El-Molem H, Ray J, et al. Patient-controlled antiemesis : a randomized, double-blind comparison of two doses of propofol versus placebo. Anesthesiology 1999 ; 90 : 1564-70.

(川上直哉,森松博史)

3 術後イレウス

　術後イレウスは，腸内容の通過障害が何らかの原因により生じて，腸液・ガス・糞便などが腸内腔に充満し，排便や排ガスがなくなることで，腹部膨満や腹痛，嘔気・嘔吐などの症状が出現する。イレウスの中には，急激に状態が悪化することで，重篤な全身症状を起こすこともあるため，早期に適切な処置が必要となる恐い病気である。正確なメカニズムに関しては複雑かつ多数の因子を含み，腸蠕動の不十分な動きに伴い多彩な症状を呈する。中枢神経系と自律神経の複雑な相互作用の結果，異常な電気活動を発生し腸管機能のマヒを引き起こすことが知られている[1]。これに伴い腸管ガスや腹水の貯留が生じ，正常な胃腸機能が失われる。イレウスが生じるとリハビリが遅れ腹部不快感や痛みで，肺合併症を併発し，栄養状態も不良となり最終的に医療コストが増加することも報告されている。術後イレウスの併発は病院滞在日数の増加につながり，避けるべき合併症の一つである[2]。

1 イレウスの分類に関して

　術後イレウスのほとんどは腹部手術後に生じるが，通常腸管活動は，小腸手術後は数時間以内，胃の手術は1～2日以内，大腸手術は3～5日以内に回復することが知られている。右半結腸の方が，横行結腸や左半結腸より早期に腸蠕動が回復することも知られている[1]。腸管の内腔が機械的通過障害によって発症する「機械的イレウス」と，腸管の神経障害や腸管内の血流の悪化による蠕動運動が悪化することによって発症する「機能的イレウス」に分類される。機械的イレウスが大部分を占めるが，機械的イレウスはさらに単純性イレウス（閉塞性イレウス）と複雑性イレウス（絞扼性イレウス）に分類される。単純性イレウスとは，腸管への血流障害，血行不全を伴わない腸閉塞で，複雑性イレウスとは，索状物による絞扼や腸管の嵌頓などによって腸管への血流障害，血行不全を伴う腸閉塞である。機能性イレウスは偽性腸閉塞症（pseudo-obstruction）とも呼ばれ，腸管の蠕動運動が障害されることにより，機械的な閉塞機転がないにもかかわらず腹部膨満，腹痛，嘔吐などの腸閉塞症状を引き起こす疾患である。急性型と慢性型に分類され，急性型は急性の機能的な大腸通過障害により大腸閉塞の症状を生じる。大腸に分布する自律神経系の制御が崩れて発症すると推測されているが，腹部手術術後発症の報告が多い。慢性型は，腸管筋系や腸管神経系の異常による原発性のものと，全身性硬化症，アミロイドーシス，パーキンソン病，筋ジストロフィーやミトコンドリア脳筋症などの基礎疾患に続発するもの，抗精神病薬や抗うつ剤などの薬物使用の影響による続発性のものに分類される。

2 病態に関して

　術後イレウスの正確なメカニズムに関しては不明であるが，抑制性の脊髄反射の活性化を通して生じることが知られている[1,3]。解剖学的に3つの遠位反射が関与し，腸管壁に限定した超短期反射，傍脊椎神経節の短期反射，脊髄に関与する長期反射が知られている[1]。この長期反射がもっとも重要であり，脊椎麻酔や交感神経ブロック，神経切除術がイレウスの進展を防ぐことが報告されている。術後のストレス反応も全身の内分泌や炎症性の反応を促進し，イレウスの進展に関与することが知られている。ラットにおけるイレウス進展モデルにおいて，免疫染色によりマクロファージ，単球，T細胞，NK細胞，肥満細胞の活性化が関与し，筋組織に存在するマクロファージや肥満細胞が中心となり，炎症性カスケードを進展させていくことが報告されている[4]。カルシトニン遺伝子関連ペプチドや一酸化窒素（NO），腸管血管作動性ペプチド，サブスタンスPは，腸管神経系における抑制性の神経伝達物質であり，これらのアンタゴニストがイレウスを改善することも報告されている[1,3]。

3 重症化のメカニズムに関して

　腸管の閉塞が起きると，それより口側の腸管は

通過障害のため拡張し，腸液やガスが充満する。腸内容の貯留により腸内圧が亢進すると，腸管壁の血管が圧迫され血行障害を起こし，腸管は浮腫状となり，腸液やガスなどの吸収が障害される。さらに腸管内の腸内細菌が異常増殖し，それとともに毒素が産生されて，これらが腹腔内や血中に移行することで敗血症が引き起こされ重症化する。膨満した拡張小腸により，横隔膜は押し上げられて呼吸機能は低下し，腹部の大血管も圧迫されて静脈の流れが障害されて，心臓や腎臓の機能も悪化し，嘔吐や腸管の吸収障害により，水分や電解質の喪失が起こり，著しい脱水と電解質異常が引き起こされる。これらの要因が相互に関連し悪循環となって急激に重篤な全身状態の悪化をもたらされる[5]。

4 頻度，症状，関連因子

術後イレウスは腹部手術の軽症なものも含めると約50％に生じることが報告されている[3]。イレウスを有する患者は典型的には腹部不快感，腹痛，嘔気・嘔吐を訴え食欲低下を生じる。通常初期は激しい疼痛を訴えない傾向にあり，腸管ガスの排出困難や便秘は継続して，症状が増悪していく傾向が知られている。腸管の拡張は，小腸では径3cm以上（2.5cm），大腸では径6cm以上（5cm）で拡張と定義する。盲腸は大腸の中でもっとも壁が薄く，大腸の閉塞部位がどこであろうともっとも拡張しやすく，盲腸の径が9cm以上の場合，穿孔の危険性がある。術後イレウスの関連因子としては，術前の年齢やアルブミン低値，開腹の既往歴や慢性的なオピオイド使用歴および術後DVT発症や電解質異常が報告されている[6]（表1）。

5 身体所見

腹部は閉塞や拡張の程度により，腹満感や鼓張を呈する。腸蠕動は低下することが多いが，閉塞に伴い高音を呈することも知られている。圧痛を伴うこともあれば，精神科の患者では無症状であることもあり，要注意である。

表1 イレウスの危険因子とその頻度

危険因子	I-スコア
男性	1
術前アルブミン＜3.4 g/dl	1
手術難易度＞8/10	1
開腹手術	1
傷の長さ＞10 cm	1
赤血球輸血	1
Total	6

I-スコア	イレウスの頻度
Low risk（0-1）	6.6%
Moderate risk（2）	26.3%
High risk（≧3）	48.5%

6 要因に関して

考慮すべき要因として敗血症，薬物（麻酔薬，オピオイド，抗精神病薬，抗コリン薬，抗うつ薬など），内分泌異常（糖尿病，副腎不全，甲状腺機能低下），代謝異常（低カリウム，マグネシウムやナトリウムの電解質異常，貧血），心不全，肺炎，外傷（脊椎骨折），胆道感染，脳神経手術の影響（開頭手術や脊椎手術），腹膜炎や腹腔内の炎症，後腹膜や縦隔の炎症があげられる。

7 診断に関して

腸閉塞にはいろいろな原因があり，それにより重症度も異なるため，腸閉塞の種類（絞扼性か？閉塞性か？）閉塞部位を早期に適切に診断することが大切である。手術の既往歴，病状発症の経過や程度，呼吸や脈拍，血圧など全身状態，腹部の所見が重要で，血液検査，腹部単純X線撮影，造影剤を用いた小腸・大腸X線撮影，超音波（エコー）検査，CT検査などを行い総合判断して診断を行う。

❶ 血液検査

38℃以上の発熱が生じる場合には，抗生物質を変更する前に必ず血液培養を採取する。感染のマーカーである白血球，CRP，プロカルシトニン（PCT）は必ずチェックを行い，電解質や乳酸値など代謝異常を併発しないか注意深く観察する。

❷ 画像検査

単純X線撮影や超音波検査，CT検査，造影CT

検査により閉塞部位の診断や開腹手術の決定を行う。絞扼性イレウスでは診断が遅れると生命の危機に関わるため，早期に診断を行い対応することが肝要である。腸管捻転が原因の場合は，発症が急激で特有のガス像を欠き，無ガス像イレウスといわれ，超音波検査では，拡張した腸管と腸管壁の肥圧，腹水などの所見を認める。CTでの確認事項は，拡張腸管の同定（小腸イレウスか，大腸イレウスか），口径差の有無（機能的イレウスか，機械的イレウスか），口径差の原因の特定（腫瘍などの器質的疾患がないか；なければ癒着や索状物を疑う），closed loopの有無（3本の拡張した小腸と，1本の虚脱した小腸が集中していれば疑う；血流障害を生じる可能性高い），腸間膜内の液貯留，腹水・腸管壁の造影不良を確認し治療方針に役立てる。

8 治　療

　腸閉塞の原因と，病状の程度により治療法も異なる。絞扼性イレウスと診断した場合は，全身状態が急激に悪化するため，緊急手術が必要である。閉塞性イレウスの場合は，腸閉塞の病態の悪循環を予防，改善することが大切で，脱水の改善，電解質異常の補正のため，適切な輸液を迅速に点滴投与する。腸内細菌の増殖・毒素産生の予防のため，菌に感受性の高い抗生物質を点滴投与する。また，栄養管理の目的で中心静脈栄養を行うこともあるがエビデンスは乏しいので，可能な限り早期の経腸栄養を考慮する。腸管内圧の亢進を改善するため腸管の減圧を行うこともある。胃管やイレウス管を鼻から挿入して拡張した腸管内容やガスを吸引排除する。イレウス管は胃を超えて小腸まで管をすすめるため，直接拡張した腸管内容を排除でき有効である。また，減圧した後に，イレウス管より造影剤を注入し小腸造影することで，閉塞部位の診断にも有用である。軽度の癒着性イレウスなどでは，これらの保存的な治療で治癒することが多い。数日間（4～7日）の保存的治療を行っても腹痛や腹部膨満などの症状が改善せず，排ガス，排便がない，腹部X線で小腸ガスの減少や消失がない，胃管やイレウス管からの排液量が減少しない，イレウス管からの造影で，腸管が完全に閉塞しているなどの場合は，保存的治療をこれ以上行っても治る見込みは少なく，手術を検討する。手術はその原因と程度により，開腹して癒着剥離，索状物の切除，腸管の切除，吻合，人工肛門増設，などを行う。程度の軽い癒着性イレウスに対し，腹腔鏡下での手術も行われている。機能的イレウスに対しては，薬物療法が中心になる。要因となる薬物の中止やアンタゴニストの投与，腸蠕動を促進する薬物投与（エリスロマイシン，パンテチン）を行い保存的な改善方法を行う。下剤は，「刺激性下剤」と「機械性下剤」に分類される。腸に刺激を与えることで蠕動運動を引き起こす瀉下薬（便秘薬・下剤）である刺激性下剤には，大腸を刺激するものと小腸を刺激するものがあり，大腸刺激性下剤が現在の主流である。機械性下剤は，便に水分を加えるなどして便を柔らかく，排便しやすい状態にし，排便を促す便秘薬の総称である。全身状態を把握せずに使用すると，ショック状態や激しい腹痛を生じる可能性があるので注意が必要である。硬膜外麻酔の使用は腸管蠕動の動きを促進することが知られており，開腹手術に併用することでイレウスの頻度を軽減させ，経口摂取までの時間を短縮させる可能性も報告されており[1]，凝固異常など問題がなければ併用することは利点があるかもしれない。リドカインの全身投与がオピオイド使用量を減少させることで術後イレウスの頻度を軽減させる可能性や，ナロキソンの少量投与がオピオイド単剤での鎮痛効果を増悪させることなく腸蠕動の動きを改善する利点が報告されている[1,3]。術後疼痛管理に作用機序の異なる薬物を少量ずつ併用することで，単剤のみで生じる副作用を軽減することが知られており，マルチモーダルに疼痛管理を行うことが術後イレウスを起こさないという点において，重要であると考えられる。

9 食事とリハビリテーション

　イレウスが改善するまで絶食管理が原則であるが，可能であれば早期に経腸栄養を開始することは重要である。長期に絶食していた患者で，経腸

栄養を開始する場合は，bacterial translocationを引き起こす可能性があるため，高用量ではなく少量からゆっくり開始することが大切である。経腸栄養の内容に関しても，浸透圧が高く脂肪製剤を多く含むものは，下痢を生じる可能性が高いので，できるだけ繊維を含み残渣の少ない経腸栄養剤を選択することも重要である。グルタミン酸の投与は，腸管粘膜の萎縮を防御する可能性が報告されており，可能なら早期に開始する。チューインガムを使用することは腸蠕動の動きを促進し，イレウスの頻度を軽減させることで病院滞在日数を改善する可能性が報告されており[7]，今後推奨されることが予測される。術後イレウスを軽減する試みとして，早期に歩行などリハビリテーションを行うことも重要である。

文献

1) Bragg D, El-Sharkawy AM, Psaltis E, et al. Postoperative ileus : recent developments in pathophysiology and management. Clin Nutr 2015 ; 34 : 367-76.
2) Vather R, Trivedi S, Bissett I. Defining postoperative ileus : results of a systematic review and global survey. J Gastrointest Surg. 2013 ; 17 : 962-72
3) Wolthuis AM, Bislenghi G, Fieuws S, et al. Incidence of Prolonged Postoperative Ileus after Colorectal Surgery : a systematic review and meta-analysis. Colorectal Dis 2015 Nov 12.
4) Peters EG, De Jonge WJ, Smeets BJ, et al. The contribution of mast cells to postoperative ileus in experimental and clinical studies. Neurogastroenterol Motil 2015 ; 27 : 743-9.
5) Vather R, O'Grady G, Bissett IP, et al. Postoperative ileus : mechanisms and future directions for research. Clin Exp Pharmacol Physiol 2014 ; 41 : 358-70.
6) Vather R, Josephson R, Jaung R, et al. Development of a risk stratification system for the occurrence of prolonged postoperative ileus after colorectal surgery : a prospective risk factor analysis. Surgery 2015 ; 157 : 764-73.
7) Short V, Herbert G, Perry R, et al. Chewing gum for postoperative recovery of gastrointestinal function. Cochrane Database Syst Rev 2015 Feb 20 ; 2 : CD006506.

〔松崎　孝，森松博史〕

8章 糖代謝異常と脂質代謝異常

1 糖代謝異常（糖尿病）

1 糖代謝異常（糖尿病）とは

糖代謝異常（糖尿病）は，インスリンの分泌量低下あるいはインスリンの作用の低下およびその両者によって生じうる耐糖能異常を主体とする病態である．その多くは2型糖尿病であるが，そのほかにもさまざまな成因が存在する（表1）．

国際糖尿病連合の報告によると，世界の糖尿病人口は2014年現在で3億8,670万人（有病率8.3%）であり，わが国でも成人の糖尿病人口は721万人と報告されており，増加の一途をたどっている．疑い診断まで含めると，わが国の糖尿病患者は全人口の約27%とされており，もっとも頻繁に生じる生活習慣病の1つである．外科患者の15～20%が糖尿病患者であり[1]，糖尿病患者の周術期管理は重要である．

高血糖に長期に晒されることにより，神経障害，網膜障害および腎障害に代表される微小血管障害が生じる．また，動脈硬化が進むことにより，脳梗塞・脳出血・大動脈解離あるいは心筋梗塞などの大血管障害のリスクも高くなる．また，その治療方法も，運動・栄養療法，抗糖尿病薬，インスリン投与あるいはその組み合わせが存在する．したがって，糖尿病合併患者では，通常の術前検査に加え，潜在する心血管系合併症の有無の確認，薬剤の投薬歴およびその休薬の有無などを確認する必要がある．また，低血糖やケトアシドーシス，高血糖性昏睡などの糖尿病そのものによる合併症が生じないよう準備を行う必要がある．

表1 糖尿病と糖代謝異常の成因分類
Ⅰ．1型（膵β細胞の破壊，通常は絶対的インスリン欠乏に至る）
Ⅱ．2型（インスリン分泌低下を主体とするものと，インスリン抵抗性が主体で，それにインスリンの相対的不足を伴うものなどがある）
Ⅲ．その他の特定の機序，疾患によるもの
膵外分泌疾患・内分泌疾患・肝疾患・薬剤や化学物質によるもの・感染症
Ⅳ．妊娠糖尿病

（糖尿病診断基準に関する調査検討委員会．糖尿病の分類と診断基準に関する委員会報告．糖尿病 2012；55 より引用）

2 糖尿病診断基準

糖尿病は，①ヘモグロビン（Hb）A1c＞6.5%（国際標準値），②食前血糖＞126 mg/dl，③経口ブドウ糖負荷試験（OGTT）2時間後血糖値＞200 mg/dl，④高血糖あるいは低血糖の症状を有する患者でランダムサンプルの血糖値＞200 mg/dlの4つの基準のうち，一つでも該当すると診断される[2]．HbA1c 6.0～6.5%（国際標準値）あるいは空腹時血糖110～125 mg/dlは，糖尿病境界型と診断される．

3 術前血糖コントロールの評価

糖尿病患者では，良好な血糖コントロールを達成し，その状態を維持することができれば，長期予後の改善が期待できる．細小血管合併症を抑制するためには空腹時血糖値とHbA1cの是正が重要であり，大血管合併症を抑制するためには食後血糖の是正も必要である[3,4]．細小血管合併症は糖

表2 術前血糖コントロールの指標と評価

目標	血糖正常化を目指す際の目標	合併症予防のための目標	治療強化が困難な際の目標
HbA1c（NGSP値）（%）	6.0未満	7.0未満	8.0未満

(糖尿病治療ガイド2014-2015より抜粋)

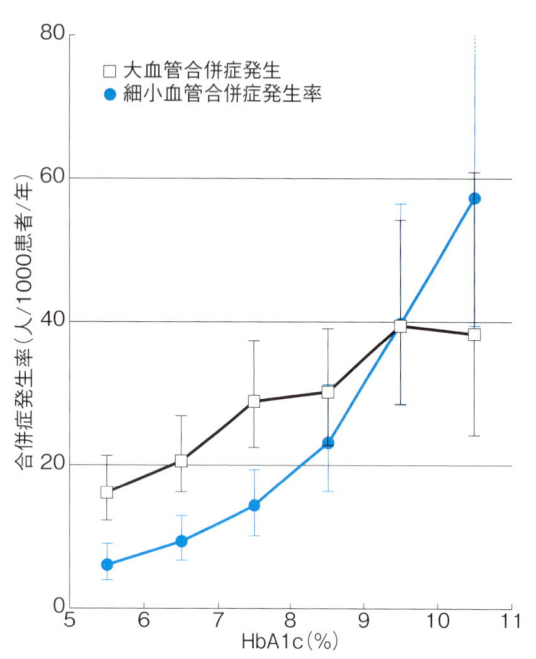

図1 HbA1c値は，大血管合併症・最小血管合併症発生率と関連する

尿病性網膜症，糖尿病性腎症および糖尿病性神経障害を指し，大血管合併症は，脳血管障害，虚血性心疾患，糖尿病性壊疽を指す。

表2に日本糖尿病学会が提唱する血糖コントロールの指標と評価を示す。HbA1c 6.0%未満は，耐糖能正常者の上限値に基づいて定義されており，治療によって非糖尿病患者と同等の耐糖能を獲得できていることを指す。HbA1c 7.0%未満は，細小血管合併症の発生や増悪を軽減しうる血糖帯を基準として設定されている[5]。糖尿病患者の血糖管理は，少なくともHbA1c 7.0%未満であることが望ましい。

A 合併症を予想するための術前因子

1 血液・生化学検査

❶ 術前HbA1c値

術前HbA1c値は，術前血糖値の評価を行ううえで有用である。HbA1c値が高値である患者であるほど，大血管および細小血管合併症の発生率が高いことが知られている[3]。術前評価においても，術前HbA1cが6.5%以上の患者では，術後合併症の発生率が高くなるという研究が散見される[1]。ただし，手術を延期して集中的に血糖管理を行うことでこの合併症発生率が低下するか否かはいまだによくわかっていない。

❷ 術前血糖値

術前の血糖管理を詳細に評価するためには，患者自身で記録している日常血糖値の情報を入手することが望ましい。HbA1c値は，過去2〜3カ月の大まかな血糖値の平均値を示すと考えられるが，低血糖・高血糖の発生や血糖変動の発生頻度などの情報は得られない。高血糖に長期間晒された患者では，正常血糖帯にコントロールされた患者と比較して，低血糖反応（血糖値降下に伴いアドレナリン・ノルアドレナリン・成長ホルモン・コルチゾールが分泌される反応で，低血糖に対する生体反応と考えられる）が生じる閾値が高いことが知られている[6]。したがって，高血糖に長期間晒された患者では，より高い血糖値でも有害な低血糖作用が生じる可能性がある。術前評価の際には，有害症状である低血糖症状が生じる血糖値がどの程度かを確認しておくことは重要である。

❸ 尿検査

術前の糖尿病の病状を判断するうえで，尿糖の有無および尿ケトンの有無の判断は重要である。尿糖は，存在しないことが望ましいが，10 g/日ま

では許容して手術を施行するとの意見もある。糖尿病性ケトアシドーシスは，緊急の対応が必要な病態であり，手術の緊急性が極めて高い状態でない限り手術を延期し，急性代謝症候群に対する治療を開始する。

❹ 血清電解質

尿糖が存在する患者あるいは慢性腎障害を合併する患者では，電解質異常が伴いやすい。血糖コントロールが非常に悪い患者では浸透圧利尿に伴い微量元素やナトリウム，カリウム，クロール，リン酸，カルシウム，マグネシウムなどの電解質の体内総量も減少している。しかし，これらの電解質の体内総量低下は，脱水に伴う濃縮により見かけ上正常化されていることもあり，注意を要する。たとえば，糖尿病性ケトアシドーシスの患者では，多尿による低カリウム血症を高率に合併する。しかし，治療初期のカリウムはアシドーシスの影響と濃縮作用によって，正常あるいは増加していることが多い。血清カリウム値は，インスリン開始後に急激に低下しやすいため，血清カリウムイオン濃度も血糖値と同様に頻回にモニタリングを行う必要がある[7]。

❺ 腎機能検査

糖尿病患者では，罹患期間が長ければ長いほど，血糖コントロールが悪ければ悪いほど，腎機能低下が生じやすい。腎機能は，血清クレアチニン値およびクレアチニンクリアランスで評価する。糖尿病患者では，慢性透析を要する患者も存在する。術前の透析管理の情報，透析中の循環動態，腎性貧血の有無などの情報収集も重要である。

❻ その他の血液・生化学検査

通常の術前検査を，糖尿病患者でも同様に実施する。糖尿病患者では，動脈硬化が進行し，高血圧や心疾患などを高率に合併するため，多くの薬物を服薬していることが多い。薬剤性肝障害の有無やワルファリンなどの抗凝固薬の効果の確認などが必要となる。

2 画像検査

糖尿病の合併そのもので必要となる画像検査は存在しない。しかし，大血管合併症（脳血管障害・虚血性心疾患・糖尿病性壊疽）が疑われる患者では，すでに撮像されているのであれば，MRアンギオグラフィ，冠動脈CT，冠動脈造影などの画像を確認する。

後述するが，無症状で4 METs（1階から3階まで歩いて階段を上がる，床の拭き掃除，毎日のランニング程度）以上の運動を行っている場合には，それ以上の検査を実施することは無意味であるとされており，改めて撮像を依頼する必要はない。

3 生理検査

非侵襲的検査として，心電図の評価は必須である。糖尿病患者は神経障害を合併することがあり，心筋虚血が生じていても典型的な胸痛の経験がない患者も存在する。したがって，心電図による異常Q波の存在の有無の確認は，重要である。異常Q波が存在する場合には，過去に無自覚の内に心筋梗塞を生じている可能性が存在するため，心エコーで梗塞範囲を確認する。

糖尿病患者での頸部粥状硬化による内頸動脈狭窄は，非糖尿病患者の10倍存在する。内頸動脈の狭窄が疑われる患者では，超音波検査を行う。また，中心静脈穿刺あるいは腕神経叢ブロックの施行の際に，粥腫あるいは血栓の遊離が生じないよう頸部操作には注意を払う。

動脈硬化が疑われる患者では，ABI（ankle brachial index）検査（足関節上腕血圧比）を行ってもよい。ABI<0.9は，動脈硬化を疑わせる所見である。

4 理学的診察

糖尿病合併患者の麻酔計画を立てる上で，問診は非常に重要である。特に過去の脳虚血や心筋虚血，末梢血管障害兆候の有無を確認する。狭心症，心筋梗塞の既往の有無（特に最近6カ月以内の心筋梗塞），息切れ，胸痛，動悸などの症状の有無，日常生活の活動度を確認する。日常生活の活動がどの程度行えるかは重要な評価項目であり，無症状で4 METs以上の運動が可能か確認する。また，血圧，脈拍，心拍数，頸静脈の怒張の有無，

頸動脈の雑音の有無，四肢の浮腫，血管病変の有無などを術前診察時に確認する。

糖尿病患者では，広汎性左右対称性神経障害が生じうる。起立性低血圧を生じている患者では，麻酔薬や体位による血圧変動に注意が必要である。また，胃内の滞留時間が延長し，誤嚥のリスクが高まる可能性がある。さらに，尺骨神経麻痺や腓骨神経麻痺など体幹や四肢の神経障害が存在する可能性もある。硬膜外麻酔の合併症との鑑別が必要となることもあり，術前評価でしびれや麻痺の確認を行うことが大切である。外眼筋麻痺や顔面神経麻痺が存在する患者では筋弛緩薬の残存効果判定に注意を要する。

糖尿病患者では，通常の問診に加え，内服薬の確認，インスリン使用法，ケトアシドーシスの既往，高血糖性昏睡の既往，低血糖発作の既往や頻度を確認する。

5 糖尿病治療薬

インスリン製剤とともに，経口糖尿病薬として①GLP-1（glucagon-like peptide-1）受容体作動薬，②スルフォニル尿素剤，③ビグアナイド，④α-グルコシダーゼ阻害薬，⑤速効型インスリン分泌促進剤，⑥DPP-4（dipeptidyl peptidase-4）阻害薬，⑦チアゾリジン薬がある．作用機序は薬物によって異なり，その副作用や注意点も異なる（表3，4）。

❶ インスリン製剤

インスリン投与は，食直前に使用する超速効型インスリンと基礎分泌の役割を果たす中間型インスリン，長時間作用型あるいは持続型（持効型）インスリンに大別される。術前絶飲食が開始されたら，超速効型インスリンの投与は中止する。長時間作用型インスリンは術中・術後の低血糖発作の可能性もあるので，手術2〜3日前に中止し，中間型インスリンによるコントロールに切り替える。患者の術前血糖コントロールが良好であれば，基礎分泌インスリン量の維持のために持効型インスリンは，絶飲食中であっても投与継続は可能である[8]。摂食が不十分あるいは中止された状態でインスリン製剤を使用すると，低血糖が生じ，危険である。

❷ GLP-1受容体作動薬

ヒトグルカゴン様ペプチド-1（GLP-1）は，インクレチンとの呼ばれるホルモンの一つである。食事を摂取すると小腸下部から分泌され，血糖依存性にインスリンの分泌を促進する。また，グルカゴンの分泌を抑制し，食欲を抑制し，胃からの食物の排出を遅延させる。GLP-1は，DPP-4（dipeptidyl peptidase-4）と呼ばれる酵素に分解されるが，製剤化されているGLP-1受容体作動薬の注射剤はDPP-4で分解され難いように工夫されている。わが国では，2型糖尿病患者のうち，食事療法や運動療法，スルホニルウレア剤を使用しても十分な効果が得られない患者に限って使用される。GLP-1受容体作動薬には，週1回投与する長時間作用型製剤と毎日投与する短時間作用型がある。血糖依存性にインスリンの分泌を促進させるため，単独使用では低血糖は生じない。しかし，多くの場合スルホニルウレア剤と併用されており，その際には低血糖の危険性が生じる。また，使用時には消化管運動が低下し，胃内容物の排泄が遅延するため，周術期管理では誤嚥のリスクを考慮する必要がある。半減期を考慮すると，長時間作用型は手術の1週間前には中止し，短時間作用型は術前絶飲食が開始された当日から中止すると良い。

❸ スルフォニル尿素薬

スルフォニル尿素薬は，膵臓のβ細胞上のカリウムチャネルを閉じることでインスリンの分泌を増加させ，食前と食後の血糖値を降下させる。スルフォニル尿素薬は，血糖値に関係なく直接膵臓のベータ細胞に作用するため，主な合併症として，低血糖の発生が挙げられる。ほとんどの低血糖発作は，軽度であり，糖分の補充で治療が可能である。しかし，肝障害や腎障害の存在下では，薬物の蓄積が生じ，重篤で治療困難な低血糖発作が生じうる。スルフォニル尿素薬の半減期は，8〜12時間であり，術前絶飲食が開始された当日から中止する。術後十分な摂食が可能となれば，元の投与量に戻すことが可能である。スルフォニル尿素薬によって生じる低血糖は，前述の如く血糖値

表3 経口糖尿病薬の作用機序

	ブドウ糖吸収抑制（腸管）	インスリン分泌刺激（膵臓）	糖新生抑制（肝臓）	インスリン感受性改善（末梢）	GLP-1とGIPの分解を阻害	GLP-1受容体の刺激
GLP-1受容体作動薬						+++
スルフォニル尿素剤		+++				
ビグアナイド薬	+		+++	++		
αグルコシダーゼ阻害薬	++					
速効型インスリン分泌促進剤		++				
DPP-4阻害薬					+++	
チアゾリジン薬			+	+++		

表4 経口糖尿病薬の副作用・注意点・休薬時期および開始時期

	副作用・注意点 （休薬時期および開始時期）
GLP-1受容体作動薬	インスリンおよびインスリン分泌促進剤との併用で低血糖発生率が増加。胃内容物の排泄が遅延 （短時間作用型；絶飲食開始後に休薬する。十分な経口摂取が開始されてから開始する） （長時間作用型；手術1週間前に休薬する。十分な経口摂取が開始されてから開始する）
スルフォニル尿素剤	低血糖 （絶飲食開始日に休薬する。十分な経口摂取が開始されてから開始する）
ビグアナイド薬	腹部不快感・腹部膨満・食欲不振・乳酸アシドーシス （絶飲食開始日に休薬する。十分な経口摂取が開始されてから開始する）
αグルコシダーゼ阻害薬	腹部膨満・軟便・下痢・便秘・腹痛・食欲不振・イレウス （絶飲食開始日に休薬する。十分な経口摂取が開始されてから開始する）
速効型インスリン分泌促進剤	低血糖・体重増加 （絶飲食開始日に休薬する。十分な経口摂取が開始されてから開始する）
DPP-4阻害薬	インスリンおよびインスリン分泌促進剤との併用で低血糖発生率が増加。長期予後の成績はまだ不明瞭。 （絶飲食開始日に休薬する。十分な経口摂取が開始されてから開始する）
チアゾリジン薬	体重上昇・浮腫・貧血・うっ血性心不全・肺水腫 （術前まで内服してもよい。（休薬してもよい）。術前の心機能に関するチェックが必要）

非依存性のため，血糖値が低くてもインスリンの分泌が促進されるため危険である。

❹ ビグアナイド

ビグアナイドは，肝臓での糖新生の抑制，腸管でのブドウ糖吸収抑制および平滑筋への糖取り込み促進によって血糖降下作用を示す。ビグアナイド投与によってもインスリン分泌量は変わらないため，単独使用では，低血糖は生じない。ビグアナイドの副作用には，胃腸障害がある。そのほかの副作用として乳酸アシドーシスの発生が報告されているが，信頼度の高いシステマテックレビューでは非投与患者と乳酸値の上昇は同様で

あった[9]．しかし，急性腎不全などを合併して薬剤代謝が減弱し，ビグアナイドの血中濃度が増加した際には，乳酸アシドーシスが生じる可能性がある．

ビグアナイドは，術前絶飲食が開始された当日から中止する．術後十分な摂食が可能となれば，元の投与量に戻すことが可能である．

❺ α-グルコシダーゼ阻害薬

α-グルコシダーゼ阻害薬は，小腸粘膜上皮で二糖類をブドウ糖に分解するαグルコシダーゼの働きを抑え，小腸での糖質の分解・吸収を遅らせることで，食後の急激な血糖値の増加を抑制する．したがって，単独使用では，低血糖は生じない．

α-グルコシダーゼ阻害薬は，副作用に腹部膨満や軟便，下痢，便秘，腹痛，食欲不振などの消化器症状がある．したがって，イレウスや腸蠕動運動が低下した患者あるいは消化管術後患者では，休薬が望ましい．また，α-グルコシダーゼ阻害薬を 2 種類内服中の患者では，低血糖発作から回復が遅れるため，低血糖発作が生じた際には，ブドウ糖の内服あるいは静脈投与が必要となる．

α-グルコシダーゼ阻害薬は，術前絶飲食が開始された当日から中止する．術後十分な摂食が可能となれば，元の投与量に戻すことが可能である．

❻ 速効型インスリン分泌促進薬

速効型インスリン分泌促進薬は，膵臓のβ細胞上のカリウムチャネルを閉じることでインスリンの分泌を増加させ，食前と食後の血糖値を降下させる．作用機序はスルホニウム尿素薬と同様であるが，効果時間が短いために，食後血糖の上昇抑制を目的として使用される．速効型インスリン分泌促進薬は，血糖値に関係なく直接膵臓のベータ細胞に作用するため，主な合併症は，低血糖の発生である．

速効型インスリン分泌促進薬の半減期は，1 時間未満であり，1 日 3 回食前に内服する．したがって，速効型インスリン分泌促進薬は，術前絶飲食が開始された当日から中止し，術後十分な摂食が可能となれば，元の投与量を投与する．速効型インスリン分泌促進薬によって生じる低血糖は血糖値非依存性であるので，血糖値が低くてもインスリンの分泌が促進されるため危険である．

❼ DPP-4（ジペプチジルペプシダーゼ 4）阻害薬

DPP-4 は GIP（グルコース依存性インスリン分泌刺激ポリペプチド）の分解酵素であるため，DPP-4 阻害薬投与により GIP 濃度が増加する．GIP は，膵臓のβ細胞からのインスリン分泌促進とα細胞からのグルカゴン分泌抑制を担うため，血糖値が降下する．空腹時には GIP は分泌されないので，空腹時に DPP-4 阻害薬を内服しても低血糖は生じにくい．しかし，DPP-4 阻害薬単独による血糖降下効果はやや弱いため，他の糖尿病治療薬と併用することがあり，インスリンあるいはインスリン分泌促進剤との併用で低血糖発生率が増加する．DPP-4 阻害薬は腎排泄型であるため，腎機能低下患者では投与量の調整が必要である．DPP-4 阻害薬は，術前日に休薬し，十分な経口摂取が開始されてから再開する．

❽ チアゾリジン薬

チアゾリジン薬は，ペルオキシソーム増殖因子活性化受容体γという転写因子を活性化することで，末梢組織でのインスリン感受性を高め，肝臓からのグルコース放出を抑制することで，血糖降下効果を呈する薬物である．本薬では，インスリン分泌能は変わらず，単独使用では低血糖は生じない．

チアゾリジン薬の副作用として，体重増加や浮腫，貧血，うっ血性心不全，肺水腫などがある．これらは，ペルオキシソーム増殖因子活性化受容体γの活性化によるナトリウム吸収の促進により生じる．したがって，ピオグリタゾン塩酸塩の服用により循環血漿量の増加による心不全が発症あるいは増悪することがあるので，心不全患者あるいは心不全のリスクのある患者には投与しない．ピオグリタゾン塩酸塩を投与されている患者では，循環器系に関して慎重に術前診察し，浮腫や体重増加，心不全症状の有無を確認する．

低血糖のリスクがないので，チアゾリジン薬は，術前まで投与を継続してもよい．しかし，多くの患者で他の抗糖尿病薬を併用しているため，他の抗糖尿病薬と同時に休薬し，十分な経口摂取が開始されてから再開することが多い．

表5 心合併症率からみた非心臓手術のリスク分類

低リスク<1%	中等度リスク 1〜5%	高リスク>5%
乳腺手術 歯科手術 内分泌手術 眼科手術 婦人科手術 再建手術（形成外科） 整形外科小手術（膝） 泌尿器科小手術	腹腔内手術 頸動脈手術 末梢動脈形成術 動脈瘤血管内修復術 頭頸部手術 神経外科/整形外科大手術（股関節，脊椎） 肺・腎・肝移植 泌尿器大手術	大動脈・主幹血管手術 末梢血管手術

(Poldermans D, et al. Guidelines for pre-operative cardiac risk assessment and perioperative cardiac management in non-cardiac surgery. Eur Heart J 2009；30：2769-812 より引用)

表6 Revised cardiac risk index
- 虚血性心疾患（急性心筋梗塞の既往，運動負荷試験で陽性，虚血によると考えられる胸痛の存在，亜硝酸薬の使用，異常Q波）
- 心不全の既往
- 脳血管障害（一過性脳虚血，脳梗塞）の既往
- インスリンが必要な糖尿病
- 腎機能障害（Cr＞2.0 mg/dl）
- 高リスク手術（大血管手術）

リスク因子の数と心血管合併症予測発生率
リスク因子0；心血管合併症　0.5%
リスク因子1；心血管合併症　1.3%
リスク因子2；心血管合併症　3.6%
リスク因子3以上；心血管合併症　9.1%
(Lee TH, et al. Derivation and prospective validation of a simple index for prediction of cardiac risk of major noncardiac surgery. Circulation 1999；100：1043-49 より引用)

6 糖尿病合併患者の心臓評価

　糖尿病合併患者の術前心臓評価を行う際に，第一に重要な事項は，手術そのものの緊急度である．緊急度の極めて高い手術の場合は，細心の注意を払って周術期管理を行い，術後に心臓評価を行う[10]．

　次に重要な事項は，当該患者が"重症度の高い心臓の状態"にあるかどうかである．"重症度の高い心臓の状態"とは，不安定な冠動脈疾患（不安定狭心症・最近発症した心筋梗塞（発症7〜30日）），非代償性心不全，重篤な不整脈，高度の弁膜症のうち一つでも存在する状態である．このような患者では，ガイドラインに沿って，心血管系の評価と加療の後に手術を考慮する．

　もし，患者が"重症度の高い心臓の状態"でなければ，次に行うのは手術のリスクを考慮することである．表5に手術に応じたリスク分類を示す．低リスク手術であれば，これ以上の追加の検査を行わずに，手術を実施する．中リスク以上の手術を要する場合でも，4 METs 以上の運動能があれば，そのまま追加の検査を行わずに，手術に向う．4 METs 未満の運動能である場合は，revised cardiac risk index[11]（表6）の該当項目が1つ以上あれば，循環器内科医と連携して，精査および治療法変更も考慮する．

B 予想因子から考慮する対策と準備

　糖尿病合併患者は多種の内服薬の併用およびインスリンを使用していることが多いため，術前の薬物投与の継続および薬物中止の判断を行い，処方間違いが起きないように担当外科医および病棟看護師と連絡を緊密にする．

　低血糖発作やケトアシドーシスの発生を予防するためには，可能な限り絶食期間を最小限にする．基本的には，患者の日常生活の途絶を最小限にすることを目標とする．術前の服薬管理は，できる限り現行内服やインスリン投与を患者自身で継続するようにする．

　術前血糖管理が不良の患者では，絶飲食と抗糖尿病薬の中止により，高血糖やケトアシドーシスを発生する危険性がある．このような患者では，絶食後に経口糖尿病薬とインスリン投与を中止し，10%ブドウ糖入り輸液製剤500 ml に速効型インスリン5〜10単位を混注したものを40〜60 ml/

時間程度で持続投与することで，細胞内飢餓の予防が可能となる（約400～600 kcal/日）。この際，適切なインスリン混注量は，患者の耐糖能によって変わるため，輸液開始後1～2時間毎に血糖値を測定し，血糖値が安定して維持できているかを確認する。もし，血糖値が200 mg/dlを超えるのであれば，インスリン混注量を増加する。

　緊急手術が必要な患者は，インスリンや経口糖尿病薬の投与中断，不十分な食事摂取および重症化に伴う耐糖能の低下が生じていることが多い。いずれの事態も高血糖やケトアシドーシス，低血糖の発生を惹起するため，血糖値や尿糖，尿（血清）ケトンを測定しスクリーニングを行う。もし発生していれば，その治療を継続しながら，麻酔準備を行う。術前に検査の余裕がない状況であったとしても，手術室でこれらの検査は実施可能である。

1 準備するモニタリングと薬物

❶ 心電図（5極）
　大血管および細小血管合併症の発生リスクが高い患者であるため，心筋虚血を早期発見できるよう5極心電図を用意する。

❷ 観血的動脈圧測定
　観血的動脈圧測定は必須ではないが，手術内容と患者状態に応じて使用を考慮する。糖尿病非合併患者と比較すれば，その適応範囲は広い。また，後述する血糖測定や血清カリウム値の確認のためにも，動脈ラインを挿入する利点は大きい。長時間手術や血糖管理の不良な患者では，動脈ラインの挿入が望ましい。

❸ 血糖測定
　ブドウ糖の生体内活性はその血漿濃度に依存するため，血漿糖濃度が重要である。これが，中央検査室で測定された血糖値（血漿糖濃度）がゴールドスタンダードと呼ばれるゆえんである。多くのベッドサイド型簡易血糖測定器は，全血の糖濃度を測定し，正常ヘマトクリット（40％前後）であるという仮定の元で，血漿糖濃度を算出して表示する。このためヘマトクリットが低い患者では，血糖値は高めに表示され，低血糖を見過ごす可能性が高くなる。集中治療患者では，輸血の制限が推奨され，ヘマトクリット21～30％が許容されているため，急性期患者では簡易型血糖測定は不正確となりやすい[12]。Inoueらは，簡易型血糖測定器および血液ガス分析器を使用した重症患者の血糖測定の正確性を，中央検査室での血糖測定を基準として評価した2001年1月から2012年8月までに報告された研究でメタ解析を実施[12]した。動脈血を使用した簡易型血糖測定器および血液ガス分析器は，毛細管血を使用した簡易型血糖測定器と比較して有意に正確性が高かった（表7）。また，動脈血を使用した血液ガス分析器は，動脈血を使用した簡易型血糖測定器と比較して正確性が高い傾向があった。81 mg/dl未満の低血糖領域での血糖測定は，正常血糖以上での測定と比較して，いずれの血糖測定方法でも不正確であった（表8）。

　本メタ解析の結果から血液ガス分析器を使用する妥当性が示されたので，動脈血を使用した血液ガス分析器による血糖測定を行うことが望ましいと考えられる。また，適宜中央検査室での血糖測定を行い，その正確性を確認することが肝要である。前述の如く，インスリン投与により低カリウム血症が生じうる。この点からも，周術期患者の血糖測定には，動脈血ガス分析器を使用することが薦められる。

　中心静脈圧（CVP）測定；心不全の伴わない患者にはCVPモニターは必要ではない。右心不全の伴う患者では，CVP高値（ex. 12～15 cmH$_2$O以上）は輸液以外の循環管理を要する指標となるため有用であるかもしれない。電解質補正（特にインスリン療法開始後の低カリウム血症の補正）が必要な症例では，中心静脈カテーテルを必要とする場合もある。糖尿病合併患者では，浸透圧利尿や細胞外液のシフトに伴い，脱水となっている可能性がある。しかし，細胞内脱水を伴うため，輸液前に循環血液量不足量を推測することに意義はない。血圧や輸液反応性の指標を用いながら循環血液量の正常化を行うことで，結果的に全身の水分不足量を確認する[13]。

表7 各血糖測定法による測定誤差発生頻度の比較

血糖測定	対象	測定誤差発生に関するオッズ比 （95％信頼区間）
血液ガス分析（動脈血）	簡易血糖測定器（毛細管血）	0.04（0.01, 0.14）p＜0.001
血液ガス分析（動脈血）	簡易血糖測定器（動脈血）	0.17（0.01, 2.46）p＝0.20
簡易血糖測定器（動脈血）	簡易血糖測定器（毛細管血）	0.36（0.25, 0.52）p＜0.001

測定誤差発生頻度；中央検査による血糖測定との測定誤差＞20％
(Inoue S, et al. Accuracy of blood-glucose measurements using glucose meters and arterial blood gas analyzers in critically ill adult patients：systematic review. Crit Care 2013；17：R48 より引用)

表8 低血糖帯（81 mg/dl 未満）と非血糖帯（81 mg/dl 以上）における測定誤差発生頻度の比較

血糖測定方法	測定誤差発生率 （低血糖帯）	測定誤差発生率 （非低血糖帯）	オッズ比 （95％信頼区間）
血液ガス分析器	13/59（22.0％）	166/472（35.2％）	1.86（0.80, 4.33）
ベッドサイド型簡易血糖測定器（毛細血）	26/77（33.8％）	134/620（21.6％）	1.84（1.07, 3.16）
ベッドサイド型簡易血糖測定器（動脈血）	14/71（19.7％）	57/583（9.8％）	2.33（1.13, 4.83）

測定誤差発生頻度；中央検査による血糖測定との測定誤差＞20％
(Inoue S, et al. Accuracy of blood-glucose measurements using glucose meters and arterial blood gas analyzers in critically ill adult patients：systematic review. Crit Care 2013；17：R48 より引用)

2 麻酔方法および体位

糖尿病合併患者に適した特有の麻酔方法は，存在しない。脳血管障害や虚血性心疾患，術後腎機能障害のリスク患者の麻酔方法に準じ，血圧の変動や循環血液量不足を避けた麻酔管理を行う。前述のとおり，神経障害がもともと存在する可能性が高い患者群であるので，他の患者と同様に術中神経障害発生予防に配慮した体位をとるようにする。

表9 脂質異常症の診断基準

LDL コレステロール	140 mg/dl 以上
HDL コレステロール	40 mg/dl 未満
トリグリセライド	150 mg/dl 以上

テロール値の低下あるいはトリグリセライド値の増加によって診断される（表9）。

脂質代謝異常は，糖尿病患者同様に動脈硬化のリスク因子であり，脳血管・虚血性心疾患あるいは臓器低灌流に伴う臓器障害の危険性がある。

2 脂質代謝異常

1 脂質代謝異常とは

食生活の欧米化や過食あるいは運動不足により肥満を伴い，血清コレステロール値や中性脂肪値が増加している患者が増加している。脂質代謝異常症はLDLコレステロールの増加，HDLコレス

A 合併症を予測するための術前因子

1 血液・生化学検査

通常の術前検査を，脂質代謝異常合併患者でも同様に行う。脂質代謝異常合併患者では，動脈硬化が進行し，高血圧や心疾患などを高率に合併するため，多くの内服薬を服用していることが多い。薬剤性肝障害の有無やワルファリンなどの抗

表10 術前スタチン投与患者におけるスタチン中止と患者死亡の影響

	Odds 比 （95％信頼区間）	P-value
術前スタチン投与患者（スタチン継続） vs. 術前スタチン非投与患者	0.49（0.21，0.86）	0.004
術前スタチン投与患者（スタチン中止） vs. 術前スタチン投与患者（スタチン継続）	2.93（1.64，6.27）	0.005
術前スタチン投与患者（スタチン中止） vs. 術前スタチン非投与患者	1.69（0.92，3.56）	0.15

凝固薬の作用の確認などが必要となる。

2 画像検査

　脂質代謝異常の合併そのもので必要となる画像検査は，存在しない。しかし，脳血管障害・虚血性心疾患が疑われる患者では，すでに撮像されているのであれば，MRアンギオグラフィ，冠動脈CT，冠動脈造影などの画像を確認する。無症状で4 METs（1階から3階まで歩いて上がる，床の拭き掃除，毎日のランニング程度）以上の運動を行っている場合には，それ以上の検査を行うことは無意味であることが多いとされており，改めて撮像を依頼するメリットはないと考えられる。

3 生理検査

　非侵襲的検査として，虚血性心疾患の既往を確認するため心電図の評価は必須である。
　脂質代謝異常合併患者での動脈硬化による内頸動脈狭窄が生じうる。内頸動脈の狭窄が疑われる患者では超音波検査を行う。また，中心静脈穿刺あるいは腕神経叢ブロックの施行などの際に，粥腫あるいは血栓の遊離が生じないよう頸部操作には注意を要する。
　動脈硬化が疑われる患者では，ABI検査（足関節上腕血圧比）を行っても良い。ABI＜0.9は動脈硬化を疑わせる所見である。

4 理学的診察

　脂質代謝異常合併患者の麻酔計画を立てる上で，問診は非常に重要である。特に過去の脳虚血や心筋虚血，末梢血管障害の兆候の有無を確認する。狭心症や心筋梗塞の既往の有無（とくに最近6カ月以内の心筋梗塞），息切れ，胸痛，動悸などの症状の有無，日常生活の活動度を確認する。日常生活の活動がどの程度行えるかは重要な評価項目であり，無症状で4 METs以上の運動が可能か確認する。また，血圧，脈拍，心拍数，頸静脈の怒張の有無，頸動脈の雑音の有無，四肢の浮腫，血管病変の有無などを術前診察時に確認する。

B 予想因子から考慮する対策と準備

1 スタチン内服患者に対する周術期スタチン継続

　生活習慣の改善で脂質管理が不十分である場合は，薬物療法が考慮される。代表的な薬物治療はスタチンである。スタチンはHMG-CoA（3-hydroxy-3-methylglutaryl-coenzyme A）還元酵素の働きを阻害することによって，血液中のコレステロール値を低下させる薬物である。スタチン投与により，活性酸素の産生抑制[14]や血栓形成傾向の改善[15]，炎症の抑制[16]が期待できることが示されている。
　冠血管イベントが生じて24時間以内のスタチン投与が心血管系合併症発生率に与える影響を検討したPRISMA studyの後ろ向き解析において，スタチンの中止は，スタチン継続と比較して有意に強く死亡率上昇と関連していた（表10）[17]。術前スタチン内服患者において，スタチンを中止すべきか継続すべきかに関する前向き介入試験は存在しないが，現状の報告を考えると，術前スタチン内服患者では，可能な限り術前まで内服を継続

し，術後も可能な限り早期に内服を再開することが望ましい．今後，術前診察時には，スタチン内服の有無にも十分注意を払い，周術期に内服が中断されることがないよう注意する必要がある．

2 準備するモニタリングと薬物

❶ 心電図（5極）
心筋虚血の発生リスクが高い患者であるため，心筋虚血を早期発見できるよう5点心電図を用意する．

❷ 観血的動脈圧測定
観血的動脈圧測定は必須ではないが，手術内容と患者状態に応じて使用を考慮する．脂質代謝異常非合併患者と比較すればその適応範囲は広い．

❸ 中心静脈圧（CVP）測定
心不全の伴わない患者にはCVPモニターは必要ではない．右心不全の伴う患者では，CVP高値（ex. 12～15 cmH₂O以上）は輸液以外の循環管理を要する指標となるため有用であるかもしれない．血圧や輸液反応性の指標を用いながら循環血液量の正常化を行うことで，結果的に全身の水分不足量を確認する[13]．

3 麻酔方法および体位

脂質代謝異常合併患者に適した特有の麻酔方法および体位は，存在しない．脳血管障害や虚血性心疾患，術後腎機能障害のリスク患者に麻酔方法に準じ，血圧の変動・循環血液量不足を避けた麻酔管理を行う．

文献

1) Finfer S, Chittock DR, Su SY, et al. Intensive versus conventional glucose control in critically ill patients. N Engl J Med 2009 ; 360 : 1283-97.
2) Executive summary : Standards of medical care in diabetes--2010. Diabetes Care ; 33 Suppl 1 : S4-10.
3) Stratton IM, Adler AI, Neil HA, et al. Association of glycaemia with macrovascular and microvascular complications of type 2 diabetes (UKPDS 35) : prospective observational study. BMJ 2000 ; 321 : 405-12.
4) Tominaga M, Eguchi H, Manaka H, et al. Impaired glucose tolerance is a risk factor for cardiovascular disease, but not impaired fasting glucose. The Funagata Diabetes Study. Diabetes Care 1999 ; 22 : 920-4.
5) Ohkubo Y, Kishikawa H, Araki E, et al. Intensive insulin therapy prevents the progression of diabetic microvascular complications in Japanese patients with non-insulin-dependent diabetes mellitus : a randomized prospective 6-year study. Diabetes Res Clin Pract 1995 ; 28 : 103-17.
6) Widom B, Simonson DC. Glycemic control and neuropsychologic function during hypoglycemia in patients with insulin-dependent diabetes mellitus. Ann Intern Med 1990 ; 112 : 904-12.
7) Van Ness-Otunnu R, Hack JB. Hyperglycemic crisis. J Emerg Med 2013 ; 45 : 797-805.
8) Marks JB. Perioperative management of diabetes. Am Fam Physician 2003 ; 67 : 93-100.
9) Salpeter SR, Greyber E, Pasternak GA, et al. Risk of fatal and nonfatal lactic acidosis with metformin use in type 2 diabetes mellitus. Cochrane Database Syst Rev 2010 : CD002967.
10) Kristensen SD, Knuuti J, Saraste A, et al. 2014 ESC/ESA Guidelines on non-cardiac surgery : cardiovascular assessment and management : The Joint Task Force on non-cardiac surgery : cardiovascular assessment and management of the European Society of Cardiology (ESC) and the European Society of Anaesthesiology (ESA). Eur Heart J 2014 ; 35 : 2383-431.
11) Lee TH, Marcantonio ER, Mangione CM, et al. Derivation and prospective validation of a simple index for prediction of cardiac risk of major noncardiac surgery. Circulation 1999 ; 100 : 1043-49.
12) Inoue S, Egi M, Kotani J, et al. Accuracy of blood-glucose measurements using glucose meters and arterial blood gas analyzers in critically ill adult patients : systematic review. Crit Care 2013 ; 17 : R48.
13) Kitabchi AE, Umpierrez GE, Miles JM, et al. Hyperglycemic crises in adult patients with diabetes. Diabetes Care 2009 ; 32 : 1335-43.
14) Singh U, Devaraj S, Jialal I, et al. Comparison effect of atorvastatin (10 versus 80 mg) on biomarkers of inflammation and oxidative stress in subjects with metabolic syndrome. Am J Cardiol 2008 ; 102 : 321-5.
15) Khemasuwan D, Chae YK, Gupta S, et al. Dose-related effect of statins in venous

thrombosis risk reduction. Am J Med ; 124 : 852-9.
16) Krysiak R, Gdula-Dymek A, Okopien B. Effect of simvastatin and fenofibrate on cytokine release and systemic inflammation in type 2 diabetes mellitus with mixed dyslipidemia. Am J Cardiol 2011 ; 107 : 1010-8.
17) Heeschen C, Hamm CW, Laufs U, et al. Withdrawal of statins increases event rates in patients with acute coronary syndromes. Circulation 2002 ; 105 : 1446-52.
18) Poldermans D, Bax JJ, Boersma E, et al. Guidelines for pre-operative cardiac risk assessment and perioperative cardiac management in non-cardiac surgery. Eur Heart J 2009 ; 30 : 2769-812.
19) 糖尿病診断基準に関する調査検討委員会, 糖尿病の分類と診断基準に関する委員会報告, 糖尿病 2012 ; 55.

（長江正晴, 江木盛時, 溝渕知司）

9章 内分泌異常と体温異常（高温・低温）

1 人体の体温調節

① ヒトの体温は，視床下部にある体温調節中枢によって規定の体温（閾値温度）に調節される。
② 体温を感知する温度受容器には，脳脊髄，深部組織にあり，深部温（核深温）を監視する中枢温度受容器と皮膚表面にあり，外殻温と環境温を監視する末梢温度受容器がある。
③ 体温調節中枢は，温度受容器から入力される体温情報（求心性インパルス）と閾値温度を比較し，体温が閾値温度になるような調節反応を機能させる。
④ 体温調節反応には，発汗や血管収縮，シバリングなどの自律性体温調節と着衣，環境温の調節，身体を丸めるなどの行動性調節がある。

2 周術期に体温異常を生じうる病態

1 内分泌疾患

　自律性体温調節機構には，副腎髄質ホルモンであるアドレナリンや甲状腺ホルモンが関与しており，これらを含むホルモン分泌が障害される疾患では体温調節が機能しないため体温の異常が起こりうる。注意すべき疾患には，副腎機能不全によりアドレナリン分泌と代謝活性が低下し，体温が低下するアジソン病，長期ステロイド投与症例，カテコラミンの過剰分泌，代謝亢進により高体温を生じる褐色細胞腫，甲状腺ホルモン分泌異常により体温異常を起こす甲状腺機能亢進症（高体温），低下症（低体温），自律神経機能不全により，体温調節がうまく機能しない糖尿病（低体温）が含まれる。

2 視床下部症候群

　体温調節中枢である視床下部が直接障害を受けると，体温異常が生じる。視床下部症候群の原因で，もっとも頻度が高いのは腫瘍性病変であり（頭蓋咽頭腫，鞍上部胚芽種など），ほかにサルコイドーシス，histiocytosis X，髄膜炎，外傷などが比較的多くみられる[1]。

3 薬物性，その他（悪性高熱症や炎症など）

　悪性高熱症は，揮発性吸入麻酔薬，脱分極性筋弛緩薬によって誘発される。発症した場合は，急激な体温上昇が観察される（麻酔中，40℃以上の体温あるいは0.5℃以上/15分の体温上昇で最高体温が38℃以上，盛生らの臨床診断基準[2]より）。また，悪性症候群は，向精神薬服用患者に生じる筋硬直，発汗，高熱，血中CPK上昇を主徴とする症候群である。そのほか，神経遮断薬，抗コリン薬も高体温を誘発することがある。手術侵襲や敗血症などでは，炎症性サイトカインの上昇により術中の深部温が上昇する[3]。

A 合併症を予測するための術前因子

　まずは，周術期に体温異常を起こしうる上記疾

> **表1** 副腎ホルモン産生異常に関する調査研究班によるアジソン病の重症度判定基準
>
> 以下の4項目のうち，少なくとも1項目以上を満たすものを対象とする．
> 1）血中コルチゾールの低下を認める；血中コルチゾール基礎値 4 μg/dl 未満
> 2）負荷試験への反応性低下；迅速ACTH負荷（250 μg）に対する血中コルチゾールの反応 15 μg/dl 未満
> 3）以下に示すような何らかの副腎不全症状がある
> ・特徴的な色素沈着
> ・半年間で5％以上の体重減少
> ・低血圧
> ・脱毛
> ・低血糖症状
> ・消化器症状（悪心・嘔吐など）
> ・精神症状（無気力，嗜眠，不安など）
> ・関節痛
> ・過去1年間に急性副腎皮質不全症状に伴う入院歴がある
> 4）ステロイドを定期的に補充している者

患の有無を確認することが重要である．これらの内科疾患は，術前，すでに専門施設で診断，治療されていることがほとんどであり，その詳しい検査結果を参照することができる．よって，各種検査，理学所見より各疾患の重症度を判定し体温異常が生じ得る危険度を予測することが可能である．

1 血液・生化学検査

1 アジソン病

アジソン病は，非常にまれな疾患である．副腎ホルモン産生異常に関する調査研究班が示した重症度判定基準（**表1**）に示すように，血液検査では血中コルチゾール値をチェックする．血中コルチゾール値で 4 μg/dl 未満は，ハイリスク症例である．

2 長期ステロイド投与

アジソン病に限らず，長期ステロイド服用は，自己の副腎機能が低下していることから，周術期のステロイドカバーが必要とされる．すべてのステロイド内服患者に，コルチゾール測定を行う必要はない．プレドニン換算で 10 mg/日以上の内服が行われている症例には，ステロイドカバーを行う[4,5]．

3 褐色細胞腫

診断には，血漿，尿中，バニリルマンデル酸，メタネフリンの測定が有用である．多くの褐色細胞腫はノルアドレナリン有意型の分泌を示すが，術前は，24時間尿または血漿カテコラミン3分画値をみて，どのタイプのカテコラミンが有意に分泌されているか確認しておく．

4 甲状腺機能

The American Association of Clinical Endocrinologists（AACE）の臨床ガイドライン[6,7]によると，甲状腺機能は Thyroid stimulating hormone（TSH），free T3（fT3），free T4（fT4）で評価することができる．甲状腺機能低下症は，TSH 5-10 μIU/ml を軽症，10 μIU/ml 以上を重症とする．一方，TSH が測定感度以下（＜0.01 μIU/ml）かつ fT3 が増加している場合は，甲状腺中毒症と判断する．甲状腺腫の大きさや眼症の程度は甲状腺中毒症の重症度と相関しないことは，注意すべき点である．甲状腺機能亢進症においては，術前のコントロールが不良の場合，甲状腺ストームを起こし得るので，術前の TSH，fT3，fT4 をみて，適切にコントロールされているかを評価しなければいけない．

5 糖尿病性神経障害

糖尿病患者の 1/3 に認められるとされている．

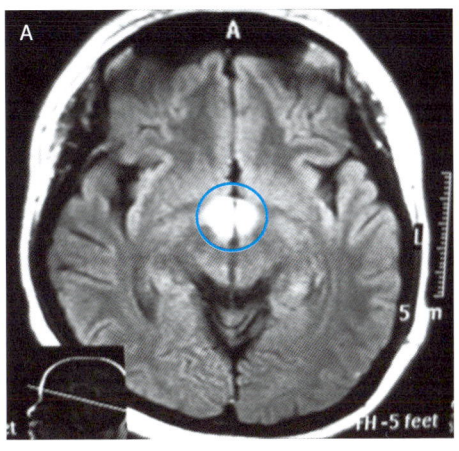

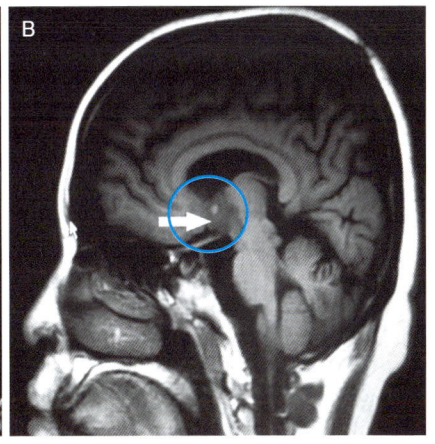

図1 視床下部症候群のMRI画像
A) Axial FLAIR image で視床下部に high signal を認める（青丸のポイント）
B) Sagittal T1-weghed image で視床下部に low signal を認める（青丸のポイント）
（Zhang Y, Dong R, Fan H, et al. Hypothalamus syndrome in opticospinal multiple sclerosis. AJNR Am J Neuroradiol 2011 ; 32 : 153-5 より引用）

日本糖尿病学会の「科学的根拠に基づく糖尿病診療ガイドライン2013」によると神経障害の発症リスク因子は，①血糖コントロール不良，②罹患期間，③高血圧，高脂血症，喫煙，飲酒である。特に血糖コントロール不良例では高頻度に神経障害を認める（同ガイドライン，evidence level A）ことから，術前の血糖コントロールの程度は，必ずチェックすべきである。同ガイドラインで紹介されている randomized controlled study[8,9]では，ヘモグロビン A1cを用いて血糖コントロールを評価している。強化インスリン群のヘモグロビン A1c値はおよそ7.0～7.5％にコントロールされていた。よって，ヘモグロビン A1cが7.5％以上を低体温のリスク因子と考えてもよいと思われる。

6 視床下部症候群

多くのホルモン分泌異常から，多彩な症状を示す。下垂体前葉ホルモンの障害を認める場合は，その程度に関わらず，体温異常に注意する。高ナトリウム血症は，抗利尿ホルモンの分泌障害を示唆する。

2 画像検査

1 内分泌疾患

甲状腺疾患で甲状腺腫の大きさや気道の評価を行う際，また，褐色細胞腫において腫瘍の局在を調べる際には，CTやMRIなどの画像診断は有用である[10,11]。しかし，基本的には，内分泌疾患において体温異常を予測するための特異的画像所見は，調べた限りではなかった。ただし，内分泌疾患により心不全を呈している場合は，胸部X線写真で心拡大，胸水を検出できることから重症度の判定に有用かもしれない。

2 視床下部症候群

CT，MRIは，腫瘍の進展の程度を評価できるほか，neuromyelitis opticaのような病変も検出可能であり，体温異常の発生を予測するうえで有用である。また，視床下部性体温異常は，腫瘍病変の治療（経蝶形骨洞手術，γナイフなど）の後遺症としても起こり得ることから，治療歴のある患者の場合，これらの画像を用いて視床下部の状態を評価することは大切である。特にMRIは，下垂体茎切断など，細部の診断も可能である[1]（図1）[12]。

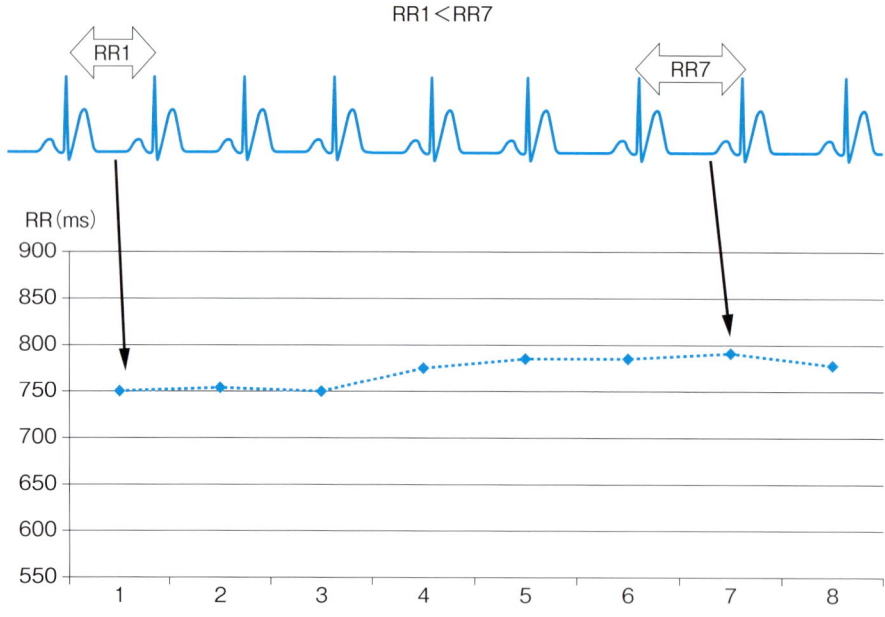

図2 心拍変動検査；心電図波形とRR間測定
自律神経障害を認めない健常者の心電図波形では，RR間隔の呼吸性変動を認める。
※模式図を提示；呼吸性変動が分かりやすいように極端化して示している。

3 生理検査

生理検査では，心電図が有用である。

1 甲状腺機能亢進症

術前のβ遮断薬による頻脈コントロールの程度を評価する。AACEガイドライン[6]では，90 beats per minute以上の心拍数または心血管系疾患を持つ高齢者には，積極的にβ遮断薬を投与すべきとされている。一方，甲状腺機能低下症では，徐脈，低電位，非特異的ST変化を認める。

2 褐色細胞腫

洞性頻脈のほか，心房細動，心房性，心室性期外収縮など多彩な心電図変化を示す。甲状腺機能亢進症と同様，頻脈傾向，期外収縮が頻発する症例には注意を要する。Roizenら[13]は，α遮断薬による術前管理が良好な指標として，心電図上，ST，T波異常の消失が1週間以上認められないこと，心室性期外収縮は5分間に1個以下であることを挙げている。

3 糖尿病性神経障害

糖尿病の神経障害の程度を予測するうえで，心拍変動検査は簡便で有用である（科学的根拠に基づく糖尿病診療ガイドライン2013，grade A）。これは，安静時仰臥位の心電図においてR-R間隔を測定するものであり，神経障害があれば，R-R間隔の変化（年齢ごとの正常値あり）が少なくなる。この検査には，深呼吸やバルサルバ負荷も追加することができる。血糖コントロール不良例には施行しておくべきかもしれない。この検査は，体温異常だけでなく，麻酔により高度徐脈を起こし得る患者の検出にも有用である（図2）。

4 視床下部症候群

下垂体，甲状腺を含むさまざまなホルモン異常が混在し複雑な病態を呈し，画一的な生理検査所見は示さない。

4 理学所見

1 アジソン病

重症度分類に示した理学所見（表1）が存在する場合は，低体温に特に注意が必要である。

2 甲状腺機能亢進症

体重減少，下痢，手指振戦，発汗過多，筋力低下，月経異常（無月経が多い）などの甲状腺中毒症状が存在する場合，少なくとも患者はeuthyroid stateではないと判断することができる。しかしながら，前述したように，びまん性甲状腺腫や眼症は目立つ所見であるが，その程度は，重症度とは相関しない。

3 甲状腺機能低下症

中毒症と同様，体重増加，易疲労感，無気力，眼瞼浮腫，寒がり，動作緩慢，嗜眠，記憶力低下，便秘，嗄声などの症状を認める場合，少なくとも患者はeuthyroid stateではないと判断することができる。粘液水腫性昏睡，心嚢液を伴う心不全は，重度の甲状腺機能低下を示唆する[10]ので，定時手術は延期すべきだろう。

4 褐色細胞腫

降圧薬が投与され，血圧，循環血液量が適正にコントロールされている場合，高体温のリスクも低い。下記の条件を参考に術前状態の評価を行う。

● Roizenらの褐色細胞腫の術前管理の指標[13]
  ①カテコラミン過剰による症状（頭痛，発汗，動悸，高血圧など）が消失していること
  ②術前48時間は，ストレス環境下においても血圧165/90 mmHgを超えない
  ③起立性低血圧が存在するが，血圧80/45 mmHg以下には低下しない
  ④心電図条件（心電図の項を参照）

5 視床下部症候群

摂食中枢の異常により視床下部性肥満（びまん性の肥満）を呈する一方，障害が広範である場合，病的やせが主徴となる。副腎皮質刺激ホルモン放出ホルモン（CRH），甲状腺刺激ホルモン放出ホルモン（TRH）の障害は軽度であることが多く，成長ホルモンが障害されることが多い。尿崩症による多飲，多尿の他，精神神経症状として，嗜眠，昏睡，記憶力低下などを認める。また，視神経圧迫により，視力，視野障害を認めることがある[1]。

5 手術術式

甲状腺手術や経蝶形骨洞手術では，圧布により全身が覆われるためうつ熱が生じやすい。また，副腎褐色細胞腫に対する腹腔鏡手術では，開腹術に比べ術野からの放熱が少ないため体温の上昇には注意を要する。

B 予測因子から考慮する対策と準備

1 モニタリング・準備機材

体温異常のリスクが高い症例では，末梢温と深部温をモニタリングする。深部温は食道，直腸，膀胱，鼓膜温を（ただし，鼓膜温は想定手技による誤差が大きいとされている），体表から専用プローブを用いて測定する。術後，集中治療管理を行うならば，膀胱温を測定するとよい。術中の低体温予防では，温風式加温装置が費用対効果で優れている。一方，重症高体温症（40℃以上）のリスクがある場合，水冷式ブランケットのほか，ゲルパッドを用いた水冷式体表冷却装置による冷却が，重症熱中症患者において有用であったという報告[14]があることから，準備してもよい。

2 体温異常への対処

1 低体温

通常の麻酔管理でも発生頻度が高く，上述した

温風式加温装置で対処することができる。

2 高体温

軽症例から甲状腺ストームのような重症例まであり，それぞれ治療が異なる。

❶ 軽症高体温
体表冷却（手術室温を下げる，氷嚢など）。

❷ 重症高体温
体表冷却＋体内冷却〔冷却輸液（4℃），冷却生理食塩水による胃，膀胱洗浄，血液浄化装置など〕。

3 準備・術前投与薬物

1 ステロイドカバー

副腎不全や視床下部症候群は，ホルモンの補充療法が必要である。視床下部症候群においても，ステロイド（ハイドロコルチゾン）が補充される[1]。

2 甲状腺ストーム治療薬[15]

甲状腺ストームは術中〜多くは術後6〜18時間に発症する。

❶ 抗甲状腺薬
チアマゾールまたはプロピルチオウラシルを投与する。チアマゾールは15〜20 mg/6時間で，プロピルチオウラシルは500〜1,000 mgの初期投与の後，250 mg/4時間で，それぞれ経管投与する。経管投与ができない場合，チアマゾールは経静脈投与も可能である。ヨウ化ナトリウムを1 g/24時間で点滴静注することもよい。

❷ ステロイド
血圧低下に対して，ハイドロコルチゾン100〜200 mgまたはデキサメサゾン4〜8 mgを点滴静注する。

❸ β遮断薬
頻脈コントロールのほか，T4からT3へのホルモン変換を阻害する作用もある。

3 カテコラミン

低血圧の治療に用いるほか，適切な血管収縮により，体温低下の予防効果もある。褐色細胞腫摘出後の低血圧や甲状腺機能低下症における麻酔薬誘因性の血圧低下の治療にα刺激薬（フェニレフリン）やカテコラミンを用いるとよい。

4 α遮断薬

褐色細胞腫手術における血圧上昇に対して使用するとともに，高体温予防に有用である。

5 NSAIDs，アセトアミノフェン

臨床的には，軽度高体温には適応がないほか，これらの薬物は，視床下部における体温閾値を下げることで放熱を促すので，視床下部症候群には無効である。また，甲状腺ストーム，悪性高熱症などにも無効であることが多い。発汗に伴う血圧低下を生じるので，高度高体温を呈する重症患者には使用しない[16]。

4 麻酔薬，麻酔法の選択

体温異常を予防するという観点から，内分泌異常患者に適した麻酔薬（法）を考察する。

1 視床下部症候群

体温調節中枢の異常が原因で，低体温や高体温が発作性，持続性に生じる。これを防ぐ麻酔薬（法）はないと思われる。環境温の変化によって体温も変化するので，まずは，保温し低体温を予防し，適宜，体温上昇に対応する。

2 その他の内分泌疾患

麻酔薬は，体温中枢の閾値を下げることから，全身麻酔中の体温は低下する傾向にある。

❶ ケタミン（低体温予防）
交感神経刺激作用のあるケタミンは，体温保持に有利である。また，ケタミンは低血圧の予防にも有用であることから，糖尿病，副腎不全，甲状腺機能低下症の患者に使用するとよい。一方，交感神経刺激が有害となりうる，褐色細胞腫，甲状腺機能亢進症の患者には，使用を控えた方がよい。

❷ プロポフォール，ミダゾラム（高体温予防）
これらの薬剤は，カテコラミン分泌を抑制し，

交感神経を抑制する。末梢血管が拡張することで，体温の中枢から末梢への再分布が生じる。その結果，深部温が低下する。高体温を呈しうる褐色細胞腫，甲状腺機能亢進症の患者に有用である。

❸ バルビツール酸（高体温予防）

チオペンタールは，動物実験では，高用量で抗甲状腺作用を有することが報告[10]されているが，臨床におけるエビデンスはない。交感神経節終末からのカテコラミンの放出は抑制するが，プロポフォールよりその作用は弱い。

❹ 揮発性吸入麻酔薬（高体温予防）

交感神経を抑制し，カテコラミン分泌を増加させないことから，高体温を起こし得る褐色細胞腫，甲状腺機能亢進症の患者に有用である。

❺ オピオイド

フェンタニルやレミフェンタニルは，交感神経の活動を抑制し，カテコラミンを増加させないので，高体温予防に有用である。一方，モルヒネは，ヒスタミン遊離作用が，頻脈や低血圧などの有害症状を引き起こす可能性があるので使用しない方がよい。

❻ 硬膜外，脊髄くも膜下ブロック（高体温予防）

脊髄神経遮断域からの寒冷求心性インパルスが遮断され，体温中枢の閾値が低下する。さらに，交感神経遮断作用により麻酔領域の血管拡張をもたらし，全身麻酔同様，体温が中枢から末梢へ再分布することで，深部温が低下する[17]。

文献

1) 加藤　譲．視床下部症候群：診断と治療のポイントと注意点．日内会誌 1994；83：2052-57.
2) 盛生倫夫，菊地博達，弓削孟文ほか．悪性高熱症診断基準の見直し．麻酔と蘇生 1988；80：104-10.
3) Kluger MJ. Fever : role of pyrogens and cryogens. Physiol Rev 1991 ; 71 : 93-127.
4) Salem M, Tainsh RE Jr, Bromberg J, et al : Perioperative glucocorticoid coverage. A reassessment 42 years after emergence of a problem. Ann Surg 1994 ; 219 : 416-25.
5) Nicholson G, Burrin JM, Hall GM. Peri-operative steroid supplementation. Anaesthesia 1998 ; 53 : 1091-104.
6) Bahn RS, Burch HB, Cooper DS, et al. Hyperthyroidism and other causes of thyrotoxicosis : management guidelines of the American Thyroid Association and American Association of Clinical Endocrinologists. Endocr Pract 2011 ; 17 : 456-520.
7) Garber JR, Cobin RH, Gharib H, et al. Clinical practice guidelines for hypothyroidism in adults : cosponsored by the American Association of Clinical Endocrinologists and the American Thyroid Association. Endocr Pract 2012 ; 18 : 988-1028.
8) Reichard P, Berglund B, Britz A, et al. Intensified conventional insulin treatment retards the microvascular complications of insulin-dependent diabetes mellitus (IDDM) : the Stockholm Diabetes Intervention Study (SDIS) after 5 years. J Intern Med 1991 ; 230 : 101-8.
9) Ohkubo Y, Kishikawa H, Araki E, et al. Intensive insulin therapy prevents the progression of diabetic microvascular complications in Japanese patients with non-insulin-dependent diabetes mellitus : a randomized prospective 6-year study. Diabetes Res Clin Pract 1995 ; 28 : 103-17.
10) Bajwa SJ, Sehgal V. Anesthesia and thyroid surgery : The never ending challenges. Indian J Endocrinol Metab 2013 ; 17 : 228-34.
11) 坪　敏仁，廣田和美．褐色細胞腫の診断と治療．松木明知，石原弘規，廣田和美編．褐色細胞腫の麻酔．第2版．東京：克誠堂出版；1999. 27-45.
12) Zhang Y, Dong R, Fan H, et al. Hypothalamus syndrome in opticospinal multiple sclerosis. AJNR Am J Neuroradiol 2011 ; 32 : 153-5.
13) Roizen MF. Disease of the endocrine system. In : Kats J, Benumof JL, Kadis LB, Editor. Anesthesia and Uncommon Diseases. 3rd edition. Philadelphia ; WB Saunders ; 1990. p.245-92.
14) Hong JY, Lai YC, Chang SC, et al. Successful treatment of severe heatstroke with therapeutic hypothermia by a noninvasive external cooling system. Ann Emerg Med 2012 ; 59 : 491-3.
15) Papi G, Corsello SM, Pontecorvi A. Clinical concepts on thyroid emergencies. Front Endocrinol 2014 ; 5 : 102.
16) Lee BH, Inui D, Suh GY, et al. Association of body temperature and antipyretic treatments with mortality of critically ill patients with and without sepsis : multi-centered prospective observational study. Crit Care 2012 ; 16 : 33.
17) Sessler DI. 体温モニタリング. In : Miller RD, editor. Miller's Anesthesia. 6th ed. New York : Churchill Livingstone ; 2007. 1225-44.

（丹羽英智，廣田和美）

10章 血液凝固異常

はじめに

　血液凝固異常は，一般に止血血栓の形成不全（いわゆる止血障害）を示すことが多いが，病的血栓形成による"血栓症"も周術期の血液凝固障害の一つと考えることができる。また止血障害は，凝固因子活性の低下や血小板数減少に起因するもの（いわゆる凝固障害）と線溶亢進（異常線溶）による止血困難に分類できる。一方，血栓症は凝固因子の異常活性を主因とした静脈血栓症と血小板凝集を主因とする動脈血栓症に分類が可能である。生体内の血液凝固因子とその抑制因子，線溶因子とその抑制因子がきわめて緻密なバランスで成立しているため，単一の原因に起因する比較的単純な病態のみではなく，播種性血管内凝固（disseminated intravascular coagulation：DIC）のように止血障害と血栓症が混在する複雑な病態も存在する。

　血液凝固異常の診断においては血液検査がもっとも重要となるが，血液検査はすべて生体外診断であるため，検査結果は生体内での病態を必ずしも正確に反映していない。生体内の血液凝固には，①血管内皮細胞の状態，②凝固因子とその抑制因子，③血小板数および機能，④線溶因子とその抑制因子，⑤局所血流の状態など複数の因子が関与しているが，生体外診断で評価可能なのは凝固因子や血小板，線溶因子に関わる部分のみである。したがって，血液検査の結果のみから病態を理解し，合併症を予測することは基本的には困難であり，血友病における関節内出血など臨床症状を含めた理学的所見もあわせて総合的に評価する必要がある。

A 合併症を予測するための術前因子

1 血液・生化学検査

1 血小板数

　血小板は血管損傷部位での一次血栓形成に必須の重要な細胞であり，その数の検査としてもっとも一般的な検査の一つである。血小板は一次血栓を形成して出血の初期鎮火を図るとともに，凝集した血小板の表面では効率よくトロンビン産生が進行し，止血に必須のフィブリン形成を促進する。血小板数の減少は，一次血栓の形成不全のみではなくトロンビン産生障害をきたし，結果として止血困難に至る。正常値は施設により若干異なるが，15万〜35万/μl程度である。厚生労働省の「輸血療法の実施に関する指針」および「血液製剤の使用指針」には，血小板数が5万/μl以上であれば一般的な手術は施行可能で，頭蓋内手術のように局所での止血が困難な特殊領域の手術では，7〜10万/μl以上であることが望ましいとされている。

　血小板が止血機構において正常に働くためには数のみではなく，機能も重要である。血小板数が正常であっても抗血小板薬内服により血小板機能が障害されている場合は，周術期出血量が増加することは一般に認識されている。抗血小板薬であれば一定の休薬期間をおくことで機能回復を見込めるが，先天性血小板機能障害の鑑別には血小板

機能検査が必要である．しかし血小板機能検査を術前のスクリーニング検査として行っている施設はほとんどない．さらに血小板機能異常は後述する凝固能検査でも評価することは難しく，一般的な術前スクリーニング検査では検出困難なため，歯肉出血やあざなど臨床所見の聴取が重要となる．

2 出血時間

出血時間は，①血小板数の減少，②血小板機能の低下，③血管壁の脆弱性によって延長する．術前スクリーニングとして一般的な血小板数測定や凝固検査では検出不可能な血小板機能異常症や血管脆弱性に起因する止血異常を出血時間は検出可能であるが，現在では周術期出血量との相関が低いとの理由でほとんど行われていない．しかし，軽症〜中等症のフォン・ヴィレブランド病（von Willebrand disease：vWD）では凝固検査が正常であっても出血時間の延長を認め，出血時間は未診断の血液疾患の検出が可能である．また出血時間は凝固検査では評価できない血管壁異常によっても延長するため，マルファン症候群（Marfan syndrome）やエーラス・ダンロス症候群（Ehlers-Danlos syndrome）などの結合織疾患を疑わせるきっかけともなりうる検査であることには留意したい．

3 活性化部分トロンボプラスチン時間（activated partial thromboplastin time：APTT）

APTTは標準的な術前検査であり，クエン酸（カルシウムのキレート剤）で抗凝固した全血検体を遠心分離して得た血漿検体に，動物組織から抽出した部分トロンボプラスチン（組織因子を除去したリン脂質成分）とカルシウム，陰性荷電物質であるセライトやカオリン，エラジン酸などを加えて，フィブリン析出までの時間を測定する．測定値（秒）は試薬メーカーによって若干異なるが，25〜35秒程度が正常値とされる．APTTは内因系凝固経路因子（プレカリクレイン，高分子キニノーゲン，第XII・XI・IX・VIII因子）と共通経路因子（第X・V因子，トロンビン，フィブリノゲン）の活性を反映し（図1），先天性または後天性異常・減少によって延長する（表1）．第VIII因子または第IX因子の活性低下によって発症する血友病AならびにBはAPTTが延長する典型的な疾患である．また，未分画ヘパリンはアンチトロンビンを介してAPTTを延長させるが，比較的感度がよいため未分画ヘパリン投与時の用量モニターとしてもAPTTがよく用いられる．ただし，心臓外科手術などでの高用量のヘパリン投与ではAPTTの測定限界を超えるため，ワルファリンの代替療法や静脈血栓症予防に対するヘパリン持続静脈投与などでの抗凝固評価に適している．ヘパリン製剤はアンチトロンビンの作用を増強することで，主にトロンビンと活性化第X因子（Xa）の活性を阻害するが，一般に平均分子量が低いほど抗トロンビン作用よりも抗Xa作用が強くなる．APTTの延長は内因系凝固経路と共通経路の凝固因子活性の低下を示唆するが，抗Xa作用との相関は低く，抗Xa薬であるフォンダパリヌクスやエドキサバン，アピキサバン，リバロキサバンなどの抗凝固作用をモニターすることはできない．また，抗カルジオリピン抗体が陽性となる抗リン脂質抗体症候群（antiphospholipid syndrome：APS）ではAPTTが延長するにもかかわらず，血栓症を来すなど検査所見と臨床症状が乖離する疾患や病態も存在することには留意したい．したがって，APTTの延長イコール凝固因子活性の低下とは考えず，臨床所見も合わせて病態を考える必要がある．

4 プロトロンビン時間（prothrombin time：PT）

PTは，APTTとともに標準的な術前凝固検査であり，クエン酸加血漿検体に組織トロンボプラスチン（動物組織由来またはリコンビナント）とカルシウムイオンを加え，フィブリン析出までの時間を測定する．時間（秒）とともに標準血漿に対する活性値としてパーセントで表示することもあるが，APTTと同様に試薬によって正常値が若干異なるため，現在では国際標準比（international normalized ratio：INRまたはPT-INR）で表記す

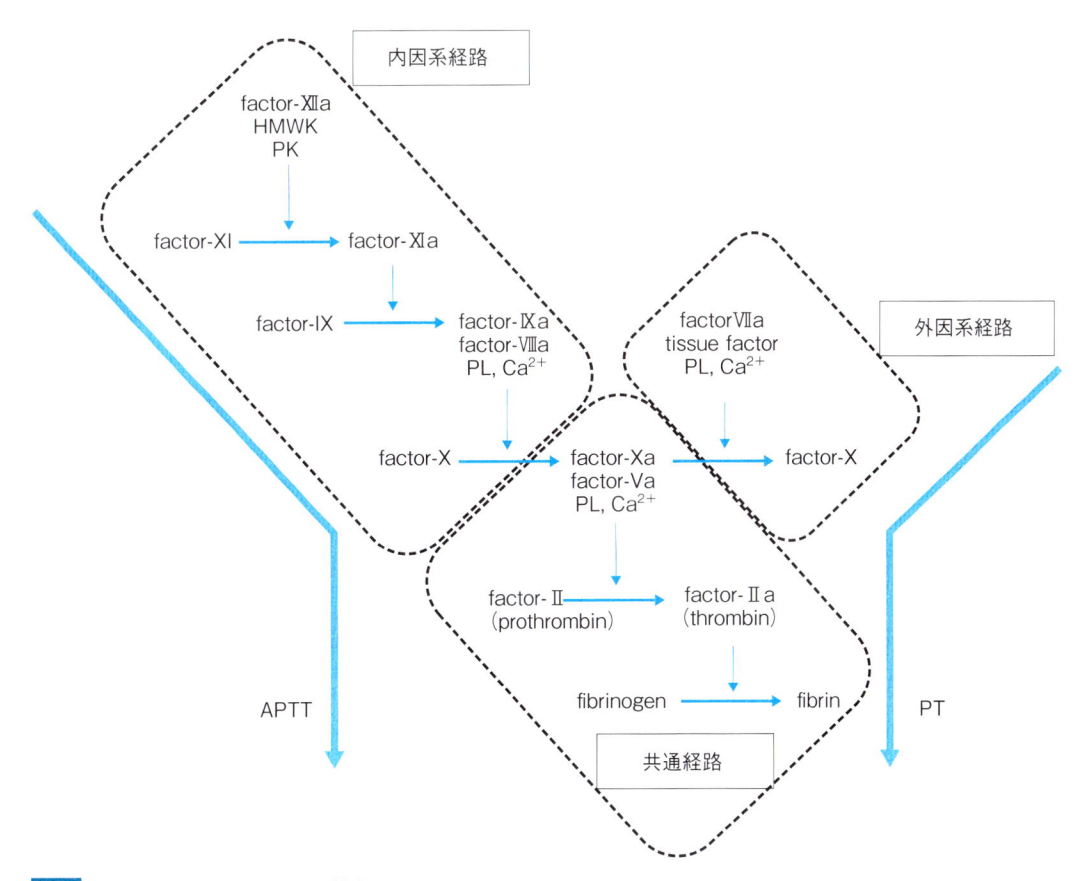

図1 血液凝固カスケードと凝固検査
第XII因子の活性化から開始する活性経路を内因系（接触活性経路），活性化第VIIと組織因子の複合体から開始する経路を外因系（組織因子経路）と呼ぶ。両者は第X因子を活性化し，トロンビン産生からフィブリン産生に至る。APTTは内因系，PTは外因系の凝固活性を反映する。HMWK：高分子キニノーゲン，PK：プレカリクレイン，PL：リン脂質。

表1 先天性凝固因子欠乏症と血液凝固検査

	発症頻度	PT	APTT	出血症状の程度
第XII因子欠乏症	100万人に1人	正常	延長	多くは無症状。ときに血栓症
第XI因子欠乏症	100万人に1人	正常	延長	多くは無症状。手術・外傷後の出血。
第IX因子欠乏症（血友病B）	50万人に1人	正常	延長	症状は因子活性と相関。
第VIII因子欠乏症（血友病A）	50万人に1人	正常	延長	重症出血が多い。
第VII因子欠乏症	50万人に1人	延長	正常	比較的軽症。活性と症状は相関せず。
第X因子欠乏症	50万人に1人	延長	延長	活性と症状は相関。活性＜1％では重症出血。
第V因子欠乏症	100万人に1人	延長	延長	比較的軽症。
プロトロンビン（第II因子）欠乏症	200万人に1人	延長	延長	重症例も多いが異常症では無症状もある。
フィブリノゲン欠乏・異常症	不明	延長	延長	約25％は異常出血だが，約15％は血栓症。
第XIII因子欠乏症	100〜500万人に1人	正常	正常	自然出血は少なく止血後の後出血。

凝固因子の欠乏症では凝固カスケードに従ってPT・APTTは変化するが，第XIII因子欠乏症ではPT・APTTが正常であっても出血症状を呈する。

るのが一般的である。PTは外因系凝固経路因子（第VII因子）と共通経路因子（第X・V因子，トロンビン，フィブリノゲン）の活性を反映し（図1），先天性または後天性異常・減少によって延長する（表1）。またPTは経口抗凝固薬であるワルファリンのモニターとして使用されることが多く，病態に応じてPT-INRの至適範囲が異なる。

5 活性凝固時間（activated coagulation time：ACT）

APTTやPTが検査室で実施する検査であるのに対し，ACTはベッドサイドでも測定可能なため，手術室や透析室などでのヘパリン療法の際にAPTTの代替モニタリング法として普及している．セライトなど接触活性剤の封入されたガラスチューブ内に抗凝固を行っていない全血2 mlを入れて混和し，血液が凝固するまでの時間を測定する．手術室では人工心肺中などの高用量ヘパリンを使用する際の抗凝固モニターとして使用される．最近では検体量の少ないカートリッジ式の機器も使用可能であるが，標準的な術前凝固検査ではない．

6 フィブリノゲン濃度

フィブリノゲンは血液凝固カスケードの最下流に位置する凝固因子であり，フィブリノゲンがトロンビンによってフィブリンに変化することで血栓が形成される．フィブリノゲン濃度の測定法としては，被検血漿に過剰量のトロンビンを加えて凝固時間を測定し，標準液の希釈系列から求めた検量線に基づきフィブリノゲン濃度を求めるトロンビン時間法（Clauss法）が一般的である．正常値は150〜350 mg/dlだが，フィブリノゲンは一種の炎症反応物質であり，感染症や癌などの急性・慢性炎症状態，妊娠などでフィブリノゲン濃度は上昇する．止血異常を来す最小限の濃度は100 mg/dlと考えられているが，後天性低フィブリノゲン血症を来す原因として大量出血やDICなどの喪失・消費亢進，肝疾患による産生障害，大量輸液や赤血球投与に伴う希釈などが挙げられる．

7 アンチトロンビン（antithrombin, AT），トロンビン・アンチトロンビン複合体（thrombin-antithrombin complex：TAT）

ATは肝臓で産生される凝固抑制因子であり，血管内皮細胞上のヘパラン硫酸などと結合し主にトロンビンおよびXaを阻害し，液相中では血管損傷部位から遊離したトロンビンを阻害することで，血管内での血栓形成を阻害する生理機能を有する．しかし，その分子量は58 kDaと比較的大きいため，すでに形成された血栓内のトロンビン活性を抑制する作用は弱く，血管損傷部位から遊離したトロンビンを阻害する（図2）．ATはトロンビンとXaを阻害するが，XIIa，XIa，IXa，VIIaなども阻害することでトロンビン産生を抑制し，過剰な血栓形成にネガティブフィードバックをかける．また，ヘパリンとの結合によってATの抗トロンビン作用は1000倍以上に増幅する[1]．AT活性の正常値は80〜130%である．ATは生体内のトロンビン制御機構としてはもっとも重要で，AT活性の低下はトロンビン制御破綻による血栓傾向を来す．トロンビン産生亢進による消費や肝硬変などによる産生低下，顆粒球エラスターゼによる分解などによりAT活性は低下する．また，全身性炎症では半減期が短縮するため，AT活性は低下傾向となる．人工心肺などの体外循環を使用する際はヘパリンによる抗凝固が必要だが，AT活性の低下した状態ではヘパリンの抗凝固効果は減弱するため，周術期にヘパリンを使用する症例ではAT活性の測定は重要となる．

TATはトロンビンとアンチトロンビンの複合体であり，トロンビン活性を反映する．生体内のトロンビンの半減期は非常に短く直接測定ができないため，TATを測定することでトロンビン活性を評価する．トロンビン活性を評価する検査としてはプロトロンビンがXaによって限定分解を受け，トロンビンに変化する際に生じるプロトロンビンフラグメント（F_{1+2}）などもあるが，術前検査としてTATやF_{1+2}は一般的ではない．

8 フィブリノゲン/フィブリン分解産物（FDP），Dダイマー

FDP，Dダイマーはフィブリノゲンおよびフィブリンがプラスミンによって分解されて生じる分解産物であり，線溶亢進の指標となる．これらはラテックス免疫比濁法で定量されることが多く，Dダイマーはフィブリンが架橋構造を形成した後

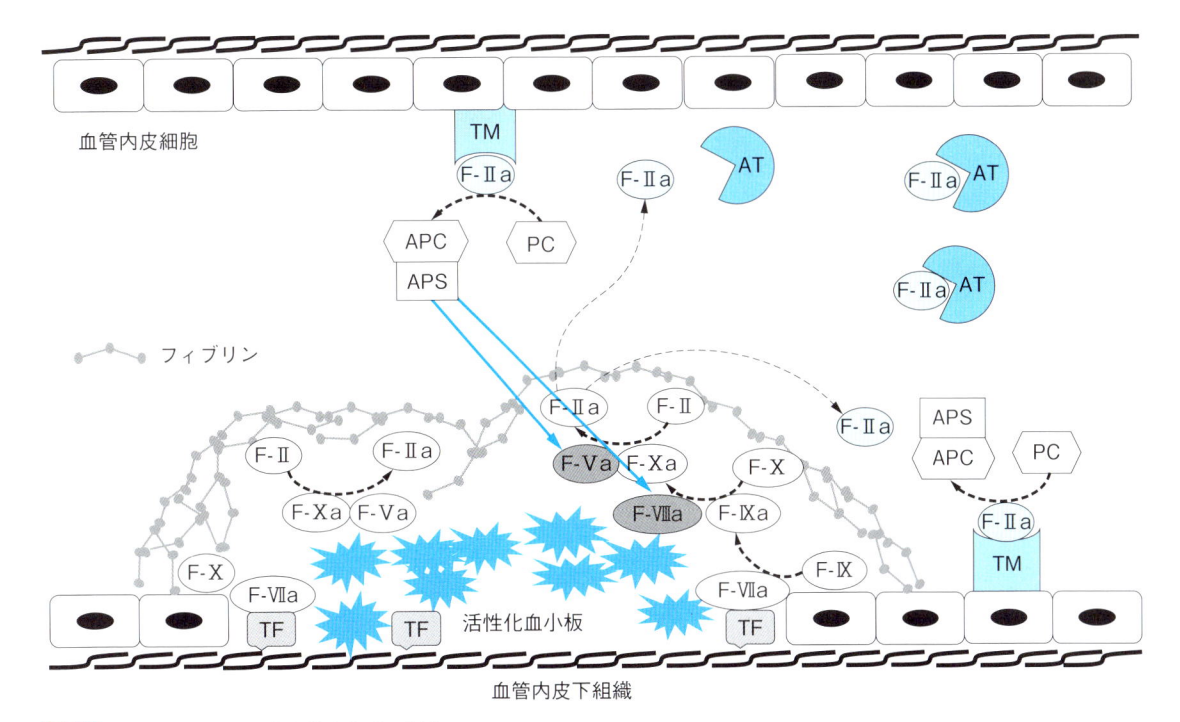

図2 血管損傷部位での止血機序とその制御
血管損傷部位では血管内皮下組織に存在する組織因子（TF）と活性化第Ⅶ因子（F-Ⅶa）の接触を起点にトロンビン（F-Ⅱa）が産生する。トロンビンはフィブリノゲンをフィブリンに変えるだけではなく，近傍の第Ⅴ因子や第Ⅷ因子，第ⅩⅠ因子，血小板を活性化させ，凝固反応をさらに促進する。トロンビンによって活性化した第XIII因子はフィブリンの架橋構造形成を促進して血栓を強化する。局所から遊離したトロンビンはアンチトロンビン（AT）やトロンボモデュリン（TM）によって不活化される。トロンボモデュリンと結合したトロンビンはプロテインC（PC）を活性化し，活性化プロテインC（APC）はプロテインS（PS）と複合体を形成し，活性化第Ⅴ因子（F-Ⅴa）および活性化第Ⅷ因子（F-Ⅷa）を不活化して，凝固反応を抑制する。

（血栓形成後）に分解された場合のみ生じるので，Dダイマーの上昇は体内で血栓形成があることを示す。FDPはフィブリノゲンの分解によっても上昇するので，必ずしも血栓形成を反映するわけではない。両者は線溶亢進の診断に用いられるが，特にDダイマーは深部静脈血栓症のスクリーニングにも用いられる。プラスミン前駆体であるプラスミノゲンと組織型プラスミノゲンアクチベーター（tissue-plasminogen activator：t-PA）はフィブリン分子に親和性の高い部位を持っており，フィブリン分子上でもっとも効率よく産生される。血栓溶解療法では体外から大量にプラスミノゲンが投与されるため，血栓のみではなくフィブリノゲンも分解され，FDP・Dダイマーは上昇する。

2 理学所見

1 服薬歴

❶ 抗血小板薬

抗血小板薬は，血小板の活性化を阻害し凝集を抑制することで，血栓形成を防止する。抗血小板作用を有する薬剤はいわゆる抗血小板薬以外にも多数存在するが，血小板が一度その薬物に曝露されると不可逆的に機能障害を来す不可逆性抗血小板薬と薬物の消失半減期に従って抗血小板作用が減弱する可逆的抗血小板薬の2種類に分類できる。不可逆的抗血小板薬を内服している場合は，薬物に曝露された血小板が網内系で処理され新しい血小板と入れ替わる必要があるため，薬効の完全消失には血小板の新生期間（7～14日）が必要である。代表的薬物としてアスピリンやクロピドグレル，プラスグレルなどが挙げられる。一方で，

```
                        抗凝固薬
           ┌──────────────┴──────────────┐
   アンチトロンビン依存性              アンチトロンビン非依存性
```

Xa選択性
低 ────────► 高

未分画ヘパリン

低分子量ヘパリン
ヘパリノイド

エノキサパリン
ダルテパリン   合成ペンタサッカライド
パルナパリン
レビパリン   フォンダパリヌクス
ダナパロイド

凝固因子合成阻害薬
ワルファリン（経口）

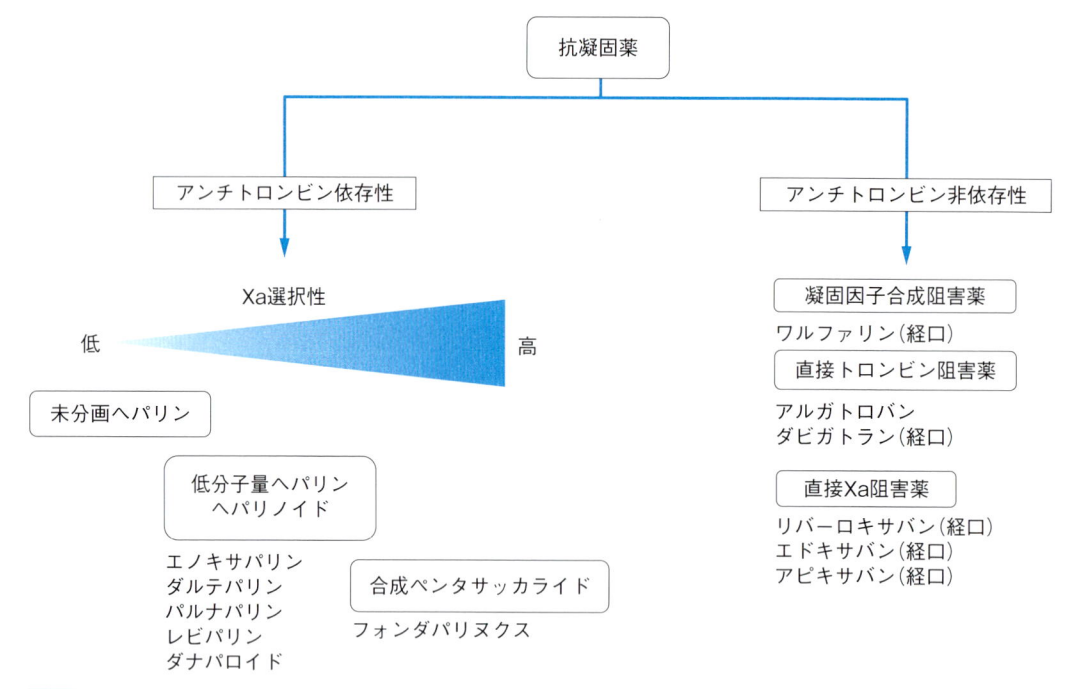

直接トロンビン阻害薬
アルガトロバン
ダビガトラン（経口）

直接Xa阻害薬
リバーロキサバン（経口）
エドキサバン（経口）
アピキサバン（経口）

図3 抗凝固薬の分類
抗凝固薬はアンチトロンビン依存性と非依存性に分類できるが，アンチトロンビン依存性抗凝固薬は皮下または静脈投与のみ可能である．アンチトロンビン非依存性抗凝固薬の多くは経口製剤である．

可逆的抗血小板薬は薬剤の多くは消失半減期が比較的短く，術前に1週間以上の休薬を必要とする薬物はほとんどない（表2）．

❷ 抗凝固薬

抗凝固薬はトロンビンの活性または産生を阻害し，フィブリン形成を抑制する．内因系，外因系のいずれの経路を介して凝固系が活性化しても，活性化第X因子と活性化第V因子複合体によってプロトロンビンからトロンビンへと変化する点は共通なので，抗凝固療法の標的として活性化第X因子およびトロンビンは効果的である（図1）[2]．抗凝固薬は，作用発現にATを必要とするAT依存性抗凝固薬とATを介さないAT非依存性抗凝固薬に分類可能である（図3）．AT依存性抗凝固薬はそれ自体に直接的抗凝固作用はないが，生理的抗凝固因子であるATに結合し，その作用を増強することにより間接的に抗凝固作用を呈する．したがって，AT活性が著しく低下している場合はその抗凝固作用が減弱する．AT依存性抗凝固薬の代表薬剤は生物由来製剤であるヘパリン類であり，その適応は非常に広い．一方，ヘパリン分子中のアンチトロンビン結合部位であるペンタサッカライドのみを合成した非生物由来製剤であるフォンダパリヌクスが術後静脈血栓塞栓症（venous thromboembolism：VTE）の予防に適応となっている．AT非依存性抗凝固薬の代表薬剤は肝臓でビタミンK依存性凝固因子（プロトロンビン，第Ⅶ，Ⅸ，Ⅹ因子）の合成を阻害するワルファリンであり，長年，唯一の経口抗凝固薬だった経緯から慢性期の抗凝固療法に用いられてきた．しかし近年，ワルファリンに代わって直接的に凝固因子を阻害する経口抗凝固薬が開発され，その適応は少しずつ拡大している．

a）AT依存性抗凝固薬

ヘパリン類およびフォンダパリヌクスがAT依存性抗凝固薬に分類される（表3）．ヘパリン類は生物由来製剤であり，製剤により平均分子量が異なる．周術期に使用することの多い未分画ヘパリンは分子量が不均一な製剤で平均分子量は15,000（3,000～30,000）である．ヘパリンは高分子グリコサミノグリカンであり，ATに結合できるのはその構造の30～50％を占めるペンタサッカロイド

表2 抗血小板作用を有する主な薬物

一般名	製品名	作用機序	作用の可逆性	半減期	一般的な術前休止期間
①抗血小板薬					
アスピリン（アセチルサルチル酸）	アスピリン バファリン	COX障害	不可逆的	0.4時間	5〜7日
塩酸チクロピジン	パナルジン	ADP受容体拮抗	不可逆的	1.6時間	7〜14日
クロピドグレル	プラビックス	ADP受容体拮抗	不可逆的	7時間	7〜10日
プラスグレル	エフィエント	ADP受容体拮抗	不可逆的	1〜5時間	7〜10日
シロスタゾール	プレタール	PDE阻害	可逆的	18時間	2〜3日
ジピリダモール	ペルサンチン アンギナール	PDE阻害 TXA$_2$合成抑制	可逆的	0.5時間	1日
②抗血小板作用を有する薬物					
サルポグレラート	アンプラーク	5-HT$_2$阻害	可逆的	0.7時間	1日
イコサペント酸	エパデール	TXA$_2$合成抑制	不可逆的	28時間	7〜10日
ベラプロスト	ドルナー	PGI$_2$誘導体	可逆的	1.1時間	1日
トラピジル	ロコルナール エステリノール	TXA$_2$合成阻害	可逆的	6時間	1日
ジラゼプ	コメリアン	TXA$_2$合成阻害	可逆的	4時間	1日
リマプロストアルファデクス	オパルモン	PGE$_1$誘導体	可逆的	0.5時間	1日
オザグレル	ベガ，ドメナン	TXA$_2$合成阻害	可逆的	1.5時間	1日

COX：シクロオキシゲナーゼ，ADP：アデノシンニリン酸，PDE：フォスフォジエステラーゼ，TXA$_2$：トロンボキサンA$_2$，5-HT$_2$：セロトニン受容体，PGI$_2$：プロスタグランジンI$_2$，PGE$_1$：プロスタグランジンE$_1$
添付文書に抗血小板薬と明記されている薬品のみを①に分類

表3 アンチトロンビン依存性抗凝固薬

	未分画ヘパリン	低分子ヘパリン	ヘパリノイド	ペンタサッカライド
一般名	ヘパリンナトリウム ヘパリンカルシウム	エノキサパリン ダルテパリン パルナパリン レビパリン	ダナパロイド	フォンダパリヌクス
適応	あらゆる動静脈血栓症の治療・予防 体外循環時の抗凝固	整形外科下肢手術・腹部外科手術後のVTE予防（エノキサパリン） 血液透析時の抗凝固 DICの治療	DICの治療	整形外科下肢手術・腹部外科手術後のVTE予防
投与方法	持続静注・皮下注	皮下注・持続静注	静注	皮下注
半減（$t_{1/2}$）	0.5〜1時間	2〜5時間	18〜28時間	14〜18時間
最高血中濃度到達時間（Tmax）	静注では速やか 皮下注では3〜4時間	2〜3時間	速やか	2時間
抗Xa/Ⅱa活性	1	2〜5	20〜30	7,800
モニタリング	APTT，ACT	抗Xa活性	抗Xa活性	抗Xa活性
HITの可能性	あり	少ない	少ない	ほとんどない
プロタミンによる拮抗	有効	部分的に有効	限定的	ほぼ無効

VTE：venous thromboembolism（静脈血栓塞栓症），DIC：disseminated intravascular coagulation（播種性血管内凝固），APTT：activated partial thromboplastin time（活性化部分トロンボプラスチン時間），ACT：activated clotting time（活性凝固時間），Xa：activated factor X（活性化第X因子），Ⅱa：トロンビン，HIT：heparin induced thrombocytopenia（ヘパリン起因性血小板減少症）

表4 アンチトロンビン非依存性抗凝固薬

	VitK拮抗薬	直接トロンビン阻害薬		直接Xa阻害薬	
一般名	ワルファリン	アルガトロバン	ダビガトラン	リバロキサバン アピキサバン	エドキサバン
適応	あらゆる動静脈血栓症の治療・予防	脳血栓症，HITの治療 慢性動脈閉塞症，アンチトロンビン欠乏患者の血液透析	← 非弁膜症性心房細動患者の血栓塞栓症予防 →		整形外科下肢手術後のVTE予防，あらゆるVTEの治療・予防
投与方法	経口	持続静注	経口	経口	経口
半減期（$t_{1/2}$）	55〜133時間	0.5時間	12時間	6〜9時間 6時間	5時間
最高血中濃度到達時間（Tmax）	0.5時間	速やか	4時間	3〜4時間	1時間
1日服用回数	1回	—	2回	1回 2回	1回
モニタリング	PT	APTT	APTT （感度が低い）	← 抗Xa活性（通常はモニターしない） →	
腎機能低下による作用遷延	なし	なし	あり	あり	あり

VitK：vitamin K（ビタミンK），Xa：activated factor X（活性化第X因子），HIT：heparin induced thrombocytopenia（ヘパリン起因性血小板減少症），VTE：venous thromboembolism（静脈血栓塞栓症），PT：prothrombin time（プロトロンビン時間），APTT：activated partial thromboplastin time（活性化部分トロンボプラスチン時間）

という5糖鎖の部分である。このペンタサッカロイドを化学合成した製剤がフォンダパリヌクスである。低分子ヘパリンは未分画ヘパリンを酵素的または化学的に切断した製剤で，平均分子量は未分画ヘパリンよりも小さい。そのため，未分画ヘパリンと比較して抗Xa作用が強い。未分画ヘパリンの効果はAPTTでモニターすることが一般的だが，低分子ヘパリンなど抗Xa/抗トロンビン比が大きいヘパリンではAPTTの感度は低く，臨床上の抗凝固作用とAPTT値は乖離する。フォンダパリヌクスは抗Xa/抗トロンビン比が7,800と高く，ほぼ純粋な抗Xa薬である。その効果を血液検査で評価するには抗Xa活性の測定が必要である。ヘパリン類の投与中はヘパリン起因性血小板減少症（heparin induced thrombocytopenia：HIT）に注意する必要があり，投与中は血小板数のモニターが必要である[3]。

b）AT非依存性抗凝固薬

凝固因子合成阻害薬であるワルファリン，直接トロンビン阻害薬であるアルガトロバン・ダビガトラン，直接Xa阻害薬であるリバーロキサバン・エドキサバン・アピキサバンがAT非依存性抗凝固薬に分類される（表4）。ワルファリンは人工弁使用患者や血栓塞栓症の危険がある患者（心房細動，リウマチ性弁膜疾患，急性貫壁性前壁心筋梗塞，肥大性心筋症，動静脈血栓塞栓症，心内血栓）などあらゆる血栓症に対して適応のある抗凝固薬であり，長期にわたり抗凝固が必要な患者の多くはワルファリン療法の適応となる。最近では非弁膜症性心房細動患者の血栓塞栓予防や静脈血栓塞栓予防を適応としてダビガトランやリバーロキサバン・エドキサバン・アピキサバンが投与される機会も増加しているが，従来のPT，APTTではモニタリングが困難であり，出血傾向となった場合の評価が難しい（表5）。

2 既往歴

既往歴で注意すべきは出血症状の有無である。わずかな傷でも出血が止まりにくい，歯肉出血や鼻出血を生じやすいといった自覚症状を術前に聴取することは重要である。また，先天性凝固異常症の多くは遺伝性疾患であり，家族歴の聴取も必

表5 抗凝固薬と凝固検査の変化

製剤名	阻害される因子		PT	APTT
未分画ヘパリン	F-Xa＝トロンビン	低用量 高用量	不変 延長	延長 延長
低分子ヘパリン	F-Xa＞トロンビン	低用量 高用量	不変 不変～やや延長	不変 やや延長
フォンダパリヌクス	F-Xa		不変	不変
ワルファリン	F-X, IX, VII, トロンビン		延長	延長
アルガトロバン	トロンビン	低用量 高用量	不変～やや延長 延長	延長 延長
ダビガトラン	トロンビン		延長	延長
リバーロキサバン	F-Xa		不変	不変
エドキサバン	F-Xa		不変	不変
アピキサバン	F-Xa		不変	不変

須となる。

❶ 先天性凝固因子欠乏症

凝固因子欠乏症は一般に関節内や筋肉内といった深部出血を特徴とするが，鼻出血や皮膚の出血斑を来す症例や血栓症を来すものもあり，臨床症状やその程度は欠乏する凝固因子によってさまざまである（表1）。

a）先天性フィブリノゲン欠乏/異常症

フィブリノゲンは血小板の凝集，炎症反応の防御，組織修復・創傷治癒に関与するため，先天性フィブリノゲン欠乏症では臍出血，消化管・頭蓋内・関節内出血，自然流産（習慣性流産）や創傷治癒の遅延が出現する。フィブリノゲン欠乏症の女性では排卵に伴う卵巣出血により腹腔内出血を生じることもある。一方，フィブリノゲン異常症では出血症状だけでなく血栓傾向を認める患者が約15％存在し，出血傾向と血栓傾向の両者を認めることもある。自然流産の原因ともなり，分娩後に過多出血や血栓塞栓症が出現することがある。

b）先天性プロトロンビン欠乏/異常症

プロトロンビンはフィブリン産生に必要なトロンビンの前駆体であり，欠乏症では皮下・鼻・歯肉出血，関節内・筋肉内血腫を生じるが，異常症は臨床的には比較的軽症であり，無症状のこともある。

c）先天性第V因子欠乏症

第V因子は第X因子の補酵素として働く因子である。皮下・鼻・歯肉出血，月経過多，筋肉内血腫を生じる。重症例もあるが，血友病に比較して臨床症状は比較的穏やかで無症候例もある。

d）先天性第VII因子欠乏症

外因系凝固経路の活性化に必要な因子であり，皮下・鼻・歯肉・抜歯後・外傷後出血，月経過多を生じ，頭蓋内出血や胸腔内出血を認めることもある。その活性値と症状の程度は必ずしも相関せず，血友病に比べ症状は軽症だが，凝固因子活性が1％以下の患者では重症出血を生じることがある。

e）先天性第VIII・第IX因子欠乏症（血友病A・血友病B）

先天性凝固因子欠乏症では最も遭遇する可能性が高い。関節内や筋肉内の自然出血や歯科治療・手術時の異常出血を呈する。出血症状の重症度は凝固因子活性と相関する。APTTの延長を来たし，治療には第VIII因子または第IX因子の補充療法が行われる。

f）先天性第X因子欠乏症

皮下・鼻・歯肉出血，外傷後過剰出血，月経過多，頭蓋内・関節内出血を生じる。出血の程度は第X因子活性と相関し，凝固因子レベルが1％以下の患者では，関節内，軟部組織，粘膜からの重

症出血を生じる。

g）先天性第XI因子欠乏症

血友病Cとも称され，術後・外傷後出血を生じる。無症状も多く出血症状は比較的軽度であるが，線溶活性が亢進するため，線溶活性が高い部位での手術や外傷，抜歯時には出血傾向が強く現れる。

h）先天性第XII因子欠乏症

通常，出血傾向は認められない。

i）先天性第XIII因子欠乏症

臍出血，臍帯脱落遅延，創傷治癒遅延，皮下出血，筋肉内・関節内出血，頭蓋内出血，自然流産（習慣性流産）を生じる。活性化第XIII因子はフィブリンの架橋構造形成を促進して止血血栓を強固にするとともに，フィブリン分子上に抗プラスミン因子であるa_2プラスミンインヒビターを結合させることで止血血栓の抗線溶性を高める。したがって，第XIII因子欠乏症では凝血塊が脆弱となり，プラスミンに対する感受性も高くなる。血栓形成自体は成立するが，一時的に止血して12〜36時間後に再び出血する後出血が特徴である。

❷ 血小板および関連因子の異常症

a）特発性血小板減少症（idiopathic thrombocytopenic purpura：ITP）

何らかの原因で血小板に対する自己抗体が産生され，脾臓での血小板破壊が亢進するために血小板数が低下する疾患である。皮下出血（点状出血，紫斑）が主な症状であり，免疫抑制療法の適応となるが，重症例では脾臓摘出術が必要となる。

b）血小板無力症（Glantzmann病）

血小板無力症は血小板膜上に存在するグリコプロテインIIb/IIIa（glycoprotein, GP IIb/IIIa）の先天性欠損または機能異常をきたす疾患である。GP IIb/IIIaは血小板凝集に必須の糖タンパクであり，その異常は一次止血の障害をきたし，皮膚や粘膜からの出血を生じる。

c）フォン・ヴィレブランド病（vWD）

vWDはフォン・ヴィレブランド因子（von Willebrand factor：vWF）の先天性欠損または機能障害による出血性疾患である。vWFは血小板の血管内皮への接着に関与し，血中では第VIII因子と複合体を形成し，第VIII因子の安定化に寄与している。vWDには1〜3型があるが，1型はvWFの量的減少を来し，鼻出血や消化管出血など粘膜出血を引き起こす。2型はvWFの重合障害であり，1型よりも症状が重く深部の出血を来すこともある。3型は最重症型であり，vWFの完全欠損を認め，第VIII因子の低下も伴うため，筋肉内出血や関節内出血など血友病と同様の症状を呈する。vWDは先天性のみではなく後天的に自己抗体を生じて発症する場合もある。

❸ 結合織疾患

マルファン症候群やエーラス・ダンロス症候群などの結合織疾患では血管壁への血小板粘着が障害されるため，血液検査が正常であるにもかかわらず臨床的に出血傾向となる場合がある。

❹ 血栓性疾患

a）アンチトロンビン欠乏症

アンチトロンビン欠乏症はトロンビン産生およびその活性制御破綻をきたし，血栓症を生じる。先天性血栓性疾患の中では遭遇する可能性がもっとも高い。ヘパリン投与，DIC，肝疾患，ネフローゼ症候群などにより，ATの消費・産生低下・クリアランス亢進を生じ，後天性AT欠乏症を来す。先天性AT欠乏症による血栓症はワルファリンによる抗凝固療法が必要となる。

b）プロテインC欠乏症

プロテインCは血管内皮細胞上のトロンボモジュリンにトロンビンが結合すると活性化し活性化プロテインC（activated protein C：APC）となる。APCはプロテインSと複合体を形成し，活性化第V因子（Va）および活性化第VIII因子（VIIIa）を阻害して，トロンビン産生を抑制する。プロテインC欠乏症は先天性・後天性に生じ，主に静脈血栓症を来す。ATと同様にDIC，肝疾患などで後天性欠乏症を来す。また，プロテインCの肝臓での合成はビタミンK依存性なので，ワルファリンによって欠乏症となる。特にワルファリン導入時はビタミンK依存性凝固因子のみではなくプロテインCの産生も障害され，血栓症を来す。

c）プロテインS欠乏症

プロテインSはプロテインCと複合体を形成

し，第Ⅴa因子および第Ⅷa因子切断における補助因子である[4]。欠乏するとプロテインC欠乏症と同様に血栓症を来す。遺伝の様式，有病率，臨床検査，治療，および予防措置はプロテインC欠乏症と同様である。

d）抗リン脂質抗体症候群

抗リン脂質抗体症候群は自己免疫抗体に関連した血栓症であり，習慣性流産の原因ともなる[5]。動静脈のいずれにも血栓を生じ，ヘパリン，ワルファリン，アスピリンなどによる抗血栓療法の適応となる。凝固検査ではAPTT延長を示すが，臨床上は血栓症を来す疾患である。

3 手術術式

血液凝固異常を来す可能性が高い手術には，人工心肺を使用する心臓外科手術，大血管手術，肝移植，脊椎手術などが挙げられるが，出血の危険性は必ずしも術式のみに依存するものではなく，患者体温や術者の技術などその他の複数の要因にも起因する。ここでは，人工心肺を使用する心臓外科手術を例に挙げて詳述したい。心臓外科手術における血液凝固異常には人工心肺（cardiopulmonary bypass：CPB）の使用が大きく影響している。CPB充填液によって血液希釈が生じ，CPB開始と心筋保護液の投与によって成人であっても15〜25%程度の血液希釈が生じる。その結果，血漿成分も希釈されるため凝固因子活性は低下する。さらに，人工心肺中はヘモグロビン値補正のために行う赤血球濃厚液（RBC）投与は行うが血漿成分投与は一般的ではないため，CPB時間が延長するほど血漿成分（≒凝固因子）の希釈は進行する。特に止血に必須の因子であるフィブリノゲンは凝固系の活性化により大量に消費され，一方で血液希釈によってもっとも早く止血限界濃度に低下する（表6）[6]。また，CPB回路や人工肺との接触は第Ⅻ因子やカリクレインなどの接触因子を起点とする内因系カスケードを活性化させ，組織損傷による外因系凝固活性もCPB中の凝固因子の消費を来す[7,8]。CPB時間が延長するに従い，ヘパリンによる制御を逃れたトロンビンがフィブリ

表6 各因子の止血に必要な限界値（濃度・活性）と出血量

因子	最低濃度	出血量（%）*
血小板	$50×10^3/\mu l$	230（169-294）
フィブリノゲン	100 mg/dl	142（117-169）
プロトロンビン	20%**	201（160-244）
第Ⅴ因子	25%**	229（167-300）
第Ⅶ因子	20%**	236（198-277）

*循環血液量に対する割合，**正常値に対する割合

ノゲンをフィブリンモノマーへと変化させ，血中の可溶性フィブリン濃度が徐々に上昇し，それに伴いプラスミン産生も亢進，フィブリン分解を来す。したがって，CPB時間が長時間に及ぶと凝固因子低下やプラスミン産生が進行し，CPB離脱後にも止血困難をきたす。また，ヘパリンの拮抗に使用するプロタミンは第Ⅴ，Ⅶ，Ⅹ因子を阻害し，トロンビン産生を濃度依存性に障害する。プロタミンはトロンビンの産生量は減少するとともにピークに達する時間を延長し，フィブリン産生を抑制するため，過剰な投与により凝固障害を助長する[9]。

B 予測因子から考慮する対策と準備

1 術前準備

1 出血リスク，血栓症リスクの情報共有

もっとも重要な点は，血液凝固障害に伴う出血リスク・血栓症リスクを周術期管理に関わる職種間で共有することである。出血・血栓症いずれも生命にかかわる重篤な合併症に発展する可能性があり，起こりうる病態を予想して，合併症が発生した場合はどのように対応するか，あらかじめ協議しておく必要がある。

2 輸血・凝固因子製剤の確保

病態や術式に応じて出血量を予測し，必要な輸血を事前に準備しておくことは重要である。出血

治療の基本は輸血であり，厚生労働省の「血液製剤の使用指針」がひとつの指標となる。この指針には「生理的な止血効果を期待するための凝固因子の最少の血中活性値は，正常値の20～30％程度である」と記載されているが，これは必ずしも外科的出血を想定したものではなく，先天性凝固因子欠乏症（血友病など）の最低限の止血レベル（鼻出血や関節内出血など）について述べた教科書を参考にしたものである[10]。周術期の止血能には単独の凝固因子のみではなく，複数の凝固因子，血小板，血管損傷度，線溶制御など複数の因子が複雑に関与するため，ある特定の凝固因子活性のみを維持することが必ずしも有効な止血に至るとは限らない。近年では大量出血におけるフィブリノゲン補充の重要性が提唱されており，欧州麻酔科学会ガイドラインでは大量出血時のフィブリノゲン補充開始のトリガー値を150～200 mg/dlと厚生労働省の指針（100 mg/dl）よりも高い閾値を推奨している[11]。

血友病など単独の凝固因子欠乏症は凝固因子製剤の適応となるため，事前に活性値を測定し，必要な凝固因子製剤を準備する。凝固因子製剤は高額であり，必ずしも院内に常備されているわけではないので，輸血部・薬剤部への事前連絡は必須である。

3 抗凝固薬，抗血小板薬の休止

抗凝固薬・抗血小板薬は周術期の出血リスクを増加させ，大量出血の一因にもなるので，原則として術前は休薬するが，休薬による血栓症のリスクと出血リスクのバランスを考慮する必要がある。術直前まで投与が必要な抗凝固薬は薬剤の消失半減期などに応じて休薬期間を設ける。抗Xa作用の強い抗凝固薬は血液検査によるモニタリングが困難なため，休薬期間の確認は必須である。

ワルファリンはビタミンK依存性凝固因子である第Ⅱ，Ⅶ，Ⅸ，Ⅹ因子の合成を阻害するため，術前3～5日の休薬は必要であり，症例により術前5～7日でヘパリンの持続投与に変更する。ヘパリン持続投与は入室4～6時間前に中止するのが一般的である。ワルファリンに対する特異的な拮抗薬は存在しないが，緊急拮抗薬として4因子含有プロトロンビン複合体製剤（4f-PCC）の有用性が報告されており，治療の選択肢として考えておく必要がある[12]。

抗血小板薬はその作用機序に応じた休薬期間が必要となるが，アスピリンやクロピドグレルなどの不可逆的抗血小板薬は術前休薬期間が7～14日程度になることもあり，血栓症のリスクも認識した対応が必要となる。血栓症リスクに対する対応として，ヘパリン持続投与などの代替療法も考慮する。抗血小板薬に対する特異的拮抗薬はなく，血小板機能抑制に起因する出血の治療は血小板濃厚液の投与のみである。抗血小板薬内服中の患者の緊急手術では血小板数は治療の指標とはならないため，出血が持続する場合は血小板数に関わらず血小板濃厚液の投与が必要となる。

4 麻酔法の選択

血液凝固障害を来す病態が存在する場合は硬膜外麻酔や脊椎麻酔などの区域麻酔に制限が生じる。周術期の抗凝固薬・抗血小板薬の管理に関するガイドラインはいくつか存在するが，抗凝固薬・抗血小板薬と区域麻酔に伴う硬膜外血腫などの出血性合併症の関連についての明確な証拠はない。血液凝固異常を有する患者では，凝固異常が十分に回復していることを確認できない限り，全身麻酔を第一選択とすべきである。

2 モニタリング

血液凝固障害のモニタリングは血液検査が基本である。一般的なPTおよびAPTT値は特定の凝固因子欠乏症のスクリーニング検査としては有用だが，大量出血や血液希釈，凝固因子の消費を生じた病態での診断精度は低い。PTは第Ⅶ因子の低下には感度が高いが，トロンビンの低下には感度が低く，トロンビン活性が10％に低下してもPTは2秒程度の延長にとどまる。また，希釈性凝固障害ではフィブリノゲン濃度がもっとも早く低下するが，周術期の止血に必要な最小限の濃度と考えられている100 mg/dlでは，PT，APTTは

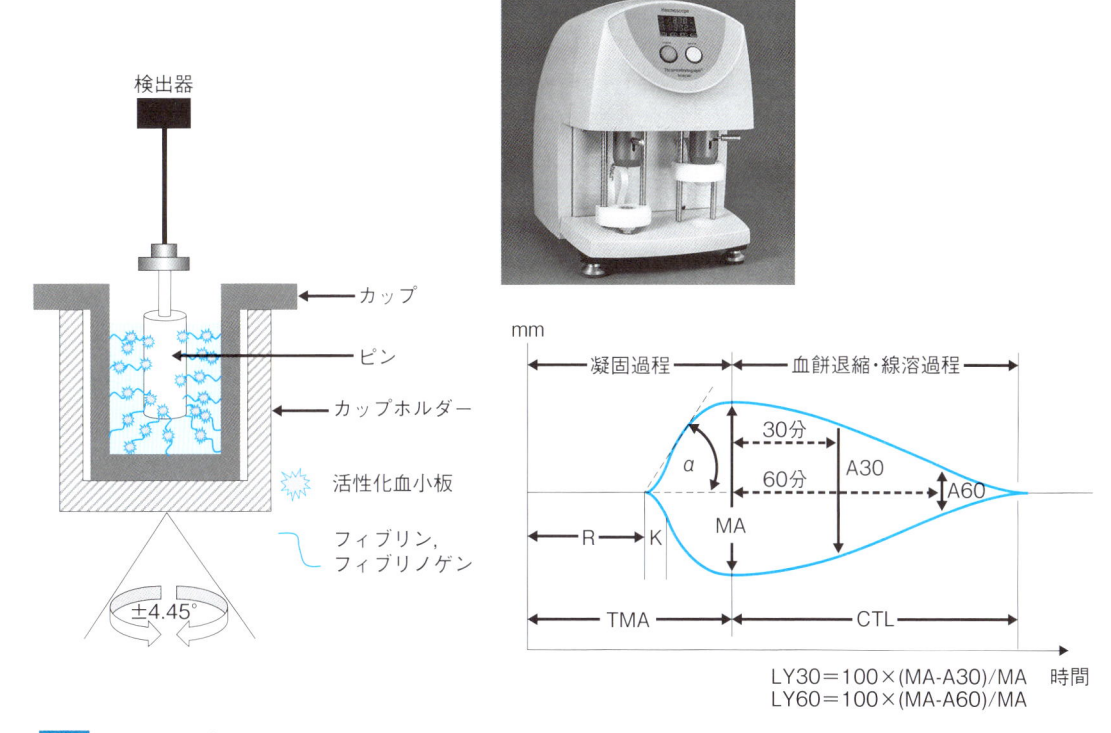

図4 TEG（TEG® 5000 hemostasis analyer）の測定原理

ほとんど延長しないため凝固障害の診断は困難である。したがって，凝固障害の診断にはフィブリノゲン濃度の測定も重要である。止血困難には凝固因子の欠乏だけではなく，血小板数の低下や線溶亢進も関与しているが，血漿検査であるPT，APTT値のみでは止血における血小板の寄与や線溶の影響を評価できない。

最近，手術室内でも検査可能なpoint-of-careモニター，特に全血での対応が可能なThrombelastogram（TEG®）やThromboelastometry（ROTEM®）の有用性が報告されている。これらの検査ではフィブリン産生能とともに血栓の強度を測定することが可能であり，線溶亢進の有無も診断できる（図4，5）。ROTEM®は複数の試薬を使い分けることによって凝固障害の鑑別診断が可能であり，FIBTEM®と呼ばれるフィブリン重合度検査はClauss法によるフィブリノゲン濃度との相関がよい[13]。また，一般的なフィブリノゲン濃度検査が量的な評価であるのに対し，FIBTEM®はフィブリノゲン濃度だけではなく第XIII因子によるフィブリン重合能という機能的評価も可能である。成人心臓外科手術を対象に，ROTEM®を指標とした治療アルゴリズムを使用した群と，一般凝固検査（PT，APTT，フィブリノゲン濃度）を指標とした治療群を比較した研究では，ROTEM群で術中の赤血球濃厚液，新鮮凍結血漿，血小板濃厚液投与量が少なかったと報告されている[14]。また，ROTEM群では術後の出血量も少なく，術後の人工呼吸時間やICU滞在時間も短かったことから，全血凝固能を評価することで不要な輸血を回避し患者予後を改善する可能性が示されている。

おわりに

血液は個体にあるすべての臓器を連結する重要臓器の一つであり，その機能異常は生命危機に直結する可能性が高い。周術期合併症対策の柱として，麻酔科医には術前に潜在するあるいは術中・術後に顕在化する血液凝固異常の病態を十分理解し，適切なモニタリングの下に迅速に対処するこ

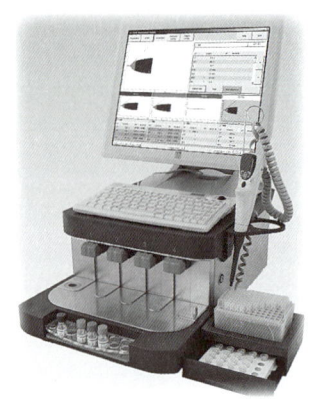

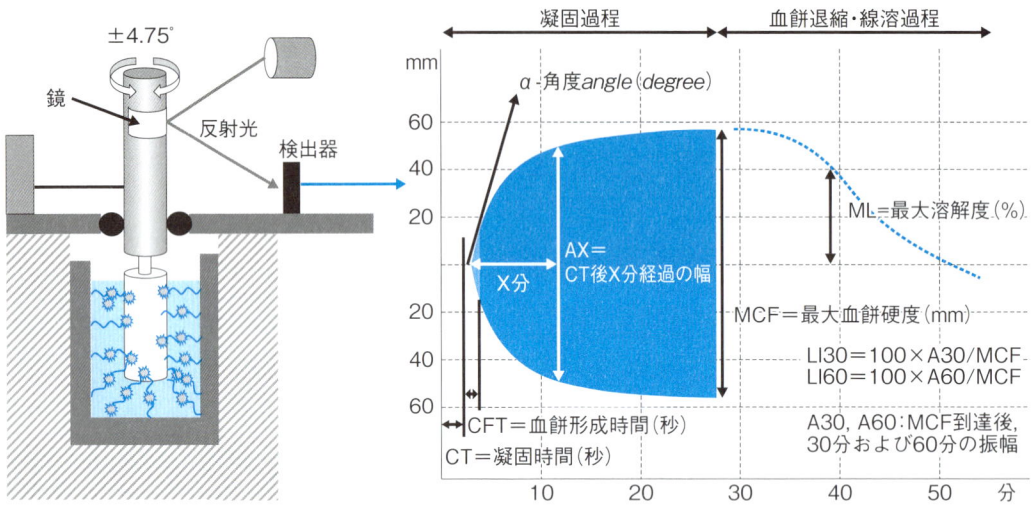

図5 ROTEM（ROTEM® delta）の測定原理

とが求められている。

文献

1) Gitel SN, Medina VM, Wessler S. Inhibition of human activated Factor X by antithrombin Ⅲ and alpha 1-proteinase inhibitor in human plasma. J Biol Chem 1984；259：6890-95.
2) King CS, Holley AB, Moores LK. Moving Toward a More Ideal Anticoagulant；The Oral Direct Thrombin and Factor Xa Inhibitors. Chest 2013；143：1106-16.
3) Arepally GM, Ortel TL. Clinical practice. Heparin-induced thrombocytopenia. N Engl J Med 2006；355：809-17.
4) Marlar RA, Gausman JN. Protein S abnormalities：a diagnostic nightmare. Am J Hematol 2011；86：418-21.
5) Miyakis S, Lockshin MD, Atsumi T, et al. International consensus statement on an update of the classification criteria for definite antiphospholipid syndrome（APS）. J Thromb Haemost 2006；4：295-306.
6) Hiippala ST, Myllyla GJ, Vahtera EM. Hemostatic factors and replacement of major blood loss with plasmapoor red cell concentrates. Anesth Analg 1995；360-5.
7) Burman JF, Chung HI, Lane DA, et al. Role of factor XⅡ in thrombin generation and fibrinolysis during cardiopulmonary bypass. Lancet 1994；344：1192-3.
8) Haan J, Boonstra PW, Monnink SH, et al. Retransfusion of suctioned blood during cardiopulmonary bypass impairs hemostasis. Ann Thorac Surg 1995；59：901-7.
9) Bolliger D, Szlam F, Azran M, et al. The anticoagulant effect of protamine sulfate is attenuated in the presence of platelets or elevated factor Ⅷ concentrations. Anes Analg 2010；111：601-8.
10) Edmunds L, Salzman E. Hemostatic problems, transfusion therapy, and cardiopulmonary

bypass in surgical patients, In : Colman R, Hirsh J, Marder V, et al, editors, Hemostasis and thrombosis : basic principles and clinical practice, JB Lippincott, Philadelphia, 1994, 956-68.
11) Kozek-Langenecker SA, Afshari A, Albaladejo P, et al. Management of severe perioperative bleeding : Guidelines from the European Society of Anaesthesiology. Eur J Anaesthesiol 2013 ; 30 : 270-382.
12) Sarode R, Milling TJ Jr, Refaai MA, et al. Efficacy and safety of a 4-factor prothrombin complex concentrate in patients on vitamin K antagonists presenting with major bleeding : A randomized, plasma-controlled, Phase Ⅲb study. Circulation 2013 ; 128 : 1234-43.
13) Ogawa S, Szlam F, Chen EP, et al. A comparative evaluation of rotation thromboelastometry and standard coagulation tests in hemodilution-induced coagulation changes after cardiac surgery. Transfusion 2012 ; 52 : 14-22.
14) Weber CF, Görlinger K, Meininger D, et al. Point-of-care testing : a prospective, randomized clinical trial of efficacy in coagulopathic cardiac surgery patients. Anesthesiology 2012 ; 117 : 531-47.

（五十嵐達・香取信之・森﨑　浩）

11章 四肢，皮膚および粘膜の合併症

A 合併症を予測するための術前因子

術中術後の四肢における合併症として注意しなければならないものには，末梢神経障害による術後麻痺や知覚障害が挙げられる。また，四肢に限らず褥瘡などの皮膚障害，眼球粘膜の障害，各種カテーテルの不適切な固定や事故抜去による皮膚粘膜傷害などの報告がある。このような術後合併症は，全身麻酔下で患者の意識がなく，痛み刺激に対応して障害を防ぐ能力を失っている状態で，長時間一定の体位が持続してしまうことに起因する場合が多い。局所の疎血状態や圧迫，牽引など傷害が発生するような状況でも患者本人は訴えることができないため，術後麻酔覚醒後になって初めて，合併症の存在が認知されることになる。しかし，手術部位以外の障害は，患者にとっては理解しがたく想像以上の苦痛を伴うこととなる。麻酔科医は，患者の基礎疾患や予定術式に応じて生じやすい末梢神経障害や皮膚粘膜障害部位をあらかじめ予想しておき，術中の体位決定や体位変換時に主導的にかかわり，術者や看護師と協力しながら，合併症を起こしにくい術中体位を決定する。体位変換時には，頸部の捻転を予防しつつ気管チューブや各種カテーテルの事故抜去に注意を払う必要がある。

1 末梢神経障害

1 末梢神経障害の発生要因

術後に認知される四肢の合併症として，もっとも重大なものの一つに末梢神経障害が挙げられる。米国麻酔科学会（American Society for Anesthesiologists：ASA）の Closed claims analysis では，1990～1999年の間の患者の訴えのうち，15～16％が神経障害であると報告されている[1]。周術期の患者が末梢神経障害を起こす頻度としては，0.04～0.14％程度と考えられている[2]。病理学的な末梢神経障害の機序としては，四肢が牽引されることによって，関節近傍の神経自体が過伸展となり障害される場合や，神経栄養血管が過伸展となり神経細胞の虚血が生じる場合，あるいは，皮下や体表の浅層を走行している神経では，体表部からの物理的な圧迫により神経障害が生じる場合や，両者が混在して生じる場合がある。代謝障害や外科的な切断も末梢神経障害の原因となる。末梢神経障害の程度は，構造上の神経損傷がなく，数分間持続する一過性虚血性神経ブロックに加えて，神経線維の損傷程度によって判別する Seddon の分類が用いられる。ニューラプラキシア（neurapraxia）は，末梢神経線維の脱髄を伴い，回復に4～6週間を要するとされる。軸索断裂（axonotmesis）は，神経鞘内での完全な軸索の断裂であり，神経再生により緩徐な回復は期待できるが，完全回復は困難である。神経断裂（neurotmesis）は完全な神経離断で，外科的修復を行っても部分的な機能回復しか見込めない[3]。

表1 末梢神経障害の危険因子

患者要因	●性別（男性が多い） ●BMI 20以下 ●手術1カ月以内の喫煙歴 ●栄養不良
術前合併症	●糖尿病 ●高血圧 ●末梢血管障害や末梢神経障害を伴う疾患
術中管理	●術中低体温，術中低血圧 ●体位（砕石位での下肢神経障害） ●2時間を超えるタニケット
手術時間	●4時間以上の手術
術式	●心臓手術 ●整形外科手術

表2 体位作成時に特に注意を要する末梢神経障害

	仰臥位	砕石位	腹臥位	側臥位
尺骨神経障害	○	○	○	
橈骨神経障害	○	○		
腕神経叢障害	○	○	○	○
腋窩神経障害	○			○
腓骨神経障害	○	○	○	○
大腿外側皮神経障害			○	
坐骨神経障害		○		
大腿神経障害		○		

　臨床的な側面からその原因を考えると，①末梢神経ブロック，硬膜外ブロックや脊髄くも膜下ブロックによる合併症，②血管穿刺時の異常，③術中の体位の不備，④手術操作による神経損傷が挙げられる。これに加えて，さまざまな患者要因や術式，麻酔法が末梢神経障害のリスク要因となりうる（表1）。例えば，性別では，男性で尺骨神経障害のリスクが高まるといわれる[4]。高血圧，糖尿病などの既往歴がある患者や喫煙者では，末梢神経障害が多いと報告されている[2]。そのほかに，末梢神経障害や末梢循環障害を来すような基礎疾患がある患者，術前低栄養，術中低体温や術中低血圧などが，末梢神経障害を助長すると考えられている。手術別では，心臓血管外科手術や整形外科手術で末梢神経障害が多いといわれている。心臓血管手術においては，術中の低体温，内頸静脈へのカニュレーション，内胸動脈切断，腕神経叢の伸展，胸骨正中切開が末梢神経障害の誘因となって，上肢の末梢神経障害の危険が増加するといわれている。整形外科手術の下肢手術については，体位にともなう腓骨神経の圧迫や伸展，硬膜外ブロック，タニケットによる阻血などが考えられ，特に下肢手術における硬膜外ブロックは末梢神経障害のリスクが上昇する可能性がある。一方で，末梢神経ブロックは，神経鞘内への局麻薬投与により，薬物毒性，神経線維周囲の浮腫，神経周膜の破壊，虚血などによって末梢神経障害を起こすことが危惧される。一般に，神経ブロックに関連した重篤な神経障害の発生頻度は，0.015～0.028％である[5]。Brullらの報告では，脊柱管ブロックに比べて末梢神経ブロックは術後の神経障害が多いといわれているが[6]，その後のレビューでは末梢神経ブロックを使用しても末梢神経障害は増えないとの意見もあること[7]，末梢神経ブロックによる末梢神経障害は比較的回復する傾向があること，特に下肢の末梢神経障害については，むしろ硬膜外ブロックで末梢神経障害が増加するとの意見もある。これらのことを考慮すると，全身麻酔前にエコーガイド下で，神経束内への注入を避けて行うことで安全性を高めつつ，リスクベネフィットを考慮して必要な術中術後鎮痛を行う必要がある。

　末梢神経障害を予測する意味で，体位は非常に重要な因子となる。例えば，砕石位では末梢神経障害が多いといもいわれるが[8]，仰臥位でも末梢神経障害の報告は多数あり，いずれの体位でもその可能性はある。さまざまな手術体位での上下肢の神経障害を包括的に注目した報告はあまりなく，どの体位で末梢神経障害が多くなるのかというよりは，体位や手術によって障害されやすい部位を考慮して対応を検討する必要がある（表2）。変形性脊椎症，後縦靱帯骨化症，強直性脊椎炎の患者では，挿管時の頸部後屈によって神経障害の危険性が生じ，側臥位や腹臥位への体位変換時に頭部と体幹の間にねじれを生じた場合や，腹臥位の頸部過伸展や過屈曲にも注意が必要である。

2 部位別の末梢神経障害とその特徴

❶ 尺骨神経

尺骨神経は内側神経束より起こり，内側二頭筋溝，内側上腕筋間中隔，尺骨神経溝をへて尺側手根屈筋を貫いている。上腕外転位（腋を開く）で伸展し，肘を屈曲することでさらに伸展される。そのため，肘の高度屈曲により内側上顆周囲で伸展されることで，尺骨動脈の側副血行路圧迫による尺骨神経の虚血が起こりやすい。また，肘関節後方の上腕骨内側上顆後面に肘部管があり，肘屈曲により上腕骨内側上顆と肘頭の間の支帯により肘部管内で圧迫されやすい。さらに同部位で神経は皮下浅層に存在しており，外圧でも圧迫されやすい。特に男性では，肘部管がより浅層にあり外圧の影響を受けやすく，鉤状突起が大きいために神経や血管が内部からの物理的な圧迫を受けやすいため，女性に比べて神経障害の頻度が高いといわれる。尺骨神経障害は，米国麻酔学会のデータによると，麻酔関連神経障害でもっとも頻度が多いと報告されている[1]。臨床症状としては，手の小指側の知覚障害・しびれ，示指〜小指の内外転筋力（指の開閉），小指・環指の屈曲力の低下が出現する。ほかの神経障害に比べて予後が非常に悪く，まったく回復が得られず，最終的に神経移植術が必要となる場合もある。

❷ 橈骨神経

橈骨神経は後神経束より起こり，橈骨神経溝を通りらせん状に上腕骨を巻きながら末梢側に伸展している。橈骨神経障害は，上腕橈骨神経溝（肘関節から5〜10 cm近位の上側前面）で上腕が圧迫されるときに生じる。臨床症状は，手関節の背屈障害である。同部が離被架による圧迫や血圧計のマンシェットによる持続的圧迫で生じる。障害の回復に数カ月はかかるが，経過とともに回復して予後はよい。知覚障害は，あってもごく軽度である。前腕橈側で穿刺した場合には，橈骨神経浅枝の末梢神経障害の危険性がある。

❸ 正中神経

上肢を体幹に添わせる体位では肘関節過伸展となりやすく，正中神経が伸展されて末梢神経障害の原因となりえる。手術台が直接肘窩を圧迫することや，術者の加重で肘関節が過伸展することでも障害の原因となる。また，末梢静脈ルート確保時には，正中神経穿刺の危険性がある。臨床症状としては，遠位前腕部で障害されると，母指対立・外転障害，肘部などそれより高位で障害されると指屈曲，手首屈曲の筋力低下を来す。知覚障害は手と指の掌側面の知覚が障害される。

❹ 腕神経叢

尺骨神経障害についで2番目に神経障害が発生しやすい[1]。腕神経叢は，椎体から腋窩までの距離が長く，また，胸骨，鎖骨，上腕骨などの可動性の高い骨に近接しており伸展や圧迫されやすい。胸骨正中切開時，肩関節の過外転，頚部の反対側への側屈，上肢の下方牽引，上肢が挙上などで，腕神経叢の過伸展圧迫が障害の原因となる。

❺ 腋窩神経

腋窩神経は後神経束から起こり，腋窩外側を通り小円筋および三角筋へ至る神経で，側臥位または仰臥位で末梢神経障害が起こる。腋窩枕の不適切な使用により，発生しうる。臨床症状としては，三角筋の筋力低下により上腕の外転が障害される。また，上腕近位外側の知覚低下が認められる。単独での障害は，少ない。

❻ 筋皮神経

筋皮神経は外側神経束より起り，烏口腕筋を貫き，烏口腕筋，上腕二頭筋および上腕筋を支配し，外側前腕皮神経となって終わる。したがって，筋皮神経障害では，肘関節の屈曲障害と前腕外側の知覚低下が認められる。単独の障害はまれで，上肢の過外転，過外旋により生じたと報告されている。

❼ 腓骨神経

総腓骨神経は不定の高さで坐骨神経より分かれ，大腿二頭筋腱に沿って腓骨頭をまわり，皮膚と腓骨の間を前方へ向う。その後，浅腓骨神経は腓骨筋と長指伸筋の間を下行し，深腓骨神経は長腓骨筋の下を次いで前脛骨筋の外側を通り足背へいたる。腓骨神経障害は，砕石位や膝関節部の手術後に多いといわれる。Warnerらの報告によれば，砕石術手術を行った後，3カ月以上つづく運

動神経障害の原因としては，総腓骨神経障害がもっとも多かったと報告している。また，長時間手術，極度のやせ，喫煙歴を危険因子として挙げている[8]。実際には，腓骨頭周囲を総腓骨神経が外側に通過する付近で圧迫されると，どのような体位でも腓骨神経障害が起り得るが，特に砕石位では下肢保持器で，仰臥位，下肢外旋位，側臥位では手術台で圧迫されて起る。シーツのしわが腓骨頭を圧迫することも，原因となり得る。臨床症状としては，足関節の背屈障害により下垂足となり，下腿外側と足背側面の知覚障害が認められる。回復は，必ずしも良好とはいえない。

❽ 外側大腿皮神経

大腿外側皮神経は，大腰筋の外側縁から腸骨筋膜の下で筋裂孔を通り縫工筋の上または下を走行し大腿外側の皮膚にいたる。多くは上前腸骨棘の内側を走行しているが，数％では上前腸骨棘の外側を走行している場合もある。腹臥位での上前腸骨棘内側部分の圧迫や腹部に接するほどの股関節の過度の屈曲により，末梢神経障害を生じる。臨床症状は，大腿前面の知覚障害であるが，運動神経線維を含まないため，運動麻痺は合併しない。頻度は高くなく，また障害があっても数日から数カ月で回復する。

❾ 坐骨神経

神経障害は，坐位や砕石位で発生する。砕石位で過度に股関節を外転させた場合や，股関節を屈曲しつつ膝関節を伸展すると，坐骨神経が過伸展される可能性がある。股関節の変形，大転子高位，大腿骨頭の変形，筋肉の異常など坐骨神経の解剖学的走行異常も原因とされる。坐骨神経が障害されると，膝から遠位の知覚障害と，膝屈曲とそれより遠位の運動機能が障害されうる。頻度は低いが，約半数で運動麻痺が残存するとの報告もあり，予後は不良である。

❿ 大腿神経

大腿神経は，大腰筋の側縁から出て腸骨筋と大腰筋の間を通り筋裂孔を抜ける。その後，筋枝と前皮枝を分岐しながら下行し伏在神経となる。砕石位で股関節の過外転と過外旋により大腿神経が上方に転位し鼠径靱帯によって圧迫されると大腿神経が障害される。また，腹壁開創器による圧迫で障害される場合がある。臨床症状としては，大腿前面の知覚低下と大腿四頭筋の筋力低下による膝関節の伸展障害を認める。

2 皮膚粘膜障害

周術期には，さまざま要因で皮膚障害が起る。周術期の皮膚障害の原因としては，意識のない状態で長時間同一体位が持続されていること，意識が回復したとしても，残存した全身麻酔薬の効果や神経ブロックにより痛覚，温冷覚が低下している状況であること，筋弛緩薬の影響や神経ブロックだけでなく，術後創部痛や各種モニター，カテーテルのために自律的な体動が制限されていること，などがある。これに加えて，不安定な循環動態，全身麻酔や手術手技による低体温，感染症や侵襲反応による発熱，排泄物や滲出物，出血，消毒薬などによる汚染と湿潤などで，皮膚障害を起こしやすい状況にある。モニター類やカテーテルによる圧迫，被覆材や固定テープによる障害や，電気メスや内視鏡などの医療機器の使用なども皮膚障害の原因となりうる。

皮膚障害には，一定の場所に長時間圧力が加わることで血流不全となって，紅斑，硬結，びらん，水疱，潰瘍形成に発展するものがある。特に，皮膚が阻血性壊死となり皮膚潰瘍を形成するものは，周術期褥瘡といわれる。また，電気メスなどによる熱傷，保温マットによる低温熱傷，消毒薬による接触性皮膚炎や化学熱傷の危険も考慮する必要がある。これに加えて，脊椎麻酔後紅斑や術後臀部皮膚障害といった合併症にも考慮が必要である。

1 周術期褥瘡

周術期皮膚障害の原因としては，持続的な圧迫にともなう褥瘡が多い。褥瘡は，持続的な局所の圧迫によって，末梢循環障害が起こり組織が壊死した状態である。褥瘡の深達度は皮膚および皮下組織から，時に筋肉，骨に及ぶこともある。一般に損傷の深さにより褥瘡は，圧迫を解除しても消

表3 深達度による褥瘡分類（NPUAPの分類）

Stage I	圧迫しても白くならない紅斑
Stage II	表皮，真皮を含む皮膚部の欠損
Stage III	皮膚全層および皮下組織に至る深在性筋膜（deep fascia）に及ぶ損傷
Stage IV	筋，骨，支持組織におよぶ皮膚全層欠損

（褥瘡の深達度分類．日本褥瘡学会編．在宅褥瘡予防・治療ガイドブック．東京：照林社；2008. p.26-7 より改変引用）

表4 周術期褥瘡発生の要因

物理的な障害	●圧迫，ずれ，摩擦 ●皮膚の湿潤
患者の状態	●年齢 ●栄養状態 ●体温 ●血清総蛋白量の低下，浮腫 ●肥満度 ●ASA分類
手術要因	●在室時間 ●体位 ●麻酔法 ●輸液量

表5 体位による褥瘡好発部位

体位	好発部位
仰臥位	後頭部，肩甲骨部，肘関節，仙骨，踵
側臥位	耳介，頬，肩，側胸部，腸骨，大転子，膝，顆部，踵
腹臥位	前額，頬，顎，肘関節，前胸部，腸骨，膝，足趾
砕石位	後頭部，肩甲骨部，肘関節，仙骨，膝関節

退しない発赤，紅斑である1度から筋肉や腱，関節包，骨にまで及ぶ4度に分類される（表3）[9]。また，客観的に褥瘡の状態をモニタリングするためのツールとして，日本褥瘡学会の褥瘡予防・管理ガイドラインでは，褥瘡の深さ（D），滲出液（E），大きさ（S），炎症/感染の有無（I），肉芽組織（G），壊死組織（N），ポケット（P）の7項目の判定スケールを用いて褥瘡の状態を評価するDESIGN-Rの使用が勧められている[10]。褥瘡発生には，皮膚への応力（圧縮応力・引っ張り応力，剪断応力，引っ張り応力）×時間×頻度が重要な因子となるといわれる。したがって，70 mmHg以上の圧が2時間以上続くと褥瘡が発生するともいわれるが，これより低い圧であっても長時間におよぶ圧迫の方が，組織損傷が大きくなることもある。これに加えて，局所の清潔度，保湿度，体温や患者の全身状態が，発生の誘因として考えられる（表4）。

周術期の褥瘡のは，術中体位に関連して圧力が高くなる部位（仰臥位では後頭部，肩甲骨部，仙骨部など，腹臥位では前胸部，腸骨部など）に発生しやすい。特に腹臥位や側臥位などでは，注意が必要である（表5）。また，長時間手術の多い脳神経外科，耳鼻咽喉科，頭頸部外科，心臓血管外科などでは，褥瘡の発生が多い傾向がある。周術期の褥瘡の発生率を予測する一つの方法として，手術室在室時間，体位，麻酔法，肥満度，年齢，輸液量，血清総蛋白量，ASA分類を用いてスコア化し，発生率を予測する術中褥瘡予測スコア法（operative pressure decubitus score：OPDS）がある[11]。

近年，術後の深部静脈血栓症が起因する肺血栓塞栓症への理解が深まり，これに対応すべく術中，術後の弾性ストッキングや間欠的空気圧迫（intermittent pneumatic compression：IPC）装置の使用が増えたが，一方でIPC装置使用による皮膚障害の報告もある。IPC装置は機械本体，チューブセットと患者の下腿や足底を包むスリーブにより構成されるが，IPC装置による皮膚障害は，スリーブと皮膚の摩擦や圧迫が原因となる。スリーブの大きさと体格の不適合がある場合や，脂肪の少ない個所や骨突出部では，擦過傷がおこる危険がある。また，栄養状態の悪い患者，透析患者やリンパ浮腫のある患者で下肢に浮腫を来しやすい状況では，末梢循環が悪化して褥瘡やコンパートメント症候群の危険性が増加する。

2 モニターに関連した皮膚障害

全身麻酔中の患者の状態を確認するために各種のモニターが使用されるが，これが皮膚障害の原因となることも多い。

パルスオキシメーターでは，クリップ式の硬いものでは圧外傷の原因となりやすいが，シール式でも固定の方法や術中の予期しない牽引で皮膚障害や指の外傷の原因となりうる。心電図モニターや電気メスの対極板，近赤外線による混合血酸素飽和度測定装置のセンサシールによる表皮剥離は，発汗の抑制，局所温度の上昇による粘着力の上昇，患者の皮膚の炎症や創傷などが誘因となる。長時間の貼付により発赤の原因となやすく，また，センサの感度を上げるために圧力をかけると，局所循環傷害により水疱形成の誘因となる。

Bispectral index（BIS）モニターは脳波をモニタリングすることで麻酔深度を容易に推定することができ有用であるが，センサ部の粘着剤による表皮剥離や組織の浮腫，擦過傷，皮下出血，圧外傷の原因となる。腹臥位での使用は特にセンサ固定部に圧力がかかりやすく皮膚障害の危険性が高い。混合血酸素飽和度測定装置と併用する場合は，前額部の狭い面積にセンサを取り付ける必要があるが，センサが重なった部分で過大な圧がかかりやすく，圧外傷の原因となりやすい。さらに，体外循環などで末梢循環が悪い状況では，組織温度上昇と圧迫がかさなり，低温熱傷や褥瘡の危険性が高まることを念頭に置くべきである。

3 医療器具使用に起因した皮膚障害：周術期熱傷（電気メス類，保温マットによるもの）

電気メスは，切開用連続正弦波または凝固用バースト波をメス先電極側で一点に集中させることでジュール熱により生体組織を蒸気爆発あるいは熱凝固させる。対極板側では身体全体に広がって流れた高周波電流は，十分大きな面積の電極のなかで分散して回収されるため，生体組織が発熱されることはない。現在では，電気メス安全モニターの改良やフローティング方式の採用で安全性は高まりつつあるが，電気メスによる皮膚障害としては，対極板のずれや十分な大きさでない対極板の使用による対極板貼付部の熱傷と，対極板以外の接地された金属が患者と接することで起こる高周波分流が原因の熱傷がある。電気メスの漏れ電流が 150 mA 程度であることなどから，局所の電流が 30 mA/cm^2 以上で 5 分以上通電すると，電気メスによる熱傷にいたる可能性があるといわれる。特に直径 2 cm 以下の分流点では熱傷の危険があるが，直径 3 cm 以上の皮膚障害の場合，圧迫や薬物，保温マットによる低温熱傷などほかの原因を考慮する必要がある[12]。そのほか，肝臓がんや肺がん治療で用いられるラジオ波焼灼装置も対極板を使用するため，同様に熱傷の危険性がある。レーザー手術装置でも，高濃度酸素使用時やレーザー出力を上げるなどの場合に注意が必要である。

また，長時間の手術では，低体温となりやすいが，低体温予防のための保温マットのセンサ不良やマットそのものの圧迫により低温熱傷を生じることがある。

4 消毒薬による接触性皮膚炎・化学熱傷

術前に消毒薬と使用されるポビドンヨードやグルコン酸クロルヘキシジンなどは接触性皮膚炎や化学熱傷の原因となる。以前に使用した薬物により感作が成立している患者では，遅延型過敏反応による限局性の皮疹が生じる。特に，側腹部や仙骨部，殿部など消毒液が垂れこみやすい部位では，注意が必要である。

5 脊麻後紅斑

脊髄くも膜下麻酔後に生じる圧痛性紅斑で，時に硬結や潰瘍に至る。電気メスのない時代から報告があること，硬膜外麻酔でも生じるとされることなどから，神経ブロックによる自律神経異常や局所圧迫による血流障害，血管破綻によるものであり，褥瘡類似の機序ではないかと推定される。脊髄くも膜下麻酔症例の 1% で発生するともいわれる[13,14]。

6 術後殿部皮膚障害

　褥瘡あるいは電気メス熱傷のみが原因とは考えがたい一群の術後臀部皮膚障害があるといわれている。脊髄くも膜下麻酔だけでなく全身麻酔でも発生し，短時間手術や術後すぐに体動可能な患者でも発生する。泌尿器科，産婦人科，消化器外科など腹部臓器を扱う科の手術が多い。術直後ではなく，術後1～2日に発見されることが多く，紅斑，水疱，びらん，潰瘍を形成する。機序としては，褥瘡，電気メスによる熱傷，脊麻後紅斑，消毒液による接触性皮膚炎などの病態が考えられるが，いずれもそれだけでは説明がつかず，正確な原因は明らかではない[13,14]。

3　その他の術中皮膚粘膜障害

　術中の皮膚粘膜障害の中で比較的頻度が多く，問題となりやすいものとして，眼球粘膜障害が挙げられる。眼球合併症は，ASA の Closed Claims データベースにおいて，その3%を占めており，頻度が高くまた賠償請求の結果の支払い頻度も高い[15]。眼球合併症のうち，角膜剥離はもっとも頻度が多く，腹臥位において頭部を側方に向けた状態になった時に下側になった眼に起こる。その機序としては，眼の腫脹，角膜の乾燥，角膜への直接的な外傷が原因となる。腹臥位では，眼球に圧力がかからないよう，専用の頭部固定具あるいは，穴あきクッションを使用すると同時に，角膜の乾燥を予防するために，フィルムで眼瞼を覆い閉眼を維持することが望ましい。気管内挿管は確実に気道を確保することがもっとも重要であるが，気管内挿管時の口唇裂傷やチューブ固定用のテープによる口唇粘膜や皮膚損傷にも注意が必要である。口腔は生体内でも細菌量・種ともにもっとも多い部位の一つであるが，気管内挿管による影響や術中の体液バランス異常，体位や意識障害による影響などで，口腔粘膜の浮腫，乾燥，潰瘍が起こる。これにより粘膜保護作用が低下して口腔内での細菌繁殖が進むと，細菌が粘膜から血管内に侵入することによる血流感染や，上部気道消化管（口腔，咽頭，喉頭，食道など）を通じて肺や消化管への感染の危険性が増加する。気管内挿管に伴う粘膜（口唇，舌，口蓋）の乾燥や潰瘍は疼痛の原因となり，分泌物の貯留，乾燥分泌物の歯牙・粘膜への付着は，嚥下機能の低下につながり結果として誤嚥の危険性を助長する。

　そのほかに，体位変換時では，各種カテーテル牽引によって固定テープやカテーテルそのものによる外傷が起こる可能性がある。尿カテーテル事故抜去による尿道粘膜傷害，鼓膜温測定センサによる鼓膜損傷などの報告もある。経食道心エコー（transesophageal echocardiography：TEE）は，心臓手術において一般的に使用され病態の診断や血行動態の判定に有用であるが，粘膜損傷の原因となる。

B　予測因子から考慮する対策と準備

1　合併症回避のための準備

　周術期管理の質を高めて周術期の合併症を減少させるためには，術前評価が重要となる。四肢の末梢神経障害や皮膚粘膜障害の危険因子について情報収集を行うという点から，身長，体重，血圧，脈拍などの基本的な情報に加えて，既往歴，現在治療中の疾患，常用薬の内容，特に神経疾患，糖尿病など末梢神経障害，麻痺や知覚障害などの危険因子について評価しておく必要がある。化学治療，放射線治療後の患者，ステロイド長期内服患者では，皮膚組織や血管が脆弱化しており皮膚障害の危険性が高い。これらの危険因子を有する患者の診察時には，末梢神経障害の危険因子を有していることを術前から患者に伝え，末梢神経障害が起り得ること，とくに圧迫がなくとも障害は起り得ることを術前に患者に不安を与え過ぎない程度に，伝えておくことが必要であろう。また，術中の体位が可能か否かについて，例えば肩関節や肘関節の可動制限や上肢90°外転位，砕石位が

表6 ASA周術期末梢神経障害予防対策委員会の勧告文の要約

術前評価	患者が術中の体位に耐えうるかを術前に確認することは，適切な判断の助けになる。
上肢の体位	上肢の外転は90°までに留める。腹臥位では90°以上の外転でも耐えうることもある。尺骨神経損傷をさけるため尺骨神経溝を圧迫しないようにするべきである。前腕を中間位とし，肘関節を過伸展しない。
下肢の体位	快適な範囲を超えてハムストリング筋群を伸展すると，坐骨神経が伸展して障害を招く可能性がある。股関節屈曲と膝関節伸展を同時に行う場合は注意が必要。腓骨頭での長時間の腓骨神経圧迫を避ける。股関節の伸展，屈曲によって大腿神経損傷のリスクは変わらない。
保護パッドの使用	手台で保護パッドの使用，側臥位で胸部ロールとしての使用で上肢神経障害を減らす可能性がある。肘や腓骨頭部などの関節部での使用で上肢および下肢神経障害のリスクを減らす可能性がある。保護パッドを厚くしすぎると，リスクを高める可能性がある。
装置	適切に使用されれば自動血圧計は上肢神経損傷のリスクにならない。高度な頭部低位での肩当て器具は神経障害のリスクを増加させる可能性がある。
術後評価	術後簡単な四肢神経機能の評価は，末梢神経障害の早期発見につながる。
記録	麻酔管理中の患者の体位を記録として残すことは，継続的な改善プロセスに有用であり，体位作成に注意を喚起して，患者ケア向上につながる体位作成についての情報を提供することにつながる。

(Practice advisory for the prevention of perioperative peripheral neuropathies. An updated report by the American Society of Anesthesiologists Task Force on Prevention of Perioperative Peripheral Neuropathies. Anesthesiology 2011；114：741-54 より改変引用)

可能かどうかなどの確認をするべきであり，患者特有の骨突出部が褥瘡の原因になる場合もある。可能であれば，実際に患者に手術の体位をとってもらい，その位置で快適な状態を維持できるかを確認することが重要である。伝達麻酔を行う場合には，末梢神経障害の可能性に関するインフォームドコンセントを得る必要がある。もともと運動麻痺がある場合には，脊髄くも膜下麻酔や硬膜外麻酔は避けたほうがよいかもしれない。

消毒液や固定用テープに対する接触性皮膚炎や化学熱傷は，原因となる素材を術前から排除しておく必要がある。手術術式や手術時間，体位を確認しておき，術中に体圧が高くなる部分は，看護師との協力のもと術前診察での情報を共有しておく。義歯やコンタクトレンズの有無については，粘膜障害の原因となる場合もあるので聴取しておきたい。このような情報収集は，患者本人だけでなく他部門（他科医師，看護師，薬剤師など）との情報共有も大切である。

2 術中の安全対策

周術期の合併症の原因を考えると，患者要因把握，麻酔法や手術手技の安全性の確保は当然であるが，手術体位，モニターや手術器材の適切な使用を含む手術室環境整備を入念に行う必要がある。手術中は体位を調節できなくなることも多いため，手術開始前の入念な体位作成が重要となる。体位確認は，末梢神経障害や皮膚障害の好発部位を考慮して，麻酔科医，外科医，看護師ら体位作成に携わる全員で確認する必要がある。周術期の末梢神経障害の予防法としては，ASAのTask Force on Prevention of Perioperative Peripheral Neuropathies が推奨するコンセンサスが発表されており，参考とするべきである（表6）[16]。

長時間に及ぶ手術では，定期的に除圧を行って循環障害による合併症を予防する。また，体位変換時の無理な体位や動作に伴う関節障害，脱臼，骨折にも注意を払う必要がある。過剰な輸液は，皮膚の浮腫の原因となり，皮膚障害の誘因となる。周術期の低体温や循環変動，血糖値の異常は，末梢神経障害や皮膚障害の原因となり得るため，術中の細やかな看視と，適切な麻酔管理が重要である。電気メスによる熱傷の予防のために，対極板は少なくとも2/3以上密着している必要があるといわれている。各種カテーテル牽引やモニター類による圧迫，牽引が起らないように適切な装着

と配線の配置を考慮する必要がある。固定用のテープを剝がす場合は，愛護的に行い，必要に応じてリムーバーを使用する。

1 部位別の対策

❶ 上　肢

上肢で末梢静脈ルート確保を行う場合に前腕橈側では，橈骨神経障害や正中神経障害を予防するために，できるだけ茎状突起から10～12 cm程度中枢側で穿刺する方がよい。

尺骨神経や腕神経叢は肩関節外転位で伸展することから，肩関節外転は90°以内にする。肘関節部は皮膚障害の好発部位であり，尺骨神経障害の原因ともなるため，前腕を回外（手のひらを上にして）して除圧用具を敷き，肘関節の過伸展を避け，上肢全体にタオルを入れて保護する。肩関節を外転させる場合，前腕を正中位か回外位とする。血圧計のマンシェットによる尺骨神経障害も報告されているので，できるだけ肘から離れた位置に固定することが必要である。仰臥位で手術台の上で上肢を挙上した状態では橈骨神経障害が生じたとの報告がある。側臥位では，腋窩が圧迫されないよう，側胸部にタオルあるいは腋窩枕を入れる（腋窩に入れるわけではない）。側臥位などで上肢が固定された状態で，パッキングなどにより頭部と体幹が動いて腕神経叢が牽引されて生じたと考えられる例もあり，術中の不動化も重要である。

頭低位で肩の固定具を使用する場合，肩鎖関節に固定する。これより外側では，上腕骨頭による神経伸展を，内側では鎖骨と第一肋骨による圧迫を受け腕神経叢障害の原因となる。クリップ式のパルスオキシメーターでは長時間圧迫による皮膚障害があるため，ほかの外圧がかからないように配慮し，適宜除圧を行う。

❷ 下　肢

腓骨神経障害を予防するため，下肢を中間位からやや内旋位にして，腓骨頭に除圧用具を当て，膝の近位にタオルを入れて，腓骨頭が浮いた体位を維持する。坐骨神経障害は，股関節の屈曲を90°以内にし，大腿と膝関節の外転を最小限にすることや，股関節屈曲と膝関節伸展を同時に行うことを避けるなどして予防する。砕石位では，股関節の過外転と過外旋を避けて，大腿神経障害を予防するとともに，支脚台や金属支持棒が腓骨頭を圧迫することで生じる腓骨神経障害を予防するために，支柱と下腿の間に緩衝材を置く。IPC装置のスリーブは，患者サイズに適合したものを使用し，皮膚との摩擦や過剰圧がかからないように中止する。手術台のシーツのしわだけでも腓骨神経障害の原因となり得るため，しわをしっかり伸ばしておく。脊椎手術などで支持台を使用した腹臥位になる場合は，上前腸骨棘付近が圧迫されて生じる大腿外側皮神経障害を予防するために，股関節を伸展位にして，スポンジなどを支持台の上において，支持台と上前腸骨棘があたらないよう対処する。頭低位では，下肢の血液灌流圧が低下して神経障害の原因となり得るため，極端な頭低位は避けるべきであるが，やむを得ない場合は，パルスオキシメーターを下肢に装着するなどして，循環障害の早期発見に努める必要がある。

大転子部，膝，顆部，踵骨部など加重がかかりやすい骨突出部では褥瘡が起りやすいため，体圧が分散するよう除圧パッドを使用する。

❸ 体　幹

肩甲部，仙骨部，腸骨部に加えて，腹臥位での前胸部や側臥位での側胸部は，荷重がかかりやすいことに加えて，手術開始前に使用した消毒液が流れ込んで湿潤な状態が長時間続くことも多く，皮膚障害の好発部位となる。特に，砕石位では仙骨部に下肢挙上の影響で加重がかかりやすく，陰部を処置したのちの消毒液や洗浄液が仙骨部や臀部に流れ込みやすい。加重が局所に集中しないように体位作成を行い，消毒液が流れ込まないように注意する必要がある。シーツの皺を伸ばし，可能なら術中も積極的に除圧に勤めなければならない。

❹ 頭頸部顔面

体位変換時には，頭部捻転を予防するために，麻酔科医が頭部を保持するとともに移動のタイミングを決定する。側臥位や腹臥位では，顔面の向きや腹臥位用枕を使用して眼球圧迫を防ぐ。側臥

位ではまた，耳介の皮膚障害に注意する必要がある。腹臥位では前額部，頬部，顎部に褥瘡を生じやすいため，顔全体に均等に体圧が加わるように体位決定を行い，可能ならばBISモニターの使用は避けたほうがよいだろう。

2 体位作成時の対策

❶ 仰臥位

後頭部と枕の接地面積を広くして，広い面で支え減圧効果のある枕を使用する。懸垂頭位では，過度に頸部伸展をすると腕神経叢障害の原因になり得るため，頭が浮かないように，枕の高さを調節する。手術台と手台の高さを調節して，肩関節の過外旋，過外転を予防し，上腕骨内顆が浮くように調節する。肘関節の圧迫，伸展を予防して，前腕を正中位か回外位で固定する。膝関節は腓骨神経障害予防のために，10°屈曲位となるようにする。足関節は，踵に加重がかからないように，0°から軽度尖足位とする。肩甲骨部，仙骨部，臀部，踵は，体圧がかかりやすい部位となるので，体圧が分散されるようにし，外部からの操作が可能な部位は定期的に除圧を行う。

❷ 側臥位

体位変換時は頭部を保持して，頸部捻転を防ぐ。下方の耳介部が圧迫されないようにして，2時間おきに除圧する。枕の高さを合わせて，頸部が過度に傾いて腕神経叢が過伸展しないようにする。上側の上肢は肩より挙上せず，肩関節を90°以上外転させない。下側の上肢は90°以内で外転して，側胸部に枕を入れて腋窩部圧迫を予防する。肘部と固定具が直接接触しないように除圧用具を使用する。固定具により胸骨部や肩甲骨部，仙骨部，臀部に，体重により側胸部，大転子部，下側の下肢外果，上側の下肢内果に褥瘡を起こしやすいので，除圧用具を使用して加重を分散する。手術台や抑制帯による腓骨小頭の圧迫を避けて，腓骨神経障害を予防する。

❸ 腹臥位

体位変換時は頭部を保持して，頸部捻転を防ぐ。前額部，鼻，頬部，顎部は圧迫されやすいので，加重が分散される高さと素材の固定具を使用する。眼球圧迫に注意する。支持器により胸部や腸骨部に褥瘡の危険があるので，患者の体格に合わせて加重が分散するように，支持器を調節する。特に上肢を挙上する場合は，肩関節を過外旋，過外転しないように注意し，肘関節は90°屈曲位として肘部が圧迫されないよう除圧用具を使用する。大腿部は隙間がないようスポンジなどで埋めて，腸骨部や膝に加重がかかりすぎないようにする。

❹ 砕石位

後頭部と枕の接地面積を広くして，広い面で支え減圧効果のある枕を使用する。手術台と手台の高さを調節して，肩関節の過外旋，過外転を予防し，上腕骨内顆が浮くように調節する。肩甲骨部，仙骨部，殿部は加重がかかりやすい部位となるが，特に仙骨部，殿部は下肢挙上の影響で加重がかかりやすい。股関節の過度の屈曲，伸展をさける。股関節屈曲と外転は，45°以下とする。膝窩動脈や腓骨神経，踵が，固定具で圧迫されないよう注意する。

3 術後の観察と合併症が発生した場合の対応

覚醒直後には障害がなかったにも関わらず，その後のわずかな時間で末梢神経障害が発症することもあるため，回復室での観察は非常に重要である。皮膚障害は，術中から術直後に発見されるものだけでなく，術後数日たって発見される場合もある[17]。神経障害の評価も含めて，術後の回診時にもう一度確認しておくことが望ましい。

皮膚の発赤があり圧迫で白くならない，あるいは30分後も消退しない場合には，StageⅠの褥瘡であり，フィルムドレッシング材で保護して，適切な湿潤環境を保ち皮膚を保護する。水疱形成がある場合は，水疱は破らないように保護する必要がある。水疱や表皮剥離があるような場合には，StageⅡの褥瘡であり，皮膚欠損用創傷被覆材で治癒を促す。

神経障害を疑った場合には，いつ，どこに，どのように発症したのか確認する。術中の体位や手

術時間，術式から末梢神経障害の要因を検討する。神経ブロックを行っている場合には，穿刺部位とその状況を確認し，穿刺困難で難渋していれば術後血腫の可能性を，穿刺時に電撃痛があれば穿刺針による神経損傷の可能性を考慮する。

神経障害の部位を診断するために，触覚やアロディニアなどの知覚異常や疼痛の部位を確認するとともに，徒手筋力検査や深部腱反射，バビンスキー反射などを検査して，神経学的所見をとる。アロディニアや知覚鈍麻，知覚過敏などを伴う痛みがある場合には，神経障害性痛であると考えられ，痛みの知覚領域を支配する神経障害が疑われる。

神経障害は早期発見して，必要であれば神経内科医やペインクリニック専門医にコンサルトして治療へと結びつけることが望ましい。一般に末梢神経障害は自然軽快することが多いが，手術部位とは関係なく，術前正常であった身体機能が損なわれ，患者にとって精神的苦痛が大きいため，精神的ケアの必要性も考慮する。

われわれ麻酔科医は周術期の末梢神経障害や皮膚粘膜合併症を正しく理解し，適切な周術期管理が行えるように麻酔計画をたてることが重要である。

文献

1) Cheney FW, Domino KB, Caplan RA, et al. Nerve injury associated with anesthesia : a closed claims analysis. Anesthesiology 1999 ; 90 : 1062-9.
2) Welch MB, Brummett CM, Welch TD, et al. Perioperative peripheral nerve injuries : a retrospective study of 380,680 cases during a 10-year period at single institution. Anesthesiology 2009 ; 111 : 490-7.
3) Faust RJ, Cucchiara RF, Bechtle PS. Patient positioning. In : Miller RD, editor. Miller's anesthesia. Vol 1. 6th ed. New York : Churchill Livingstone ; 2005. p.1151-67.
4) Warner MA, Warner ME, Martin JT : Ulnar neuropathy. Incidence, outcome, and risk factors in sedated patients. Anesthesiology 1994 ; 81 : 1332-40.
5) Auroy Y, Narchi P, Messiah A, et al. Serious complications related with regional anesthesia : results of a prospective survey in France. Anesthesiology 1997 ; 87 : 479-80.
6) Brull R, McCartney CJ, Chan VW, et al. Neurological complications after regional anesthesia : contemporary estimates of risk. Anesth Analg 2007 ; 104 : 965-74.
7) Barrington MJ, Snyder GL. Neurologic complications of regional anesthesia. Current Opinion in Anaesthesiol 2011 ; 24 : 554-60.
8) Warner MA, Martin JT, Schroeder DR, et al. Lower-extremity motor neuropathy associated with surgery performed on patients in a lithotomy position. Anesthesiology 1994 ; 81 : 6-12.
9) 褥瘡の深達度分類．日本褥瘡学会編．在宅褥瘡予防・治療ガイドブック．東京：照林社；2008. p.26-7.
10) 日本褥瘡学会学術教育委員会ガイドライン改訂委員会．褥瘡予防・管理ガイドライン 第3版．褥瘡会誌 2012；14：165-226.
11) 内田宗平．術前評価からできる褥瘡予防―術中褥瘡予測スコア法 OPDS．オペナーシング 2002；17：68-73.
12) 小野哲章．手術中に発生する皮膚障害とその予防―機器・器具による障害を考える―：電気メスによる熱傷が発生する条件．Clinical Engineering 2008；19：959-65.
13) 長野 徹．手術中に発生する皮膚障害とその予防―機器・器具による障害を考える―：周術期における皮膚障害総論．Clinical Engineering 2008；19：953-8.
14) 園田早苗，駒谷麻衣子，池上隆太．いわゆる脊麻後紅斑と考えた術後臀部皮膚障害の5例．皮膚 2001；43：24-7.
15) Gild WM, Posner KL, Caplan RA, et al. Eye injuries associated with Anesthesia, Anesthesiology 1992 ; 76 : 204-8.
16) Practice advisory for the prevention of perioperative peripheral neuropathies. An updated report by the American Society of Anesthesiologists Task Force on Prevention of Perioperative Peripheral Neuropathies. Anesthesiology 2011 ; 114 : 741-54.
17) 諸星好子，稲葉季子，伊藤まゆみ．術後皮膚障害発生者の経過と要因分析．群馬保健学紀要 2003；24：65-70.

（大槻明広，稲垣喜三）

12章 術後認知機能障害

はじめに

　高齢化社会の到来とともに，高齢者が手術を受ける割合が増加している。高齢者は，若年者と比較して術後認知機能障害を起こす確率が高いとされている。術後の認知機能障害については1955年にBedfordが初めて報告[1]し，5年間251人の50歳以上の手術患者（非心臓手術）において18人の患者に術後認知機能障害が発生したとしている。この論文での術後認知機能障害の診断基準が非常に曖昧である点や現在ではそぐわないような高齢者が50歳以上である点などが問題であるが，初めて術後認知機能障害を分析した研究である。

　その後術後認知機能障害を分析した数多くの研究が発表されている[2]が，術後認知機能障害の定義やその発症時期の問題，非心臓手術もしくは心臓手術での調査なのか，調査対象患者の背景因子など様々な相違により術後の発生率は一定していないのが現状である。

　ここでは，非心臓手術と心臓手術に分けながら解説する。

●術後認知機能障害の理解

　まずは，術後認知障害とはどういったものなのかが問題となる。術後認知障害のはっきりとした定義はなく，各研究家の報告においても一定していない。脳は，運動機能や感覚機能，自律神経機能の要素を統合・調節しながら複雑に機能している。注意や記憶，言語，感覚，動作などの機能が障害された場合に，認知機能障害という。

　術後の調査時期においては，術後1～2週間後，3～6ヵ月後，数年後などさまざまな相違が見られる[3]。手術後早期では，術後疼痛や麻酔薬の残存，睡眠覚醒リズムの乱れなど様々な因子が影響して，正確な認知機能検査を実施することが不可能な場合が多々ある。Bedfordが初めて報告した論文では，「手術後に物忘れがひどくなった」などときわめて主観的な症状に基づいたものであった。研究者により多種多様の認知機能検査が導入されているが，現在術後認知機能障害の調査方法としてもっとも広く用いられているものとしては，表1に示すように1994年に推奨された4項目検査がある。大脳皮質機能を評価するために記憶や学習評価として①の検査，大脳基底核や小脳を評価するために手を動かすことで集中力や注意力として②と③の検査，視覚運動や運動機能を評価する検査としては④，を行い広範囲に脳機能を総合評価する。この検査手技の問題点としては，検査時間がかかること（ほかに多くの検査が組み込まれている手術前にこの認知検査をする時間がない），術前術後と検査を繰り返し行うことにより学習効果が生じてしまい術後の点数が術前よりも高くなることがあること，術後数年間の長期追跡では年齢とともに認知機能障害が自然発症するために，その障害が手術自体の影響なのかそれとも新たに認知症自体を発症したものなのか区別が困難なこと，などが挙げられる。

　認知機能障害ありとする判断基準も，研究によりさまざまである。広く用いられている判断基準として，術前の点数と術後の点数を比較して術後に20％以上低下した検査数が2つ以上ある場合や，術前のテストの平均点から1 SD以上低下した検査が2つ以上の場合などである。最近では，手術方法が異なった患者や健常者などの対照群と

表1	代表的な認知機能検査4項目
● 記憶，学習に関する検査 ① Rey auditory verbal learning test 　15単語を覚えさせた後に，直後に呈示順にかかわらずできる限り多くの単語を口頭で回答させ（即時再生），その後，これとは異なる15の単語を同様の方法で回答させ，さらにその後はじめに提示した15単語のうちまだ覚えている単語を口頭で回答させる（遅延再生）検査
● 注意力，集中力，認知機能に関する検査 ② trail-making test A 　数字を順番に結ぶ ③ trail-making test B 　数字とアルファベットを交互に結ぶ
● 視覚運動機能に関する検査 ④ grooved peg board test 　ペグ（ピンの形状）を針穴にはめ込む

表2	心臓外科手術における術後認知機能障害発生の危険因子		
1．術前因子	● 上行大動脈の動脈硬化病異変の存在 ● アポリポ蛋白E（apolopoprotein E） ● 脳血管病変の既往（一過性脳虚血もしくは脳梗塞） ● 頸動脈狭窄 ● 低教育 ● 末梢血管障害 ● 糖尿病 ● 高血圧 ● 心臓外科手術の既往 ● 喫煙 ● 高齢 ● 高クレアチニン血症 ● 心房細動 ● 低駆出率 ● 緊急手術
2．術中因子	● 術中低血圧 ● 上行大動脈の動脈硬化の操作 ● 人工心肺時間2時間以上 ● 大量輸血 ● 人工心肺の使用
3．術後因子	● 心房細動の発生

比較する手法や，解析方法ではZ-scoreやreliable change indexなど対照群の低下率を比較する手技も採用されている。しかしながら，これらの手法にも問題点が指摘されている。Mckhannら[4]の研究結果によると，冠動脈バイパス手術を受ける患者では，on-pump，off-pumpに関係なく術前の認知機能検査の点数が健常人と比較してベースラインの点数が低い値であるため，変化率で比較してみると健常人とバイパス手術患者では同じ低下率のために差を認めない結果となっている。この論文では，変化率を比較する手法の問題点を提起している。

認知機能障害の評価方法にはさまざまな問題点があるのは事実だが，これまで術後の認知機能障害については心臓外科手術で数多くの報告が多数ある。術後認知機能障害の発生率は人工心肺を利用した場合での冠動脈バイパス術患者で，術後1週間では30〜80％，1年後でさえも20〜30％も発生していると報告されている。

術後認知機能障害と診断された患者の1年後の死亡率は，上昇している[5]。また，非心臓手術患者においてもその8年後まで追跡した報告[6]では，術後認知機能障害と診断された患者の就労割合の低下が指摘されている。このように，術後認知機能障害を認めた人は，離職率が高く死亡率も高いため，周術期管理を行う麻酔科医は予防に十分配慮する必要がある。

上記の内容を踏まえた中で，心臓手術後の中枢神経障害の原因にはさまざまな因子が複雑に関与しており一様ではない[2〜5]が，表2に心臓外科手術後の認知機能障害の原因を示す。

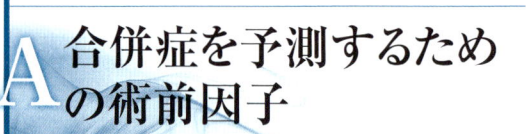

A 合併症を予測するための術前因子

1 心臓外科手術

1 血液・生化学的検査

血液・生化学的検査のうち術後認知機能障害と直接関連しているデータは特に見当たらないが，心臓手術を受ける患者では動脈硬化病変が少なからず観察される。術前の動脈硬化病変の有無を予測するために，血中総コレステロール値の上昇（220 mg/dl以上）とLDLコレステロール値の上昇（140 mg/dl以上）に注目する。LDLコレステロール値の上昇は，動脈硬化の最大の危険因子で

表3 冠動脈バイパス手術を受ける患者の動脈硬化病変発生率

	全体 (n=720)	脳血管障害の既往あり (n=123)	脳血管障害の既往なし (n=597)
脳虚血病変 （MRIやMRAによる）	311（43%）	96（31%）	215（69%）
頸動脈狭窄病変 （≧75%）	51（7%）	18（35%）	33（65%）
頭蓋内動脈狭窄病変 （≧50%）	111（15%）	35（32%）	76（68%）
上行大動脈硬化性病変 （内膜肥厚≧3 mm）	196（27%）	38（19%）	158（81%）

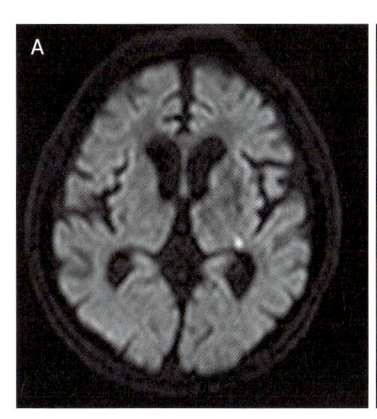

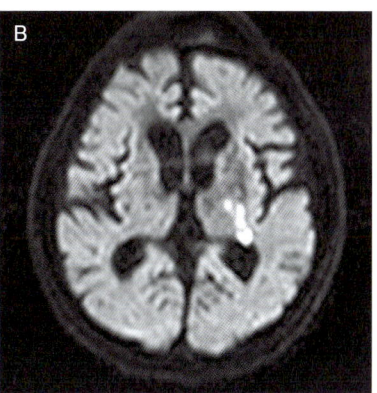

図1 術後に認知機能障害を生じた患者の手術前後のDWI-MRI所見
A）手術前
B）手術5日後
〔Maekawa K, Goto T, Baba T, et al. Abnormalities in the brain before elective cardiac surgery detected by diffusion-weightedmagnetic resonance imaging. Ann Thorac Surg 2008；86：1563-9 より引用〕

ある。

熊本中央病院のグループ[7]は冠動脈バイパス手術を受ける720人の患者（平均70歳）の動脈硬化病変について検討を行い，術前のMRIやMRA検査で脳虚血病変を43%，頸動脈狭窄を7%，頭蓋内動脈狭窄を15%の患者に，さらには上行大動脈硬化性病変を27%に見出している（表3）。問題なのは，これらの病変を有する患者の7割近くが無症状性であることである。動脈硬化を有する患者のほとんどが高血圧を合併しているため，術中の血圧管理が重要となる（後述）。

血中コレステロール値に異常があった場合，頸動脈エコーや胸部・頭部CTなどを実施して，全身の動脈硬化病変を検索する必要がある。

2 画像検査

術前無症状脳病変と術後認知機能障害との関連が指摘されており，術前にMRIやMRAを行い無症状脳病変の検索が重要視されている。熊本中央病院のMaekawaら[8]は，心臓外科手術予定患者の247人のdiffusion-weighted magnetic resonance imaging（DWI）を検討しその中の4.5%に無症状脳病変を検出した。その異常があった患者には，術前認知脳障害が多く観察されている。さらに同グループは多変量解析を行い，術前無症状脳病変と術後認知脳機能障害との関連を報告[9]している。図1に，彼らが報告した症例のDWI-MRIを示す。67歳の男性の術前DWI-MRIでは，内包後脚に小さな異常所見を認めるが，神経学的所見で異常は認めていない。術後5日目のDWI-MRIで

> **表4** 長谷川式知能スケール
>
> ①お歳はいくつですか？
> ②今日は何年何月何日ですか？　何曜日ですか？
> ③私たちがいまいるところはどこですか？
> ④これから言う3つの言葉を言ってみてください．あとでまた聞きますのでよく覚えておいてください．
> ⑤100から7を順番に引いてください．
> ⑥私がこれから言う数字を逆から言ってください．
> ⑦先ほど覚えてもらった言葉をもう一度言ってみてください
> ⑧これから5つの品物を見せます．それを隠しますのでなにがあったか言ってください．
> ⑨知っている野菜の名前をできるだけ多く言ってください．

①年齢，②日時の見当識，③場所の見当識，④言葉の即時記銘，⑤計算，⑥数字の逆唱，⑦言葉の遅延再生，⑧物品記銘，⑨言語の流暢性，を判定する．
＊30点満点で，20点以下のとき，認知症の可能性が高いと判断される．

は，広範囲に拡大し右半身麻痺を生じた．

海外からもMRIの所見での術前無症状脳病変と術後認知脳機能障害との関連を，Barberら[10]が報告している．MRIで脳に異常所見が発見されても言語障害や麻痺などが観察されずその名の通り無症状であるために，患者本人は自覚しておらず医療者側も認識しないことが多い．心臓外科手術では，全例術前に脳MRIやMRAを行うべきである．

術前から症状のない脳障害がある患者では，術中の酸素−供給のアンバランスが生じて術後脳障害の原因ではないかと考えられている（後述）．

3 特殊検査

❶ 術前認知機能評価

前述したMcKhannら[4]の報告において，冠動脈疾患を有するが手術を受けない患者での術前脳機能評価点数は，健常人と比較して低下している．このことは，冠動脈疾患を有する患者では動脈硬化による脳血管障害が生じており，術前の認知機能検査の点数が低い可能性が示唆される．術前の認知機能低下と術後認知機能障害の発生との関係を調べたMaekawaらの報告[9]によると，心臓外科手術を受ける362人の術前認知機能検査を行い，40人（11％）の患者に術前認知機能低下を認めた．その患者たちの術前MRI所見では無症状脳病変を確認でき，40人のうちの15人（38％）に術後認知機能障害を認めている．一方，術前認知機能低下を認めなかった322人のうちの60人（19％）に，術後認知機能障害を認めた．さらに，彼らは術前認知機能障害を認めた患者の多くに動脈硬化病変を観察し，術前の動脈硬化病変と術前無症状脳病変とを関連づけている．海外からの報告では，Millarら[11]は，冠動脈バイパス手術において術前認知機能低下を認めた患者において術後6日と6カ月後の認知機能障害を認めている．Silbertら[12]も，同様な現象を報告している．術前に認知機能低下を認める患者は，脳機能に予備力が少なく，手術侵襲に誘発された炎症性サイトカインや周術期の一時的な低血圧に対する抵抗力が小さいのではないかと推測される．

手術前には多くの検査等を行うために十分な認知機能検査を実施している時間的余裕がない可能性もあるが，前川ら[7]は長谷川式知能スケール（表4）のような短時間で実施可能なスクリーニングテストの有用性について報告している．術前スクリーニング検査として心臓外科手術予定患者は認知機能検査を行い，術前から認知機能障害が存在するかの有無を確認しておく．

❷ アポリポ蛋白E（apolopoprotein E：ApoE）

アポリポ蛋白EはVLDL，IDL，HDLなどのリポ蛋白の一つであり，遺伝子にはε2，ε3，ε4がある．ApoEε4は，アルツハイマー型認知症との関連が示唆されている．心臓外科術後の認知機能障害についてもApoEε4との関連性が報告されているが一定の結論には至っていない．

4 理学的診察

❶ 年齢（高齢者）

高齢者で術後認知機能障害が高率である原因と

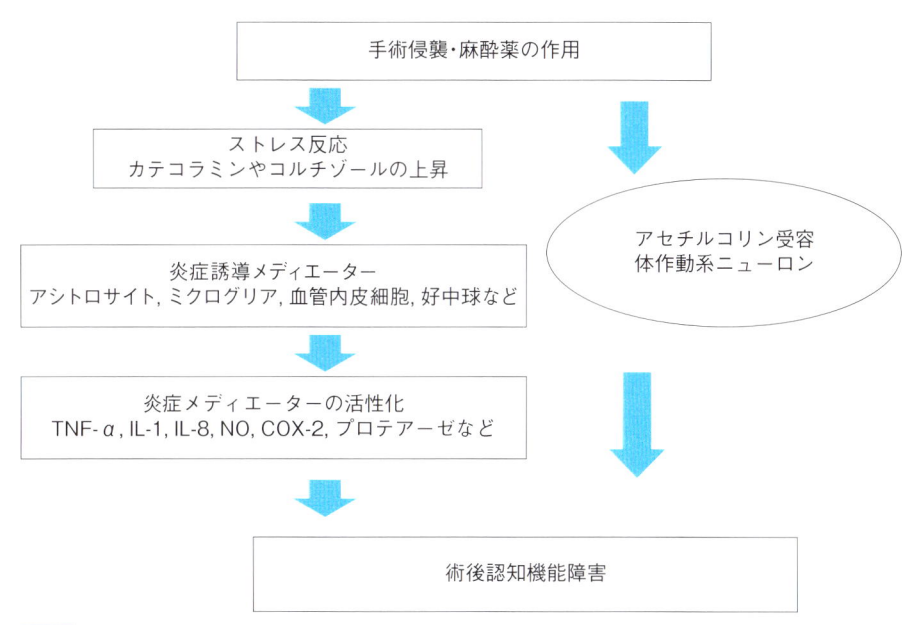

```
           ┌─────────────────────┐
           │ 手術侵襲・麻酔薬の作用 │
           └─────────────────────┘
              ↓              ↓
    ┌──────────────────────┐      
    │ ストレス反応          │     
    │ カテコラミンやコルチゾールの上昇 │    
    └──────────────────────┘     ┌──────────────┐
              ↓                  │ アセチルコリン受容 │
    ┌──────────────────────────┐ │ 体作動系ニューロン │
    │ 炎症誘導メディエーター       │ └──────────────┘
    │ アシトロサイト, ミクログリア, 血管内皮細胞, 好中球など │
    └──────────────────────────┘
              ↓
    ┌──────────────────────────────┐
    │ 炎症メディエーターの活性化        │
    │ TNF-α, IL-1, IL-8, NO, COX-2, プロテアーゼなど │
    └──────────────────────────────┘
              ↓              ↓
           ┌─────────────────────┐
           │ 術後認知機能障害       │
           └─────────────────────┘
```

図2 手術侵襲や麻酔薬が認知機能障害に及ぼす影響

して，加齢に伴いニューロンやグリア細胞の減少などによる脳予備力の低下が考えられている．さらには，手術侵襲に伴ったストレス反応により脳におけるミクログリアやアストロサイトが活性されて炎症性サイトカインを産生し，神経細胞を損傷する neuroinflamation が指摘されている[13]．図2に，そのメカニズムを示す．高齢に伴い神経損傷からの回復機能が低下することで，術後認知機能障害が起こりやすい可能性がある．全身炎症反応により血液-脳関門が破壊され炎症性サイトカインがアセチルコリン作動性ニューロンに障害をもたらしたり，麻酔薬自体がアセチルコリン作動性ニューロンに障害を発生させる可能性も指摘されている．

また，高齢者では，手術侵襲に誘発されたストレス反応に対するコルチゾール高値が持続し，術後認知機能障害が起こる可能性も指摘されている[14]．高齢者では，大脳辺縁系-視床下部-下垂体-副腎皮質系の機能が低下してストレス反応が手術後も過剰に持続し，脳の可塑性に影響を及ぼすことが考えられている．

5 手術術式

❶ On-pump バイパス手術

冠動脈バイパス術に off-pump が導入された当初は，off-pump バイパス術が術後認知機能障害を軽減する報告が相次いだが，近年のランダム化研究では off-pump 冠動脈バイパス術が必ずしも on-pump と比較して術後認知機能障害を軽減する結果とはなっていない[15]．最近の主要雑誌からのランダム化研究を，表5に示す．さらに，メタアナリシスの報告においても，off-pump 冠動脈バイパス術が on-pump と比較して術後認知機能障害を軽減する結果とはなっていない[16,17]．一方，off-pump 冠動脈バイパス術では手術操作による心臓脱転やトレンデレンブルグ体位などによる脳灌流圧低下が起こり，内頸静脈酸素飽和度（$SjvO_2$）の低下（50%以下）が on-pump と比較してより多く観察されることが報告されている．心臓外科中の $SjvO_2$ の低下と術後認知機能障害との関連は一定ではないが（後述），off-pump 冠動脈バイパス術では術中一時的な脳虚血の発生率が高い．

❷ 人工心肺中の非拍動流

人工心肺中は，定常圧である．これを生理学的

表5 最近の冠動脈バイパス術でのon-pumpとoff-pumpのランダム化研究

	対象人数	主な結果
N Engl J Med (2009)	2,203人	30日後予後；off-pump：7.0%, on-pump：5.6% 1年後予後；off-pump：9.9%, on-pump：7.4%, p=0.04 graft開存率；off-pump：82.6%, on-pump：87.8%, p<0.01 高次脳機能障害や腎障害に差はなし
Circulation (2010)	ハイリスク341人	30日後予後；off-pump：15%, on-pump：17%
Circulation (2010)	308人	手術時間；off-pump：240分, on-pump：300分 抜管までの時間；off-pump：4.6時間, on-pump：9.3時間 ICU滞在時間；off-pump：6日, on-pump：9日 Af発生率；off-pump：4%, on-pump：35% 輸血必要率；off-pump：31%, on-pump：61% 5年後の予後に差はなし
N Engl J Med (2012)	4,759人 19カ国の79施設が参加	30日後の予後に差はなし

表6 非心臓外科手術における術後認知機能障害発生の危険因子

- 高齢
- 低教育
- 脳梗塞の既往歴
- アポリポ蛋白E（apolopoprotein E）
- アルコール中毒
- 術前認知機能障害
- うつ病
- 術後感染
- 術後痛

表7 心臓外科においてこれまで脳保護作用の可能性があると報告されている薬物

① barbiturate
② propofol
③ calcium channel antagonists
④ NMDA antagonists
⑤ free radical scavengers
⑥ prostacyclin
⑦ aprotinin
⑧ GM1（monosialoganglioside）
⑨ corticosteriods
⑩ beta-blockers
⑪ sedative agents
⑫ volatile anesthetics
⑬ opiate receptor stimulation

拍動流にすることで臓器保護となるのではないか，とりわけcerebral autoregulationが損なわれているような患者では脳血流の増加が期待できるのではないかとの考え方がある．拍動流の利点としては，微小循環の改善やリンパ流の改善による浮腫の軽減，nitric oxide増加やendothelin-1の放出減少による血管抵抗減少，人工心肺中の炎症反応低下，cerebral autoregulationが障害されている場合での脳血流維持などがある．しかし，人工心肺中の拍動流の効果に対して，一定の結論[18]は出ていない．死亡率や中枢神経障害率，心筋梗塞発生率，腎障害率，炎症細胞への影響など，全ての点で異なった報告がある．その原因としては，拍動流を発生させる方法や拍動流の質などが研究者により大きく異なることによるものと考えられる．

2 非心臓外科手術

非心臓外科手術での発生率としては，1998年にLancet誌に発表された[6]国際研究（The International Study of Postoperative Cognitive Dysfunction：ISPCD）が有名である．これはヨーロッパを中心とした8カ国，13施設において非心臓外科手術（腹部，胸部，整形外科の手術1218例，平均68歳）について検討している．認知機能障害は，1週間後では26%，3カ月後では10%に発生していた．認知機能障害に関連する因子は1週間後では年齢，低教育，2回目の手術，呼吸器合併症，感染の合併であったが，3カ月後では年齢とベンゾジアゼピンの内服歴であった．この3カ月後においてベンゾジアゼピンの内服歴が関連すること

表8 心臓外科手術におけるバルビツール酸系とプロポフォールの脳保護研究

バルビツール酸系	①1986年 Nussmeier らの報告（Anesthesiology 64：165-70） 89人の弁疾手術にEEG silenceを目標にチオペンタール（平均39.5 mg/kg）をカニュレーション前から抜去まで投与。コントロール93人はフェタニル麻酔を実施。 ＜神経障害の発生＞ 術後1日；チオペンタール群：6人（5.6％），コントロール群：8人（8.6％） 術後10日；チオペンタール群：0人（0％），コントロール群：7人（7.5％）p＜0.025 ②1991年 Zaidan らの報告（Anesthesiology 74：406-11） CABG患者300人をランダムにチオペンタール群（平均33.1 mg/kgをCPB中に投与）またはコントロール群。Isoelectric EEGを目標にチオペンタール投与。 ＜神経障害の発生＞ 術後5日；チオペンタール群：5人，コントロール群：7人，p＝0.5548 ③1996年 Pascoe らの報告（Can J Anesth 43：575-9） 227人の弁疾患手術。そのうち80人にEEG burst suppressionを目標にチオペンタール（平均38.1 mg/kg）をCPB中に投与。 院内死亡率の低下を投与群に認めたが，神経学的所見に有意差を認めていない。
プロポフォール	①1999年 Roach らの報告（Anesthesiology 90：1255-64） 225人の弁疾患手術。そのうち109人にEEG burst suppressionを目標にプロポフォールを投与。 ＜神経障害の発生＞ 術後1日；プロポフォール群：40/101人（40％），コントロール群：27/110人（25％），p＝0.06 術後6日；プロポフォール群：18/98人（18％），コントロール群：8/103人（8％），p＝0.07 術後60日；プロポフォール群：5/81人（6％），コントロール群：5/81人（6％），p＝0.80

は後ほどの解析により，ベンゾジアゼピンを必要とするような術前精神状態（うつ病）などが関与すると推測されている。非心臓外科手術を行った18歳以上の1,064人を各年齢別に解析したMonkら[5]の報告では，退院時の認知障害発生率は，退院時では18～39歳では36.6％，40～59歳では30.4％，60歳以上では41.1％であり，若年者においても約1/3の患者に発症しているという驚きの結果であった。一方，3カ月後においては5.7％，5.6％，12.7％となり，60歳以上が有意に高率であった。

表6に，非心臓外科手術での術後認知機能障害の危険因子を示す。ここでは心臓外科手術の項に追加して記述する。

1 特殊検査

❶ 術前うつ状態の確認

非心臓外科手術において術前うつ病と術後認知機能障害に関しては，弘前大学の工藤ら[14]が報告している。彼らは，腹部手術もしくは整形外科を受けたうつ病患者48人のうち14人（29％）に術後認知障害を認めている〔コントロール群では40人中3人（8％）〕。また一方では整形外科手術においてアルコール多飲患者17人のうち5人（29％）に術後認知障害を認め〔コントロール群では36人中3人（9％）〕，アルコール多飲患者とうつ状態とは関連していると述べている。工藤らによると，脳内セロトニンやN-メチル-D-アスパラギン酸（NMDA）受容体の代謝異常が存在すると，手術侵襲により上昇したコルチゾール，ノルアドレナリン，インターロイキン-6がさらに脳内のセロトニンの機能を低下させて術後認知機能障害を発生させると推定している。

術前にうつ病の有無は麻酔科医には診断が難しい場合が多く，少しでも疑いが生じた場合には精神科医などの専門家に相談すべきである。

B 予測因子から考慮する対策と準備

1 心臓外科手術

1 薬 物

❶ 薬物による周術期脳保護

心臓外科手術においては，これまで数多くの薬物による周術期脳保護の報告があるが確実性のあ

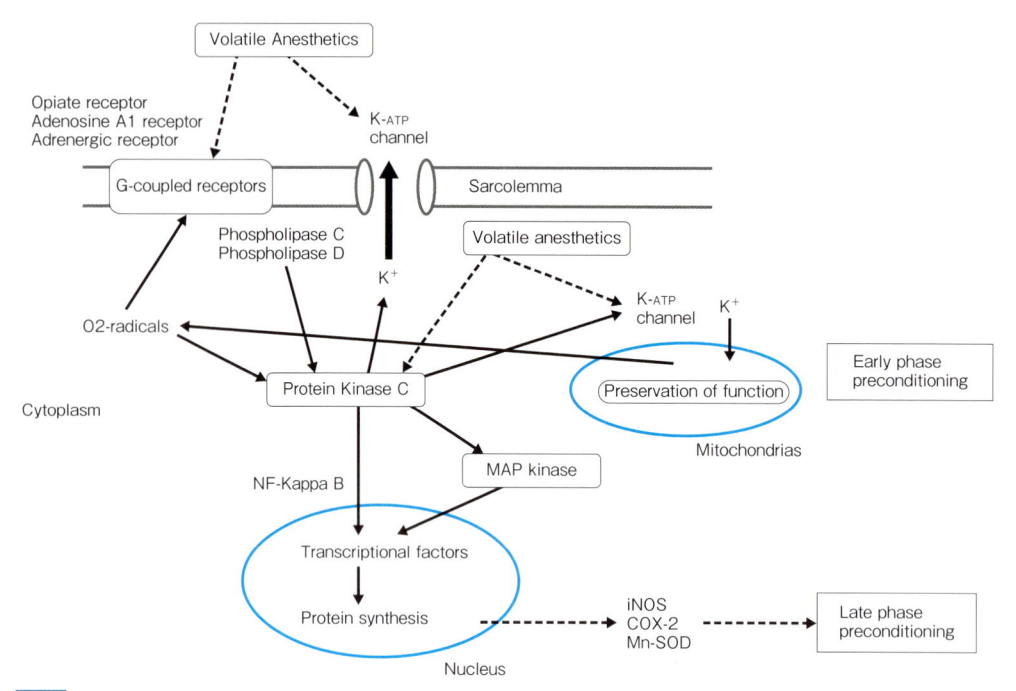

図3 揮発性麻酔薬の preconditioning 作用
(Kadoi Y. Asian Cardiovasc. Thorac Ann 2007；15：167 より引用)

表9 脳虚血における揮発性麻酔薬の preconditioning 作用を報告した研究

Model	Intervention	Main findings	参考文献
Canine model of cardiac arrest	30 min of 1.5% isoflurane exposure before 8 min of global ischemia	Preserved CaMKⅡ and improved neurologic deficit score	Stroke：2003
Permanent MCA occlusion in rat	3 hr with 1 MAC of isoflurane before occlusion	Reduced infarction volume and an increase iNOS	Med Hypert：2001
60 min MCA occlusion in rat	0, 12, 24 hr with 1 MAC of isoflurane before occlusion	Reduced infaction volume	Can J Anesth：1999
MAC occlusion of 20 min in rat	various concentrations of isoflurane 1 hr/day for 5 days before occlusion	isoflurane induces ischemic tolerance in a dose-response manner	Neutotoxic：1996
20 min ischemia of Purkinje cell in brain slices in rat	1-4% isoflurane 15 min before ischemia	isoflurane prevented neuronal death	Stress：1996
Permanent MCA Occlusion in rat	1 hr with 2% isoflurane 24 hrs before occlusion	Reduced infarct volume activated p38 MAP kinase	N Engl J Med：1990

る薬物は見当たらない[19]。表7に，これまで報告されている薬物の一覧を示す。この中で，麻酔科医にもっとも身近な静脈麻酔薬であるバルビツール酸系[20〜22]とプロポフォール[23]について表8に概略する。一方，揮発性麻酔薬には volatile preconditioning 作用があることが知られている（図3，表9）[19]。揮発性麻酔薬は，動物実験において は脳保護作用（volatile preconditioning 作用）が確認されている[24〜29]。また，臨床では，ischemic preconditioning が脳保護に作用するかどうか2つの報告がある。Weih ら[30]の報告では148人の脳梗塞患者の transient ischemic attack（TIA）既往をレトロスペクティブに調査し，TIA 既往患者では神経学的後遺症が小さいことを認めている。

また，Moncayoら[31]の報告では，2490人の脳梗塞患者のTIA既往をレトロスペクティブに調査し，TIAの既往がない患者の方が入院時の意識レベルの低下（p=0.009）が大きいこととTIAの既往患者の方が神経学的予後が良好であったことを観察している。これらの結果を総合すると，心臓外科における揮発性麻酔薬の脳保護作用の可能性が推測されるが，その研究結果には不一致が見られる。われわれのレトロスペクティブ検討[32]では心臓外科手術中のセボフルラン投与は術後脳高次機能に影響を与えなかったが，最近の論文[33]ではセボフルラン投与では術後脳高次機能の改善を認めている。近年，わが国で臨床使用できるようになったデスフルランとの比較検討した海外からの研究もある。プロポフォールとデスフルランの術後中枢神経障害への臨床研究では，desflurane主体の麻酔方法が術後3～7日の神経障害を軽減したが3カ月後では差を認めていない[34]。腹部外科＆泌尿器科を対象としたキセノン麻酔とプロポフォール麻酔では，術後30日の神経障害に差を認めていない[35]。

現時点では，臨床上確実に脳保護効果のある薬剤はないのが現状であるため，もし使用を考える時はリスクベネフィットを熟知したうえで投与すべきである。

2 モニタリング

❶ 心臓外科麻酔中の中枢神経モニタリング

心臓外科麻酔中の脳虚血を検出する中枢神経モニタリングとしては，①内頸静脈酸素飽和度（$SjvO_2$），②近赤外線分光法（NIRS），③脳波（EEG），④経頭蓋的超音波ドプラー法（TCD）などが用いられている。われわれは，これまで周術期$SjvO_2$の変化と術後脳高次機能との関連について検討してきた[45]。$SjvO_2$は，図4のように内頸静脈球部にカテーテルを挿入して測定する。図5に，常温体外循環中の$SjvO_2$の経時的変化を示す。$SjvO_2$値は，人工心肺開始直後に一時的に低下するが次第に元の基準値に戻ってくる。$SjvO_2$の低下と術後認知機能障害との関連については，短期（術後1週間程度）脳障害には関連するが長期脳障

＜コラム＞

●麻酔薬は中枢神経系にはneurotoxicに作用？ neuroprotectiveに作用？

これまで，麻酔薬には脳保護作用が，あることが数多くの研究で証明されてきた[36,37]。その一方で，麻酔薬は，neurotoxicに作用する可能性が小児を中心に議論されている。さらに，高齢者においても，麻酔薬曝露がアルツハイマー型認知症のトリガーとなる可能性も指摘されている[38,39]。動物実験において，揮発性麻酔薬は脳内アミロイド蛋白を増加させる報告が多い。しかし，臨床データでは，結果の不一致が見られる。手術侵襲のみでも脳内アミロイド蛋白を増加させるとの報告[40,41]もあり，さらなる研究結果が待たれる分野である。

●心臓外科手術でのβ遮断薬投与について

周術期β遮断薬投与の有無が，予後に影響する可能性が知られている。2008年にLancetに掲載されたPOISE trial[42]では，β遮断薬投与が周術期脳梗塞発生率の増加や術中低血圧と徐脈頻度の増加が示され，β遮断薬投与の危険性が指摘されている。

2010年には，周術期にβ遮断薬投与を中止すると予後悪化の可能性を示した報告[43]がなされている。この報告では，1996年から2008年までの38779人のβ遮断薬投与患者を調査し，周術期も使用継続すると30日後の死亡率を低下（odds ratio：0.64）させ，1年後の死亡率も低下（odds ratio 0.82）させる。一方，周術期にβ遮断薬投与を止めてしまうと，30日後の死亡率の上昇（odds ratio：3.93）と1年後の死亡率の上昇（odds ratio 1.96）が観察されている。さらに，周術期にβ遮断薬投与を術前1週間以上前から投与すると，予後良好であることを指摘する報告[44]もある。

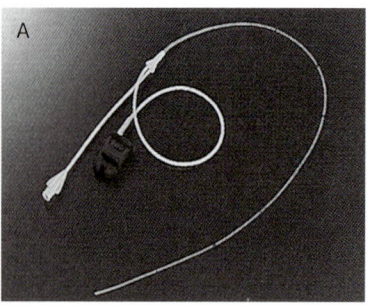

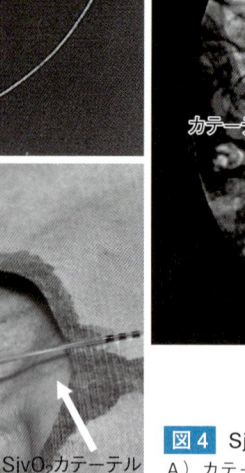

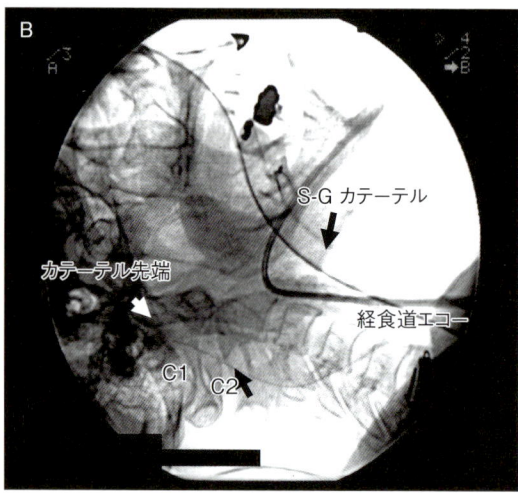

図4 Sjv$_{O_2}$測定
A）カテーテル
B）Sjv$_{O_2}$カテーテル位置確認
C）挿入部
4 Fr fiberoptic oximetry catheter を右内頸静脈より逆行性に挿入。
Baxter Explorer™ system による持続的測定と間欠的測定。

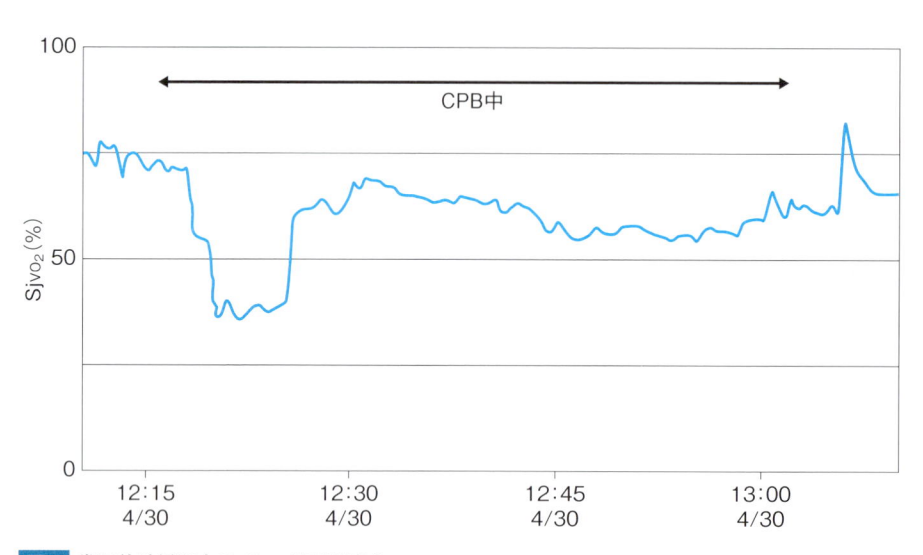

図5 常温体外循環中の Sjv$_{O_2}$持続的変化
対体循環開始時，1）拍動流から定常流に変化，2）平均血圧の低下，3）Ht の減少，などにより一時的に Sjv$_{O_2}$ は低下（delivery の低下のため）するが autoregulation 作用によりしだいに回復してくる。

害には関連していない。

　ドイツ国内の心臓外科手術におけるモニタリングと脳保護について，ドイツからの調査がある[46]。中枢神経モニタリングとしては，①EEG 60%，②NIRS 40%，③evoked potentials 30%（大血管の場合），④TCD 17.5%が使用されており，モニタリングが行われていないケースも多い。

　どのモニタリングが脳虚血発見に有効であるか

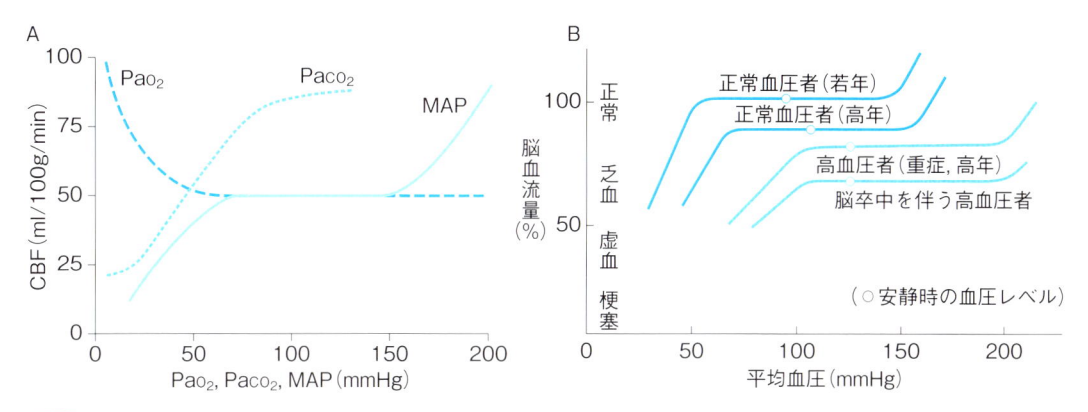

図6 脳血流自動調節の変化
A）正常人
B）高血圧や脳梗塞既往患者
平均血圧 50〜150 mmHg の間では脳血流は一定である。
$Paco_2$ 上昇に平行して脳血流は増加する。

は諸説あり一定ではないが，早期に脳虚血を感知するために術中中枢神経モニタリングは必要であり，脳虚血を発見したら灌流圧を上げるなどただちに処置をすべきである。

3 その他（周術期管理法）

❶ 術前 MRI や MRA での異常所見

a）平均血圧の維持

術前に脳病変を認める患者の多くは，高血圧，糖尿病，動脈硬化病変を有している。このような患者では，周術期に脳血流を適正圧に保つことが肝要である（図6）。

脳血流には平均血圧が 50〜150 mmHg の間は一定に保つ機能があり，これは cerebral autoregulation といわれている。そのため，周術期平均血圧は，最低 50 mmHg 以上に維持することが必要とされている。しかし，cerebral autoregulation の下限は，50 mmHg ではないとする論文も散見される。TCD や頸動静脈酸素飽和度の差などから測定された cerebral autoregulation の下限は平均 73 mmHg であったとの報告[47]があり，cerebral autoregulation の下限を再考する必要性が指摘されている[48]。

術中低血圧と術後予後との関連については，人工心肺中の平均血圧 50 mmHg 以下と術後腎障害や脳障害との関連性がないとの後ろ向き報告や，術後腎障害や脳障害との関連性を示す後ろ向き報告があり，結果の不一致[49,50]が見られる。術中に低血圧を維持したランダム化研究に関しては，これまでひとつの報告[51]がある。CABG 患者 248 人を人工心肺中に low pressure（target 50〜60 mmHg）に維持した群と high pressure（target 80〜100 mmHg）に維持した群に分けて心筋梗塞と神経障害の発生率を比較したところ，low pressure では 12.9％，high pressure では 4.8％と p＝0.026 で，人工心肺中に高めに灌流圧を維持した群は合併症を軽減することが可能であった。しかし，実際の low pressure 群の人工心肺中の灌流圧は 52±5 mmHg，high pressure 群の人工心肺中の灌流圧は 69±7 mmHg であり，15 mmHg 程度の差しか見られていない。その後，同グループは，アテローム病変の重症度と低血圧の組み合わせが術後脳障害に関与していることを解析している。最近の論文では，人工心肺中の圧を 80〜90 mmHg と 60〜70 mmHg にした群では，48 時間後の神経障害発生率は，高圧群：0％ vs 低圧群：13％（Mini Mental Test の検査による判定）と，人工心肺中の圧を高めにした方が良い結果[52]を示しているが，この研究の神経障害の判定方法には問題がある。

心臓外科手術において，術中低血圧が術後認知機能障害と関連しているかどうかの結論は一定していないが，術前に脳病変を認める患者では脳血流自動機能が障害されていることが十分考えられ

表10 人工心肺中のHIT数と術後認知機能障害との関連

人工心肺中のHIT数	患者数	障害のあった患者数	障害のあった患者数（％）
≦200	58	5	8.6
200-500	13	3	23.1
501-1000	16	5	31.3
>1000	7	3	43

（Pugsley W, Klinger L, Paschalis C, et al. The impact of microemboli during cardiopulmonary bypass on neuropsychological functioning. Stroke 1994；25：1393-9 より改変引用）

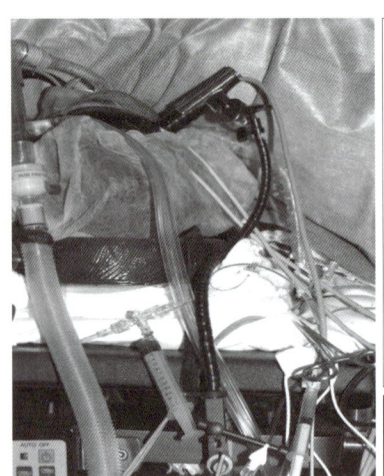

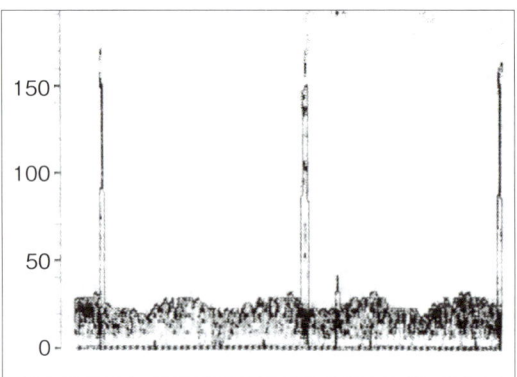

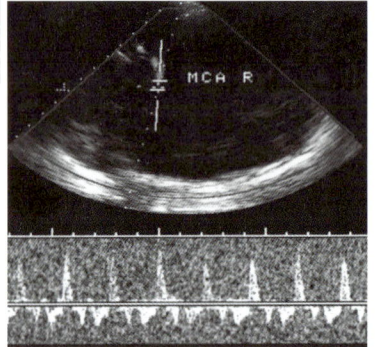

図7 TCDの固定と中大脳動脈の測定の実際
TCDにより連続的に中大脳動脈血流測定を行うと，時折HITsが観察される。

るので，平均血圧は最低50 mmHg以上に維持すべきである。

b）復温時間の調整

上述したように，脳血流自動機能が障害されていると思われる術前に脳病変を認める患者（糖尿病や脳血管動脈硬化合併）では，低温人工心肺を利用した時の復温時の脳血流低下が指摘されている[53]。低体温から復温する際に脳血流自動機能が障害されているために，常温に戻った時点において脳代謝が正常に回復しても脳血流が回復せず，一時的な脳虚血状態が生じる。復温時間を調節することで，一時的な脳虚血に陥ることを防ぐことが可能である[54]。

c）術前動脈硬化（上行大動脈の動脈硬化病変）
●術中のmicroemboli signalと術後中枢神経障害の関連とは？

Transcranial doppler ultrasonography（TCD）を用いて人工心肺中に観察されるmicroemboli signalが，術後脳障害の原因と報告する研究者[55]もいる（表10）。図7のように，TCDをセットして中大脳動脈のmicroemboli signal数を検討する。Pugsleyら[55]は，TCDによる中大脳動脈のmicroemboli signal数を検討し，人工心肺中に観察されたhigh-intensity transient signals（HITs）数が多くなるにつれて術後高次脳機能障害が増加することを証明した。その後，多くの研究者が人工心

表11 集中治療領域での強化インスリン療法の効果

	患者数	血糖管理法		死亡率		
		通常血糖管理	IIT	通常血糖管理	IIT	p値
Leuven I study	1548	153±33	103±19	8.0%	4.6%	<0.04
Leuven II study	1200	153±31	112±29	26.8%	24.2%	0.31
VISEP trial	537	151±32	112±18	26.0%	24.7%	0.74
Glucontrol trial	1078	144	117	15.3%	17.2%	0.41
Arabi	523	171±34	115±18	17.1%	13.5%	0.70
NICE-SUGUAR trial	6022	144±23	115±31	24.9%	27.5%	0.02

肺中のHITsと術後高次脳機能障害について検討をしているが，一定の結論は出ていない．CABG術と弁置換術のmicroemboli数を検討した研究[56]では，人工心肺中のenbolic数は弁置換術（平均479個）がCABG術（平均104個）と比較して多くのHITs数が観察されたが，術後のstroke発生率はCABGでは2.6%，弁置換術では1.5%でp=0.69，また死亡率にもCABGでは3.7%，弁置換術では1.5%でp=0.47，と差を認めていない．では，microemboli数がほとんど観察されないとされるoff-pumpバイパス術と通常のon-pumpバイパス術のmicroemboli数を比較した場合ではどうだろうか．Off-pumpとon pumpのmicroemboli数を比較した2009年の研究[57]では，227人のCABG予定患者をon-pump 59人，off-pump 168人にランダムに分け，on-pump群では32度の軽度低体温を用いている．1週間後と3カ月後の神経障害を比較している．off-pump手術ではmicroemboliはほとんど検出されないが，3カ月後の神経障害率はoff-pump 13.1%，on-pump 6.4%でp=0.214と有意差を認めず，むしろoff-pump群が障害率は高い傾向にあった．術前に上行大動脈に動脈硬化病変や重症アテローム病変が観察された場合には，術式をoff-pumpに変更を考慮する必要がある．

d）人工心肺中のヘマトクリット値の維持

人工心肺中では希釈によるヘマトクリット値の低下が観察されるが，その下限についてはいくつかの報告がある．多く報告では，ヘマトクリット値が20%以下になると術後合併症の増加を認め

表12 各学会からの周術期血糖管理に関するガイドライン

学会	発表年	術中の目標血糖値
カナダ糖尿病協会	2008年	90～180 mg/dl
米国内分泌学会	2009年	150 mg/dl 未満
米国糖尿病協会	2009年	150 mg/dl 未満
米国胸部外科学会	2009年	180 mg/dl 未満

ている[58]．Karkoutiら[59]は，2%ヘマトクリット値が低下するごとに約10%術後脳梗塞の発生率が増加することを示している．したがって，人工心肺中はヘマトクリット値を20%以上に維持する．

e）心臓外科手術での周術期血糖管理

集中治療領域では，血糖管理が予後に影響することが知られている（表11）．心臓外科術中の血糖管理も予後に影響することが報告されており，術中の血糖管理はきわめて重要である[60~63]．各学会から出されている周術期血糖管理に関するガイドラインを示す（表12）．

2 非心臓外科手術

1 麻酔法

全身麻酔薬が脳保護に作用するのか，それとも神経毒として作用するのかの論点の詳細は他に譲るとして，全身麻酔から局所麻酔に変更すると術後認知機能障害が軽減するかを検討した報告は，多数ある．Rasmussenら[64]は，60歳以上の438人

を全身麻酔と局所麻酔（せき髄くも膜下麻酔もしくは硬膜外麻酔）に分けて術後認知機能障害の発生率を検討している。1週間後では，全身麻酔後12.5%，局所麻酔後19.8%，3カ月後では，全身麻酔後14.3%，局所麻酔後13.9%，で術後認知機能障害の発生率には差を認めていない。一方，差を認める報告もある。Chungら[65]は，泌尿器手術において，全身麻酔と局所麻酔での術後認知機能障害発生頻度を比較検討している。術後3日では，全身麻酔の方が術後認知機能障害発生頻度は高かったが術後5日には差を認めなくなった。全身麻酔と局所麻酔の術後認知機能障害発生頻度を比較検討した論文の解析報告[66]では，全身麻酔と局所麻酔では差を認めておらず，局所麻酔を考慮しても術後認知機能障害は軽減できない。

❶ うつ病

術前うつ状態であると，術後認知機能障害が生じやすい。工藤らは抗うつ効果のあるケタミンを麻酔薬として使用することが術後のうつ状態，術後痛とせん妄状態を改善させ，術中ケタミン使用が術後認知機能障害の改善につながる可能性を報告[14]しているが，今後の課題でもある。

2 その他（周術期管理法）

❶ 血圧の維持

非心臓手術において，術中低血圧との関連はどうであろうか。Total hip replacementを硬膜外麻酔で管理する235人（平均72歳）を平均血圧45〜55 mmHg群と55〜70 mmHg群にランダムに分類して術後4カ月後を比較検討した研究では，神経障害も含めた合併症に差を認めていない[67]。2007年の総説[68]では，17のランダム化比較試験を解析した論文を検討し，整形外科手術時の低血圧麻酔法は術中出血量の減少と輸血の機会を減少させ，医療の質を改善させるとのメタアナリシスまである。しかし，麻酔中の因子と1年後の予後を検討した研究では，術中収縮期血圧80 mmHg以下が1分以上持続すると予後悪化の原因になると報告[69]している。さらに，最近の報告では，ベースラインから30%以上の血圧低下は，術後脳梗塞に関係することを証明している[70]。

心臓外科手術の項で述べたように，高血圧や糖尿病，動脈硬化などを合併する高齢患者の割合が増加していることから，周術期血圧維持は非心臓外科手術においても重要であり，最低でも平均血圧50 mmHg以上に維持する必要がある。

❷ 術後痛

術後痛と術後認知機能障害を調査したDuggleby らの報告[71]では，不十分な鎮痛と術後3日後認知機能障害との関連を報告しており，術後痛を抑制することで術後認知機能障害発生率を軽減できる可能性がある。鎮痛方法では，Johnsonら[72]は，硬膜外鎮痛を行った患者では術後7日の認知機能障害の発生率が高いことを報告しているが，鎮痛方法と認知機能障害とは関係ないとの解析報告[73]もあり一定していない。どのような方法を用いるにせよ，術後痛を十分取り除くことが肝要である。

おわりに

高齢者が手術を受ける機会の増加とともに，術後認知機能障害は大きな問題である。術後認知機能障害が生じた患者では，離職率が高く死亡率も高いため，周術期管理を行う麻酔科医は予防に十分配慮する必要がある。

術後認知機能障害にはさまざまな因子が複雑に関連しているために，予防方法は多岐にわたる。高齢者では術前合併症を有する場合がほとんどであり，術前合併症の評価を十分行い，術後認知機能障害につながる術中・術後の危険因子を取り除くことが肝要である。

文献

1) Bedford PD. Adverse cerebral effects of anaesthesia on old people. Lancet 1955 ; 269 : 259-63.
2) Selnes OA, Gottesman RF, Grega MA, et al. Cognitive and neurologic outcomes after coronary-artery bypass surgery. N Engl J Med 2012 ; 366 : 250-7.
3) 後藤俱子. 術後認知機能障害のリスクと予防策. 臨床麻酔（臨時増刊号）; 2009 : 33 : 453-63.
4) McKhann GM, Grega MA, Borowicz LM Jr, et al. Is there cognitive decline 1 year after CABG? Comparison with surgical and nonsur-

gical controls. Neurology 2005 ; 65 : 991-9.
5) Monk TG, Weldon BC, Garvan CW, et al. Predictors of cognitive dysfunction after major noncardiac surgery. Anesthesiology 2008 ; 108 : 18-30.
6) Moller JT, Cluitmans P, Rasmussen LS, et al. Long-term postoperative cognitive dysfunction in the elderly ISPOCD1 study. ISPOCD investigators. Lancet 1998 ; 351 : 857-61.
7) 前川謙悟, 後藤倶子. 心臓手術における術後高次脳機能障害とその予防. LiSA 2008 ; 15 : 562-7.
8) Maekawa K, Goto T, Baba T, et al. Abnormalities in the brain before elective cardiac surgery detected by diffusion-weightedmagnetic resonance imaging. Ann Thorac Surg 2008 ; 86 : 1563-9.
9) Maekawa K, Goto T, Baba T, et al. Impaired cognition preceding cardiac surgery is related to cerebral ischemic lesions. J Anesth 2011 ; 25 : 330-6.
10) Barber PA, Hach S, Tippett LJ, et al. Cerebral ischemic lesions on diffusion-weighted imaging are associated with neurocognitive decline after cardiac surgery. Stroke 2008 ; 39 : 1427-33.
11) Millar K, Asbury AJ, Murray GD. Pre-existing cognitive impairment as a factor influencing outcome after cardiac surgery. Br J Anaesth 2001 ; 86 : 63-7.
12) Silbert BS, Scott DA, Evered LA, et al. Preexisting cognitive impairment in patients scheduled for elective coronary artery bypass graft surgery. Anesth Analg 2007 ; 104 : 1023-8.
13) van Harten AE, Scheeren TW, Absalom AR. A review of postoperative cognitive dysfunction and neuroinflammation associated with cardiac surgery and anaesthesia. Anaesthesia 2012 ; 67 : 280-93.
14) 工藤 明. 非心臓手術における術後高次脳機能障害とその予防. LiSA 2008 ; 15 : 558-61.
15) Lamy A, Devereaux PJ, Prabhakaran D, et al. Off-pump or on-pump coronary-artery bypass grafting at 30 days. N Engl J Med 2012 ; 366 : 1489-97.
16) Sedrakyan A, Wu AW, Parashar A, et al. Off-pump surgery is associated with reduced occurrence of stroke and other morbidity as compared with traditional coronary artery bypass grafting : a meta-analysis of systematically reviewed trials. Stroke 2006 ; 37 : 2759-69.
17) Møller CH, Penninga L, Wetterslev J, et al. Clinical outcomes in randomized trials of off- vs. on-pump coronary artery bypass surgery : systematic review with meta-analyses and trial sequential analyses. Eur Heart J 2008 ; 29 : 2601-16.
18) Alghamdi AA, Latter DA. Pulsatile versus non-pulsatile cardiopulmonary bypass flow : an evidence-based approach. J Card Surg 2006 ; 21 : 347-54.
19) Kadoi Y. Pharmacological neuroprotection during cardiac surgery. Asian Cardiovasc Thorac Ann 2007 ; 15 : 167-77.
20) Nussmeier NA, Arlund C, Slogoff S. Neuropsychiatric complications after cardiopulmonary bypass : cerebral protection by a barbiturate. Anesthesiology 1986 ; 64 : 165-70.
21) Zaidan JR, Klochany A, Martin WM, et al. Effect of thiopental on neurologic outcome following coronary artery bypass grafting. Anesthesiology 1991 ; 74 : 406-11.
22) Pascoe EA, Hudson RJ, Anderson BA, et al. High-dose thiopentone for open-chamber cardiac surgery : a retrospective review. Can J Anaesth 1996 ; 43 : 575-9.
23) Roach GW, Newman MF, Murkin JM, et al. Ineffectiveness of burst suppression therapy in mitigating perioperative cerebrovascular dysfunction. Multicenter Study of Perioperative Ischemia (McSPI) Research Group. Anesthesiology 1999 ; 90 : 1255-64.
24) Mathew JP, Grocott HP, Phillips-Bute B, et al. Lower endotoxin immunity predicts increased cognitive dysfunction in elderly patients after cardiac surgery. Stroke 2003 ; 34 : 508-13.
25) Borsody MK, Coco ML. A hypothesis accounting for the inconsistent benefit of glucocorticoid therapy in closed head trauma. Med Hypotheses 2001 ; 56 : 65-72.
26) Lanier WL. The prevention and treatment of cerebral ischemia. Can J Anaesth 1999 ; 46 (5 Pt 2) : R46-56.
27) McIntosh LJ, Sapolsky RM. Glucocorticoids may enhance oxygen radical-mediated neurotoxicity. Neurotoxicology 1996 ; 17 : 873-82.
28) Sapolsky RM. Stress, glucocorticoids, and damage to the nervous system : the current state of confusion. Stress 1996 ; 1 : 1-19.
29) Bracken MB, Shepard MJ, Collins WF, et al. A randomized, controlled trial of methylprednisolone or naloxone in the treatment of acute spinal-cord injury. Results of the Second National Acute Spinal Cord Injury Study. N Engl J Med 1990 ; 322 : 1405-11.
30) Weih M, Kallenberg K, Bergk A, et al. Attenuated stroke severity after prodromal TIA : a role for ischemic tolerance in the brain? Stroke 1999 ; 30 : 1851-4.
31) Moncayo J, de Freitas GR, Bogousslavsky J, et al. Do transient ischemic attacks have a

32) Kadoi Y, Goto F. Sevoflurane anesthesia did not affect postoperative cognitive dysfunction in patients undergoing coronary artery bypass graft surgery. J Anesth 2007 ; 21 : 330-5.
33) Schoen J, Husemann L, Tiemeyer C, et al. Cognitive function after sevoflurane- vs propofol-based anaesthesia for on-pump cardiac surgery : a randomized controlled trial. Br J Anaesth 2011 ; 106 : 840-50.
34) Royse CF, Andrews DT, Newman SN, et al. The influence of propofol or desflurane on postoperative cognitive dysfunction in patients undergoing coronary artery bypass surgery. Anaesthesia 2011 ; 66 : 455-64.
35) Höcker J, Stapelfeldt C, Leiendecker J, et al. Postoperative neurocognitive dysfunction in elderly patients after xenon versus propofol anesthesia for major noncardiac surgery : a double-blinded randomized controlled pilot study. Anesthesiology 2009 ; 110 : 1068-76.
36) 川口昌彦, 古家 仁. 麻酔薬の脳保護作用. 日臨麻会誌 2009 ; 29 : 358-63.
37) 合八木徹. 麻酔関連薬の脳保護作用. 日臨麻会誌 2009 ; 29 : 364-76.
38) 石田和慶, 山縣裕史, 坂本誠史ほか. 麻酔や手術はアルツハイマー病を誘発するのか？ 臨床麻酔 2012 ; 36 : 509-16.
39) Bittner EA, Yue Y, Xie Z. Brief review : anesthetic neurotoxicity in the elderly, cognitive dysfunction and Alzheimer's disease. Can J Anaesth 2011 ; 58 : 216-23.
40) Evered L, Scott DA, Silbert B, et al. Postoperative cognitive dysfunction is independent of type of surgery and anesthetic. Anesth Analg 2011 ; 112 : 1179-85.
41) Wan Y, Xu J, Meng F, et al. Cognitive decline following major surgery is associated with gliosis, β-amyloid accumulation, and τ phosphorylation in old mice. Crit Care Med 2010 ; 38 : 2190-8.48.
42) POISE Study Group ; Devereaux PJ, Yang H, Yusuf S, et al. Effects of extended-release metoprolol succinate in patients undergoing non-cardiac surgery (POISE trial) : a randomised controlled trial. Lancet 2008 ; 371 : 1839-47.
43) Wallace AW, Au S, Cason BA. Association of the pattern of use of perioperative β-blockade and postoperative mortality. Anesthesiology 2010 ; 113 : 794-805.
44) Flu WJ, van Kuijk JP, Chonchol M, et al. Timing of pre-operative Beta-blocker treatment in vascular surgery patients : influence on postoperative outcome. J Am Coll Cardiol 2010 ; 56 : 1922-9.
45) Kadoi Y, Saito S, Goto F, et al. Decrease in jugular venous oxygen saturation during normothermic cardiopulmonary bypass predicts short-term postoperative neurological dysfunction in elderly patients. J Am Coll Cardiol 2001 ; 38 : 1450-5.
46) Erdös G, Tzanova I, Schirmer U, et al. Neuromonitoring and neuroprotection in cardiac anaesthesia. Nationwide survey conducted by the Cardiac Anaesthesia Working Group of the German Society of Anaesthesiology and Intensive Care Medicine. Anaesthesist 2009 ; 58 : 247-58.
47) Olsen KS, Svendsen LB, Larsen FS, et al. Effect of labetalol on cerebral blood flow, oxygen metabolism and autoregulation in healthy humans. Br J Anaesth 1995 ; 75 : 51-4.
48) Drummond JC. The lower limit of autoregulation : time to revise our thinking? Anesthesiology 1997 ; 86 : 1431-3.
49) Slogoff S, Reul GJ, Keats AS, et al. Role of perfusion pressure and flow in major organ dysfunction after cardiopulmonary bypass. Ann Thorac Surg 1990 ; 50 : 911-8.
50) Murphy GS, Hessel EA 2nd, Groom RC. Optimal perfusion during cardiopulmonary bypass : an evidence-based approach. Anesth Analg 2009 ; 108 : 1394-417.
51) Gold JP, Charlson ME, Williams-Russo P, et al. Improvement of outcomes after coronary artery bypass. A randomized trial comparing intraoperative high versus low mean arterial pressure. J Thorac Cardiovasc Surg 1995 ; 110 : 1302-11.
52) Siepe M, Pfeiffer T, Gieringer A, et al. Increased systemic perfusion pressure during cardiopulmonary bypass is associated with less early postoperative cognitive dysfunction and delirium. Eur J Cardiothorac Surg 2011 ; 40 : 200-7.
53) Croughwell N, Lyth M, Quill TJ, et al. Diabetic patients have abnormal cerebral autoregulation during cardiopulmonary bypass. Circulation 1990 ; 82 (Suppl) : IV407-12.
54) Kawahara F, Kadoi Y, Saito S, et al. Slow rewarming improves jugular venous oxygen saturation during rewarming. Acta Anaesthesiol Scand 2003 ; 47 : 419-24.
55) Pugsley W, Klinger L, Paschalis C, et al. The impact of microemboli during cardiopulmonary bypass on neuropsychological functioning. Stroke 1994 ; 25 : 1393-9.
56) Neville MJ, Butterworth J, James RL, et al.

Similar neurobehavioral outcome after valve or coronary artery operations despite differing carotid embolic counts. J Thorac Cardiovasc Surg 2001 ; 121 : 125-36.
57) Liu YH, Wang DX, Li LH, et al. The effects of cardiopulmonary bypass on the number of cerebral microemboli and the incidence of cognitive dysfunction after coronary artery bypass graft surgery. Anesth Analg 2009 ; 109 : 1013-22.
58) Hogue CW Jr, Palin CA, Arrowsmith JE. Cardiopulmonary bypass management and neurologic outcomes : an evidence-based appraisal of current practices. Anesth Analg 2006 ; 103 : 21-37.
59) Karkouti K, Beattie WS, Wijeysundera DN, et al. Hemodilution during cardiopulmonary bypass is an independent risk factor for acute renal failure in adult cardiac surgery. J Thorac Cardiovasc Surg 2005 ; 129 : 391-400.
60) Lipshutz AK, Gropper MA. Perioperative glycemic control : an evidence-based review. Anesthesiology 2009 ; 110 : 408-21.
61) 松本美志也, 内田雅人, 歌田浩二ほか. 神経保護と血糖管理. 日臨麻会誌 2009 ; 29 : 377-84.
62) 安藤聡子, 水野谷和之, 堀口貴行ほか. 開心術における血糖管理. 臨床麻酔 2011 ; 35 : 1677-82.
63) Kadoi Y. Blood glucose control in the perioperative period. Minerva Anestesiol 2012 ; 78 : 574-95.
64) Rasmussen LS, Johnson T, Kuipers HM, et al. Does anaesthesia cause postoperative cognitive dysfunction? A randomised study of regional versus general anaesthesia in 438 elderly patients. Acta Anaesthesiol Scand 2003 ; 47 : 260-6.
65) Chung F, Meier R, Lautenschlager E, et al. General or spinal anesthesia : which is better in the elderly? Anesthesiology 1987 ; 67 : 422-7.
66) Newman S, Stygall J, Hirani S, et al. Postoperative cognitive dysfunction after noncardiac surgery : a systematic review. Anesthesiology 2007 ; 106 : 572-90.
67) Williams-Russo P, Sharrock NE, Mattis S, et al. Randomized trial of hypotensive epidural anesthesia in older adults. Anesthesiology 1999 ; 91 : 926-35.
68) Paul JE, Ling E, Lalonde C, et al. Deliberate hypotension in orthopedic surgery reduces blood loss and transfusion requirements : a meta-analysis of randomized controlled trials. Can J Anaesth 2007 ; 54 : 799-810.
69) Bijker JB, van Klei WA, Vergouwe Y, et al. Intraoperative hypotension and 1-year mortality after noncardiac surgery. Anesthesiology 2009 ; 111 : 1217-26.
70) Bijker JB, Persoon S, Peelen LM, et al. Intraoperative hypotension and perioperative ischemic stroke after general surgery : a nested case-control study. Anesthesiology 2012 ; 116 : 658-64.
71) Duggleby W, Lander J. Cognitive status and postoperative pain : older adults. J Pain Symptom Manage 1994 ; 9 : 19-27.
72) Johnson T, Monk T, Rasmussen LS, et al. Postoperative cognitive dysfunction in middle-aged patients. Anesthesiology 2002 ; 96 : 1351-7.
73) Fong HK, Sands LP, Leung JM. The role of postoperative analgesia in delirium and cognitive decline in elderly patients : a systematic review. Anesth Analg 2006 ; 102 : 1255-66.

（門井雄司, 齋藤　繁）

13章 合併症発生の疫学

はじめに

　現在，臨床麻酔に携わって約30年近い経歴を有する麻酔科専門医・指導医は，筆者を含め，ハロタン麻酔が主流であった1970年代に比較して，周術期合併症が着実に減少しつつあることを実感しているに違いない。このような麻酔の安全性に関する進歩には，さまざまな要因が関与していると考えられるが，日本麻酔科学会による「安全な麻酔のためのモニター指針（公開1993年4月，第3回改訂2014年7月）」[1]に要約されるモニタリング機器，特に，カプノグラフやパルスオキシメータの恩恵に与る点が大きいことは，衆目の一致するところである。一方，他の要因には，高機能シミュレータによる模擬訓練を含めた麻酔教育の充実，医療安全を目的とした学習環境の整備や研究の発展，副作用が少なく安全限界の広い薬物や拮抗薬の開発，気道確保手段の発展，医療安全に関わる法整備などが挙げられる。しかし，手術手技の進歩は，低侵襲を目的としていても，その複雑化や長時間化，高齢者や高リスク患者への適応拡大など，一つ誤れば，麻酔の安全を脅かす可能性を伴っている。また，手術室以外における麻酔では，設備の不備や器具・薬物の準備不足を招きやすい一方，MRIなどのように特別な配慮を必要とする場合がある。このような環境の中で，麻酔の安全を追求するには困難さが伴うが，安全に対する意識を高め，危機的偶発症に対する備えを怠らない努力が必要である。ところで，麻酔の安全に関するエビデンスは，一般の臨床研究で行われるランダム化比較試験から得られるものでなく，何らかのデータベースから抽出・要約されたものが大部分である。したがって，それぞれのデータベースにおける危機的事象や要因の定義は必ずしも一定でなく，異なる状況や患者母集団に対する統計学的な調整が行われているわけでもない。また，危機的事象自体が稀であることを考慮すれば，その有意な変化を明らかにするには，極めて大きいサンプルサイズを必要とするなど，解析結果から具体的な結論を導き出すことは極めて困難である。本項では，合併症発生の疫学として，日本麻酔科学会による麻酔関連偶発症例調査の内容を主に述べることとするが，その結果を単純には一般化できないことに注意が必要である（なお，年次調査としての麻酔関連偶発症例調査は第4次調査以降，集計結果の公開が遅れている現状である。最新のデータは順次ホームページ上などに公開される予定であるため，執筆時点で入手可能なデータに限定することとした）。

1 麻酔関連偶発症例調査の概要

1 麻酔関連偶発症例予備調査

　麻酔関連偶発症例調査は，1992～1993年の2年間にわたる予備調査として始められた。その発端は，麻酔の安全にもっとも関わりが大きいとされるモニタリング基準の策定根拠を得るため，また，当時は，全国規模でどの程度の麻酔科管理症例数が存在し，麻酔に関わる合併症がどの程度の比率で発生しているか，が知られていなかったことに由来する。いずれも麻酔科認定病院572および598施設に秘匿化アンケート調査を実施し，回

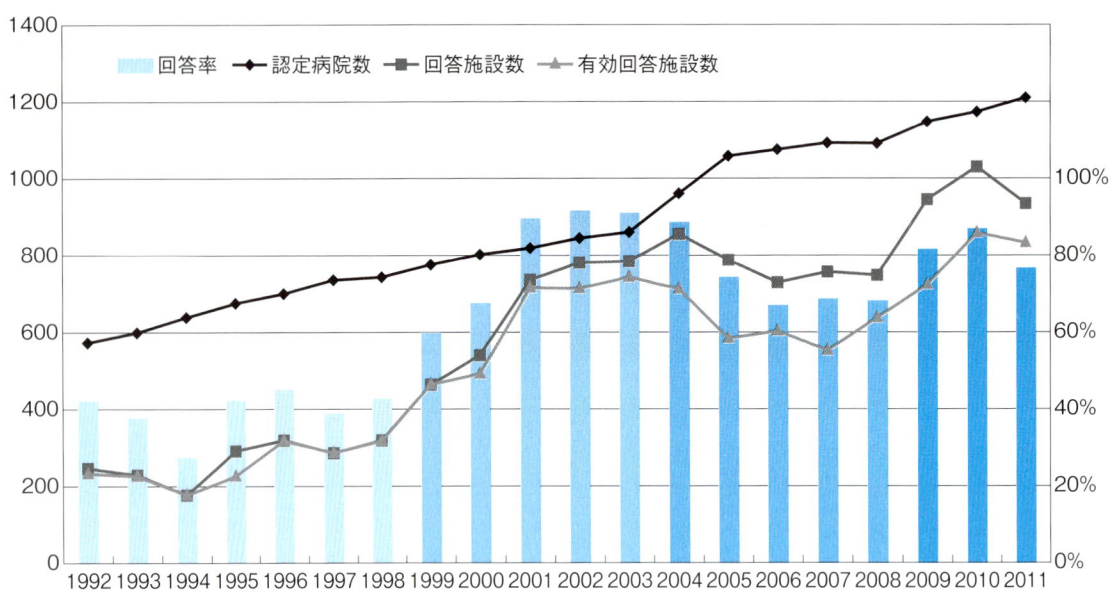

図1 1992〜2011年における調査規模の年次推移

答率は43.0〜38.6%と低率であった（図1）。2年間における対象麻酔科管理症例数として計550,499例のうち，心停止発生率は1万例につき約3.2，死亡例は約1.5であることが明らかとなり，モニタリング指針の導入による偶発症例の発生率低下や今後の調査における精度の向上が期待された。

2 麻酔関連偶発症例調査（第1次調査）[2)]

予備調査の結果を受けて調査項目の見直しが行われ，1994〜1998年の5年間にわたる第1次調査が開始された。予備調査と同様に，麻酔科認定病院（延べ3,481施設）に対して秘匿化アンケート調査が実施され，周術期における心停止や他の偶発症の発生率や術後7日以内の転帰，危機的偶発症の主原因などが調査対象となった。回答率は平均39.9%，5年間における対象麻酔科管理症例数は計2,363,038例で，1万例につき，「全て」が原因の心停止発生率は約7.12，「麻酔」が原因の心停止発生率は約1.00であった。また，術後7日以内を含めた死亡率は，1万例につき「全て」が原因とする場合は約7.18，「麻酔」が原因とする場合は約0.21であった。「全て」が原因とする場合の心停止の発生原因は大量出血（31.9%）および手術（30.2%）が多く，「麻酔」が原因とする場合は薬物過剰投与または選択不適切（15.3%），危機的不整脈（13.9%）であった。さらに，「麻酔」を原因とする場合，防止可能なヒューマンエラーが心停止の53.2%，死亡の22.2%における要因となっていた。

3 麻酔関連偶発症例調査（第2次調査）[3〜8)]

続く1999〜2003年の5年間には，第2次調査として，調査項目に年齢区分やASA-PS，手術部位，麻酔法を追加することにより，偶発症に関与する原因の解析が試みられた。結果として，対象施設数は延べ2,910施設，対象麻酔科管理症例数は5,223,174例に達した。危機的偶発症は12,954例（心停止3,249例，高度低血圧5,779例，高度低酸素症2,028例，その他1,898例）が報告されたが，この内，8,096例（62.5%）は後遺症なく経過し，残りの4,858例（37.5%）では術中死を含む何らかの不幸な転帰を示した。死亡率については，「全て」が原因の死亡率（対1万例）が6.78，麻酔管理が原因の死亡率が0.10であったが，これらの値は，年次ごとの有効回答率増加に伴う調査精度の向上により，一定レベルに収束する傾向が認められた。危機的偶発症の発生率は1万例につき，心

停止 6.22 例，高度低血圧 11.06 例，高度低酸素症 3.88 例，その他（記入なしを含む）3.64 例であり，心停止の死亡率は 1 万例につき 3.33，心停止以外の死亡率は 3.45 であった。死亡原因は，術前合併症によるものが 64.6％と最多を占め，次いで手術（23.9％），術中発症の病態（9.4％），麻酔管理（1.5％）の順であったが，詳細分類では，出血性ショック（32.9％），大出血・循環血液量低下（17.2％），多臓器不全・敗血症（8.4％），手術手技（5.5％），術前合併症としての心筋梗塞・冠虚血（4.9％），術中発症の心筋梗塞・冠攣縮・冠虚血（3.5％），その他の循環器系術前合併症（3.4％），その他の中枢神経系術前合併症（3.2％），術中発症の肺塞栓（2.1％），呼吸器系術前合併症（1.9％）がトップ 10 を占めた。

4 麻酔関連偶発症例調査（第 3 次および第 4 次調査）[9]

2004～2010 年の 7 年間は，第 3 次およびその延長として調査が行われた。調査項目には，偶発症例の転帰を術後 30 日以内に延長，手術部位分類の細分化，体位の追加，神経系偶発症例の追加，麻酔管理が原因の偶発症例についてはその成因の探索，などが新たに加えられた。2011 年以降の第 4 次調査では，さらに手術部位の細分化が行われている。また，電子カルテの普及に伴い，「麻酔台帳」ソフトの導入やデータ仕様書の公開による病院情報システムとの連携を強化することで，標準化された偶発症例データの収集を促すこととなった。集計結果は，現在，2004～2008 年の第 3 次調査（5 年間）および 2009～2011 年の第 3 次および第 4 次初期調査（3 年間）として日本麻酔科学会ホームページ上に報告されており，前者の対象施設数は延べ 5,293 施設，対象麻酔科管理症例数は 5,235,940 例，後者では，それぞれ 3,555 施設，4,401,910 例となっている。偶発症発生率と術後 30 日死亡率を前者と後者で比較すると，偶発症発生率は 1 万例につき 17.65 から 12.16，術後 30 日死亡率は 1 万例につき 5.56 から 3.93 へといずれも有意に低下する傾向を認めた。一方，死亡の転帰を示した偶発症例でもっとも多かった原因は術前合併症としての出血性ショック（26.2％）や手術が原因の大出血（16.8％）であり，麻酔管理が原因の死亡では，薬物過剰投与や選択不適切が最多（18.8％）であったなど，個々の原因には大きな変化が認められていない。

2 麻酔関連偶発症例調査 2010 の単年度集計結果

第 3 次調査の最終年である麻酔関連偶発症例調査 2010 について，単年度集計ではあるが，個々の詳細な解析結果を示すことで偶発症例の疫学的な俯瞰に役立つことを期待する。

1 調査規模と麻酔科管理症例の内容

調査 2010 の規模は，それぞれ，麻酔科認定施設数 1,184 施設，回答施設数 1,032 施設，回答率 87.2％，電子情報回答施設数 377 施設（36.5％），有効回答施設数 862 施設であった。有効回答施設では，大学病院 95，国立病院・国立医療センター 56，公立・自治体病院 255，その他の総合病院 326，その他の病院 120，小児病院 10 の内訳であった。病床数ごとの施設数分布を図 2 に示すが，600 床未満の中小規模施設が 80％以上を占めていた。年間麻酔科管理症例数 1,579,691 例に対し，ローテータや非常勤を含めたマンパワーは計 5,782 人であった。したがって，単純には，マンパワー 1 人が年間約 273.2 例を担当していたと計算される。麻酔科管理症例の年齢別分布を表 1，ASA-PS 別分布を表 2，麻酔法別分布を表 3 に示す。

2 偶発症例の内容

危機的偶発症は，心停止，高度低血圧，高度低酸素血症，高度不整脈，その他に分類され，心停止以外の危機的偶発症については，「心停止を覚悟した」あるいは「意識障害，心筋障害等の後遺症を覚悟した」，転帰予測のつかない場合と定義される（その他はこれに準じた場合とする）。したがって，心停止以外については，必ずしも具体的な数量基準などが示されているわけではなく，報告者の主観がある程度反映されていることに注意

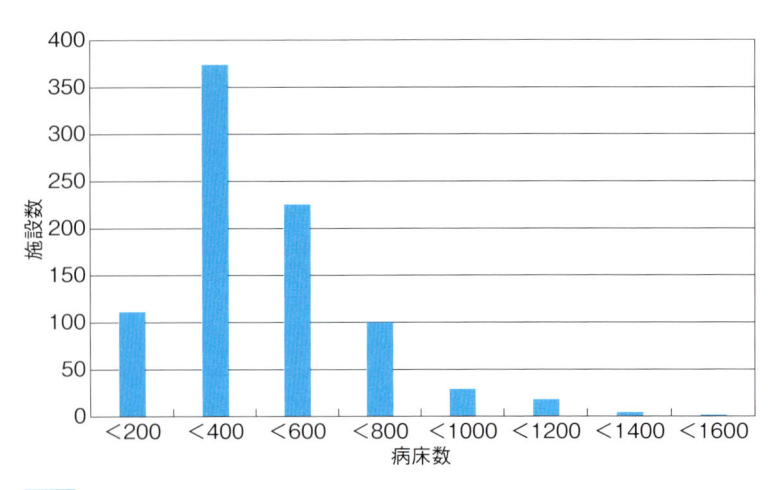

表1 麻酔科管理症例の年齢別分布

	男性	女性
<1カ月	2,272	1,836
<12カ月	8,695	6,055
<5歳	33,980	23,230
<18歳	55,638	37,274
<65歳	343,939	437,891
<85歳	303,042	269,180
≧85歳	18,464	38,195
合計	766,030	813,661

図2 病床数ごとの有効回答施設数

表2 麻酔科管理症例のASA-PS別分布

	非緊急症例	緊急症例
ASA PS1	479,108	52,897
ASA PS2	744,062	77,110
ASA PS3	166,648	43,958
ASA PS4	4,633	10,214
ASA PS5	174	789
ASA PS6	73	25
合計	1,394,698	184,993

表3 麻酔科管理症例の麻酔法別分布

全身麻酔(吸入)	727,775	46.1%
全身麻酔(TIVA)	222,905	14.1%
全身麻酔(吸入)+硬・脊・伝麻	288,525	18.3%
全身麻酔(TIVA)+硬・脊・伝麻	134,954	8.5%
脊髄くも膜下硬膜外併用麻酔 (CSEA)	51,367	3.3%
硬膜外麻酔	7,154	0.5%
脊髄くも膜下麻酔	131,070	8.3%
伝達麻酔	4,561	0.3%
その他	11,380	0.7%
合計	1,579,691	100.0%

が必要である.本項では,定義の明確な心停止について主な集計結果を示すこととする.

❶ 心停止の発生率および年齢や麻酔法,ASA-PS,手術部位との関係

調査2010における心停止は534例,すなわち麻酔科管理症例数1,579,691例に対する発生率は,1万例につき3.38であった.この値は1995年の8.11をピークに年々低下傾向を示しているが,2008年以降はいずれも3~4の間に収束しつつある状況が認められ,底打ち状態であるのか否か,その後の趨勢が懸念される.心停止症例数における年齢およびASA-PSとのクロス分布を表4に示す.それぞれの母数が不明なため,発生率を示すことはできないが,ASA-PSが高い高齢者に心停止症例の多い傾向が窺える.問題視されるのは,ASA-PSの低い非緊急症例においても相当数の心停止症例が認められることであり,ASA-PS 1~2の123例では,麻酔管理が原因17例,術中

発症の病態が原因23例,術前合併症が原因23例,手術が原因40例,不明を含むその他20例と,麻酔や手術によるものが約50%近くを占めていた.麻酔管理が原因の17例では,ヒューマンファクターによるものが10例を占め,主麻酔薬の過量投与や気道確保の不適切が主なものであり,いずれも防止可能性ありと報告されていることから,改善の余地のあることが明らかであった.一方,心停止症例における麻酔法とASA-PSの関係(表5)では,表3に示す概略の母数を考慮すると,特に一定の関係が認められるわけではない.以前の報告[5]では,全身麻酔(TIVA)に偶発症例の多い傾向が示されており,調査2010でも類似の値が得られているが,麻酔法に対する依存度は実際には低いようである.また,心停止症例における手術部位とASA-PSの関係(表6)では,心停止が

表4 心停止症例数における年齢とASA PSの関係

	1	2	3	4	5	1E	2E	3E	4E	5E	合計
<1カ月	0	0	1	1	0	0	0	0	2	0	4
<12カ月	0	0	6	0	0	0	0	3	2	0	11
<5歳	0	1	2	0	0	1	0	0	2	0	6
<18歳	1	1	0	0	0	0	0	1	5	2	10
<65歳	19	33	23	4	0	1	9	24	44	25	182
<85歳	7	56	64	8	1	0	5	40	71	34	286
≧85歳	0	5	8	2	0	1	1	2	12	4	35
合計	27	96	104	15	1	3	15	70	138	65	534

表5 心停止症例数における麻酔法とASA PSの関係

	1	2	3	4	5	1E	2E	3E	4E	5E	合計
全身麻酔（吸入）	8	34	57	8	1	1	6	42	84	34	275
全身麻酔（TIVA）	4	14	21	5	0	0	6	22	51	24	147
全身麻酔（吸入）+硬・脊・伝麻	8	29	12	0	0	0	1	4	0	0	54
全身麻酔（TIVA）+硬・脊・伝麻	4	13	7	1	0	0	1	1	1	0	28
脊髄くも膜下硬膜外併用麻酔（CSEA）	1	2	1	0	0	1	0	0	0	0	5
硬膜外麻酔	0	1	0	0	0	0	0	0	0	0	1
脊髄くも膜下麻酔	2	3	5	1	0	0	1	1	1	0	14
その他	0	0	1	0	0	1	0	0	1	7	10
合計	27	96	104	15	1	3	15	70	138	65	534

表6 心停止症例における手術部位とASA PSの関係

	1	2	3	4	5	1E	2E	3E	4E	5E	合計
脳神経・脳血管	4	6	1	0	0	1	3	12	8	4	39
胸腔・縦隔	2	12	9	0	0	0	0	2	12	4	41
心臓・血管	0	11	39	6	0	0	0	15	51	28	150
胸腔+腹部	1	4	0	0	0	0	0	1	5	5	16
上腹部内臓	5	22	14	2	0	0	3	12	20	17	95
下腹部内臓	4	12	6	1	0	0	3	12	25	5	68
帝王切開	0	0	1	0	0	1	2	2	1	0	7
頭頸部・咽喉頭	3	9	6	2	0	0	1	4	2	0	27
胸壁・腹壁・会陰	2	4	4	1	0	1	1	0	1	1	15
脊椎	1	5	4	0	1	0	0	2	0	0	13
股関節・四肢	4	9	15	3	0	0	1	8	4	0	44
検査	0	0	1	0	0	0	0	0	1	0	2
その他	1	2	4	0	0	0	1	0	8	1	17
合計	27	96	104	15	1	3	15	70	138	65	534

心臓・血管手術，特にASA-PSの高い緊急手術に多い傾向が明らかであった。また，ASA-PS 1～2における心停止症例は手術部位に関係なく，ほぼ一様に分布しており，手術でなく麻酔管理に起因する場合が多いことの裏付けとなっている。

❷ **心停止症例と術前合併症**

心停止症例534例の主原因は，麻酔管理が原因40例，術中発症の病態が原因70例，術前合併症が原因293例，手術が原因84例，その他47例と術前合併症に起因する場合が最多であった。術前合併症と心停止症例の関係では，出血性ショック117例，循環器系85例，呼吸器系12例，中枢神経系18例，多臓器不全・敗血症46例，代謝内分泌疾患2例，骨筋肉疾患1例，出血・凝固異常4

例，その他8例であった．出血性ショックでは，大動脈瘤破裂43例，外傷41例，消化管出血9例，術後再出血12例，血液凝固障害3例，その他9例であり，循環器系では心筋梗塞・冠虚血29例，弁疾患7例，心筋症6例，心不全12例，先天性心疾患8例，その他23例であった．以前より手術死亡の2大主原因として，出血性ショックの術前状態および術中大出血が報告[10,11]されているが，調査2010における心停止と術中大出血の関連では，術中大出血による心停止症例84例のうち，心臓・血管24例，上腹部内臓14例，胸腔・縦隔13例の三者が約60％を占めていた．

3 心停止の転帰

調査2010における心停止症例534例の転帰は，後遺症なし153例，術中死亡91例，術当日～7日以内死亡211例，術後8～30日以内死亡29例，植物状態移行15例，中枢神経系障害残存18例，末梢神経障害残存1例，その他の後遺症4例，不明12例であった．術後30日以内を含む死亡例331例では，ASA-PS別に4E；106例，3；59例，3E；43例，2；39例の順に多く，手術部位別に心臓・血管102例，上腹部内臓55例，下腹部内臓49例，股関節・四肢30例が多かった．また，その主原因としては，術前合併症が原因213例と圧倒的に多く，次いで手術が原因52例であり，麻酔管理を原因とするものは8例ときわめて少なかった．

おわりに

合併症発生の疫学として，日本麻酔科学会による麻酔関連偶発症例調査の概要や部分的な集計結果について述べた．このような大規模調査は，他に類を見ないものであるが，心停止を含む危機的偶発症の発生率は年々低下傾向を示すものの，近年では大きな変化が認められないようである．今後，これらの調査結果が予測因子の抽出に役立つことが期待されるが，可能なかぎりバイアスを排除し，精度を向上させるには，やはり，電子情報回答施設数の向上が必要とされ，さらには，麻酔科認定施設以外のデータを加味する必要がある．現状の麻酔関連偶発症例調査では，その結果解釈に自ずと限界があるが，本項が麻酔の安全に関する意識の向上に役立てば幸いである．

文献

1) 日本麻酔科学会．安全な麻酔のためのモニター指針．2014. http://www.anesth.or.jp/guide/pdf/monitor3.pdf (Accessed November 30, 2015)
2) Kawashima K, Takahashi M, Suzuki M, et al. Anesthesia-related mortality and morbidity over a 5-year period in 2,363,038 patients in Japan. Acta Anaesthesiol Scand 2003；47：809-17.
3) 入田和男，川島康男，小林 勉ほか．「麻酔関連偶発症例調査1999」について：ASA-PS別集計．麻酔 2001；50：678-91.
4) 森田 潔，川島康男，入田和男ほか．「麻酔関連偶発症例調査1999」について：年齢区分別集計．麻酔 2001；50：909-1001.
5) 瀬尾憲正，川島康男，入田和男ほか．「麻酔関連偶発症例調査1999」について：麻酔法別偶発症例結果．麻酔 2001；50：1028-37.
6) 巖 康秀，川島康男，小林 勉ほか．「麻酔関連偶発症例調査1999」について：手術部位別集計．麻酔 2001；50：1144-53.
7) 川島康男，瀬尾憲正，森田 潔ほか．「麻酔関連偶発症例調査2000」について：総論．麻酔 2002；51：1032-47.
8) 川島康男，瀬尾憲正，津崎晃一ほか．「麻酔関連偶発症例調査2001」について：総論．麻酔 2003；52：666-82.
9) 日本麻酔科学会．麻酔関連偶発症例調査 第3次調査および第4次初期調査結果（2009年～2010年および2011年）．https://member.anesth.or.jp/App/datura/pdf/r20100301.pdf (Accessed December 15, 2015)
10) 川島康男，入田和男，森田 潔ほか．本邦手術死の二大出血原因としての出血性ショックの術前状態及び術中大出血についての統計的研究．日本輸血学会雑誌 2005；51：23-31.
11) 入田和男，川島康男，森田 潔ほか．「術前合併症としての出血性ショック」ならびに「手術が原因の大出血」に起因する麻酔関連偶発症に関する追加調査2003の集計結果．麻酔 2005；54：77-86.

（津崎晃一）

索引

和文

あ
悪性高熱症…111
悪性症候群…111
アジソン病…112
アセトアミノフェン…86,116
アニオンギャップ…71
アペール症候群…31
アポリポ蛋白E…150
アレンテスト…5
アンジオテンシンⅡ…71
　　──受容体拮抗薬…63
アンジオテンシン変換酵素阻害薬…63
安全な麻酔のためのモニター指針…165
アンチトロンビン…122
　　──依存性抗凝固薬…125
　　──欠乏症…128
　　──非依存性抗凝固薬…126

い
イエローゾーン…24
インスリン…99,102

う
運動機能評価…46
運動負荷心電図…8
運動誘発電位…18
運度負荷試験…47

え
腋窩神経…137
嚥下障害…15

お
オピオイド…88,95
オンダンセトロン…89
温風式加温装置…115

か
開胸手術…46
外側大腿皮神経…138
開腹手術…48
解剖学的バランスモデル…27
覚醒下挿管…26,36
下肢静脈エコー…9
褐色細胞腫…112
活性化部分トロンボプラスチン時間…120
活性凝固時間…122
カプノグラム…23
カフリークテスト…30,33
カリウムイオン…70
カルシウムイオン…70
カルシウム拮抗薬…64
簡易式sleep study…32
肝移植手術…83
簡易睡眠検査…28
眼球粘膜障害…141
観血的下顎骨仮骨延長術…31
肝受容体シンチグラフィ…83

関節可動域…5
冠動脈バイパス手術…148
顔面奇形…31

き
機械的イレウス…94
気管支痙攣…40
気管切開…31,37
気管挿管再挿管…42
危機的偶発症…165
喫煙…3
気道確保困難…4,21
気道狭窄…33
機能的イレウス…94
揮発性吸入麻酔薬…85
揮発性麻酔薬…154
急性喉頭蓋炎…36
急性腎障害…76
仰臥位…144
胸郭外高度気管狭窄…33
局所麻酔…160
起立性低血圧…101
近赤分光装置…18
筋皮神経…137

く
グリーンゾーン…24
クルーゾン症候群…31
クレアチニン・クリアランス…74

け
経食道心エコー…66
頸動脈ステント留置術…18
頸動脈内膜剝離術…16
経皮的心肺補助装置…65
頸部側面単純X線像…22
ケタミン…116
血液ガス分析器…106
血液凝固カスケード…121
結合織疾患…128
血漿クレアチニン…69
血小板数…119
血小板低値…83
血小板無力症…128
血清アルブミン値…83
血栓症…119
血栓性疾患…128
血糖管理…159
血糖値…100
血友病A…127
血友病B…127
嫌気性代謝閾値…46

こ
抗うつ薬…95
抗凝固薬…64,124
抗血小板作用…125
抗血小板薬…15,64,123
抗コリン薬…95

甲状腺機能亢進症…112
甲状腺機能低下症…112
硬膜外ブロック…117
絞扼性イレウス…94
抗リン脂質抗体症候群…129
誤嚥性肺炎…41
呼吸器感染症…40
呼吸苦…34
呼吸不全…40
呼吸不全の定義…39
コレステロール値…107

さ
最高酸素摂取量…46
砕石位…144
最大酸素消費量測定…47
坐骨神経…138

し
糸球体…69
糸球体濾過量…69,73
止血障害…119
視床下部症候群…111,113
持続緩徐式血液濾過…86
自発呼吸…35
尺骨神経…137
周術期褥瘡…138
周術期脳保護…153
重症筋無力症…16
出血時間…120
術後ARDS…45
術後イレウス…94
術後肝不全…83
術後呼吸不全の予測…42
術後痛…160
術後殿部皮膚障害…141
術後認知機能障害…147
術後のオピオイド使用…88
術前うつ病…153
術前認知機能低下…150
術前無症状脳病変…149
術中褥瘡予測スコア法…139
術中低血圧…160
硝酸薬…64
静脈血栓症…44
静脈血栓塞栓症…7
女性…88
腎機能…69
人工心肺…129
腎性貧血…71
心臓カテーテル…62
心臓手術…50
心囊液…115
心肺運動負荷試験…46
心拍変動検査…114
深部温…115
腎不全…69

す
推算 Ccr…74
推算 GRF…74
スタチン…108

せ
正中神経…137
脊髄くも膜下ブロック…117
脊麻後紅斑…140
舌骨低位…22
接触性皮膚炎…140
セロトニン受容体…88
セファログラム…28,32
セボフルラン…85
全身麻酔…67
先天性凝固因子欠乏症…121,127
先天性血小板機能障害…119
先天性第Ⅴ因子欠乏症…127
先天性第Ⅶ因子欠乏症…127
先天性第Ⅷ因子欠乏症…127
先天性第Ⅸ因子欠乏症…127
先天性第Ⅹ因子欠乏症…127
先天性第Ⅺ因子欠乏症…128
先天性第Ⅻ因子欠乏症…128
先天性第ⅩⅢ因子欠乏症…128
先天性フィブリノゲン欠乏/異常症…127
先天性プロトロンビン欠乏/異常症…127
線溶亢進…119

そ
総コレステロール値…148
側臥位…144

た
第1次調査…166
第2次調査…166
第3次および第4次調査…167
体温調節中枢…111
大腿神経…138
大動脈バルーンパンピング…65
体内冷却…116
体表冷却…116
脱分極性筋弛緩薬…19

ち
チャールソン併存疾患指数…49
中心静脈カテーテル…65
中性脂肪値…107
聴性脳幹誘発電位…15

て
定位脳手術…19
低温熱傷…140
低血糖発作…105
デキサメタゾン…89,92
デスフルラン…85
てんかん…14
電気メス…140

と
橈骨神経…137
洞性頻脈…114
透析患者…80
糖代謝異常…99
糖尿病…99
——性ケトアシドーシス…100
——性神経障害…112
——治療薬…101
動脈硬化病変…148
動揺歯…37
特発性血小板減少症…128
ドブタミン負荷心エコー図…60
トリガー値…130
トレーチャーコリンズ症候群…31
ドロペリドール…89
トロンビン・アンチトロンビン複合体…122

な
内頸静脈酸素飽和度…151
ナジール症候群…31
ナトリウムイオン…70
ナトリウム排泄分画…75
ナトリウム利尿ペプチド…71

に
尿ケトン…100
尿浸透圧…73
尿蛋白…73
尿定性検査…72
尿比重…72
尿量…72

ね
粘液水腫性昏睡…115

の
脳梗塞…13
脳症…83
脳脊髄液ドレナージ…17
脳卒中…13
脳内アミロイド蛋白…155
脳波…14
脳浮腫…13

は
パーキンソン病…16
肺塞栓・肺梗塞…40
肺動脈カテーテル…66
拍動流…152
長谷川式知能スケール…150
バソプレシン…70
バルビツール酸系…154

ひ
ピエールロバン症候群…31
非喫煙者…88
腓骨神経…137
非ステロイド性抗炎症薬…76
非脱分極性筋弛緩薬…19

評価方法…148

ふ
フィブリノゲン/フィブリン分解産物…122
フィブリノゲン濃度…122
フォン・ヴィレブランド病…128
負荷心筋イメージング…60
負荷心電図…60
腹臥位…144
腹水…83
腹部エコー…85
プロカルシトニン…95
プロテインC欠乏症…128
プロテインS欠乏症…128
プロトロンビン時間…120
プロポフォール…88,154

へ
閉塞型睡眠時無呼吸…48
閉塞性イレウス…96
閉塞性睡眠時無呼吸…27
ペースメーカ…65
ベッドサイド型簡易血糖測定器…106
ヘマトクリット値…159
ヘモグロビンA1c…99
ベンゾジアゼピン…152

ほ
膀胱温…115
放射線照射…37
ポリソムノグラフィ…32
ポリソムノグラム…28
ホルター心電図…8,59

ま
マウスピース…38
麻酔関連偶発症例調査…165
麻酔導入時の気道管理アルゴリズム…24
末梢温…115
末梢神経障害…135
マランパチ分類…5,28
マルチモーダル…96
慢性腎臓病…80
慢性閉塞性肺疾患…9
マンニトール…17

み
ミラノ基準準拠時…84

も
門脈圧亢進症…84

ら
ランジオロール…17

り
利尿薬…76
輪状甲状膜切開…25
輪状甲状膜穿刺…25

れ
レッドゾーン…25

レニン・アンギオテンシン・アルドステロン系…71
レム睡眠…34

わ
腕神経叢…137

欧文

数
4%ODI…28
4因子含有プロトロンビン複合体製剤…130
5-HT$_3$受容体拮抗薬…90
12誘導心電図…57

A
α遮断薬…114
ACE阻害薬…63
ACT…122
activated coagulation time…122
activated partial thromboplastin time…120
active cardiac condition…55
AHI…28
AKI…76
Allen's test…5
American Society of Anesthesiologists Physical Status Classification…1
antithrombin…122
APTT…120
ARB…63
ARDS…45
ASA-PS…55
ASA-PS分類…1
AT…122
AT依存性抗凝固薬…124
AT非依存性抗凝固薬…126
autoregulation…77

B
β遮断薬…63,155
bacterial translocation…97
BUN/Cr比…74
Burgada症候群…59

C
cardiac pulmonary risk index…48
cardiac risk index…48
Ccr…74
cerebral autoregulation…152
Charlson risk index…49
Child-Pugh分類…83
chronic obstructive pulmonary disease…9
COPD…9
CPRI…47,48
CRI…48
CT…61

D
DESIGN-R…139
Dダイマー…7,122

E
euthyroid state…115

F
FDP…122
FENa…75

G
GFR…69,73
Glantzmann病…128

H
HbA1c…99
HCO$_3^-$…78
Hugh-Jones分類…2

I
idiopathic thrombocytopenic purpura…128
ITP…128

J
JSA気道管理ガイドライン…21

K
Kheterpalの予測モデル…22

L
LDLコレステロール値…148

M
metabolic equivalents…62
METs…2,62
microemboli signal…158

N
nasal CPAP…28
neuroinflamation…151
NSAIDs…116
NYHA分類…2

O
OSAS…48

P
PONV…88
PONV既往…88
POSSUM…47
prothrombin time…120
PT…120
PT%…83
pulmonary risk index…48

Q
QT延長…90
QT延長症候群…58

R
revised cardiac risk index…55,105
ROTEM®…131

S
Seddonの分類…135
SLIP model…45
SPORC…43
STOP-BANG…28
surgical lung injury prediction model…45

T
TAT…122
TEG®…131
thrombin-antithrombin complex…122
triple airway maneuver…23

U
Uosm…73

V
venous thromboembolism…7
volatile preconditioning作用…154
VTE…7
vWD…128

術前評価と予測因子からみた
周術期合併症対策　　　　　　　　　　　＜検印省略＞

2016年6月1日　第1版第1刷発行

定価（本体6,200円＋税）

　　　　　　　　　　　編集者　稲　垣　喜　三
　　　　　　　　　　　発行者　今　井　　　良
　　　　　　　　　　　発行所　克誠堂出版株式会社
　　　　　　　　　　　〒113-0033　東京都文京区本郷3-23-5-202
　　　　　　　　　　　電話　(03)3811-0995　振替 00180-0-196804
　　　　　　　　　　　URL　http://www.kokuseido.co.jp

ISBN 978-4-7719-0467-5 C 3047　￥6200E　　印刷　三報社印刷株式会社
Printed in Japan ©Yoshimi Inagaki, 2016

・本書の複製権・翻訳権・上映権・譲渡権・公衆送信権（送信可能化権を含む）は克誠堂出版株式会社が保有します。
・本書を無断で複製する行為（複写，スキャン，デジタルデータ化など）は，「私的使用のための複製」など著作権法上の限られた例外を除き禁じられています．大学，病院，診療所，企業などにおいて，業務上使用する目的（診療，研究活動を含む）で上記の行為を行うことは，その使用範囲が内部的であっても，私的使用には該当せず，違法です．また私的使用に該当する場合であっても，代行業者等の第三者に依頼して上記の行為を行うことは違法となります．
・ JCOPY ＜(社)出版者著作権管理機構　委託出版物＞
　本書の無断複写は著作権法上での例外を除き禁じられています．複写される場合は，そのつど事前に(社)出版者著作権管理機構（電話 03-3513-6969, Fax 03-3513-6979, e-mail：info@jcopy.or.jp）の許諾を得てください．